邓永　金慧———— 著

时间的礼物

卵巢癌患者
实战指南

U0252755

清华大学出版社

北京

图书在版编目（CIP）数据

时间的礼物：卵巢癌患者实战指南 / 邓永，金慧著. — 北京：清华大学出版社，2020.10（2025.5重印）
ISBN 978-7-302-56521-5

Ⅰ.①时… Ⅱ.①邓… ②金… Ⅲ.①卵巢癌—诊疗—指南 Ⅳ.①R737.31-62

中国版本图书馆CIP数据核字（2020）第182925号

责任编辑：胡洪涛　王　华
封面设计：于　芳
责任校对：赵丽敏
责任印制：丛怀宇

出版发行：清华大学出版社
　　　　　网　　址：https://www.tup.com.cn，https://www.wqxuetang.com
　　　　　地　　址：北京清华大学学研大厦A座　　　邮　　编：100084
　　　　　社 总 机：010-83470000　　　　　　　邮　　购：010-62786544
　　　　　投稿与读者服务：010-62776969，c-service@tup.tsinghua.edu cn
　　　　　质量反馈：010-62772015，zhiliang@tup.tsinghua.edu.cn
印 装 者：大厂回族自治县彩虹印刷有限公司
经　　销：全国新华书店
开　　本：165mm×235mm　　印　　张：17.75　　字　　数：292千字
版　　次：2020年11月第1版　　　　　　印　　次：2025年5月第10次印刷
定　　价：65.00元

产品编号：085735-01

小白兔也有悲伤的喜悦

第一次听说"小白兔也有悲伤"其人，是在两三年前。那时经常有来诊的患者提到"白兔"曾经给过她某某建议，这些建议在我看来还真的颇有见地，患者也一副肃然起敬的神色。后来一次偶然的机会有幸拜读了一篇别人转发在患者微信群里的文章，全面谈到了卵巢癌的生物治疗和免疫治疗研究进展，这在当时乃至现在仍是许多专业大夫都不甚了了的领域，而作者在文中却侃侃而谈，引经据典，并列举当下最新的临床试验数据，真的是风生水起、引人入胜。即使是多年从事卵巢癌免疫诊断和免疫治疗研究的我也颇为受益，并为作者广博的知识面和深入浅出的文字所折服。仔细一看作者的姓名——"小白兔也有悲伤"，好新奇又略带忧郁的名字。

后来听说他开了微博，阅读后总会有种相见恨晚的感觉，还介绍给我的助手、学生们也去他的微博，阅读他的文章。

小白兔也有悲伤的文章之所以吸引我，不仅仅是他的文采和贴近患者的文风，令我最震撼的是作为毫无医学学历背景的一个理工男，可以因为母亲患有卵巢癌而刻苦钻研那些浩瀚深奥、艰涩难懂的医学知识，阅读一篇篇相关的英文医学文献，深挖其中的医学意义；他还尽力现场聆听或收集、整理国内外各个妇科肿瘤权威的讲座，去伪存真，融会贯通，进而形成了他对卵巢癌这一难治疾病非常完整的认识和诊治理念，而其中许多理念竟然与我这种专门诊治和研究卵巢癌 30 多年的"老游击队员"不谋而合。令我更为惊诧的是他的文章并不完全拘泥于指南、规范、名家观点，还屡屡透出超前的创新思维，这在有多年经验的临床医生中都不多见。这使我对什么叫"高手在民间"有了更为具体和切身的体会。

最近，欣闻受清华大学出版社的邀约，小白兔也有悲伤要出书了，约我为他的书作序。开始的时候我是有顾虑的，我甚至只是仅见过其文，未见过其人。尽管我对他的钻研精神十分敬佩、多数理念十分认同，但我也深知不是临床专业人士言多后难免语失，临床理念的实际运用也很可能出现偏颇，特别是站在患者和患者家属角度看待和分析问题，更有可能语出不逊。细细读过一些章节后我意识到，这是一本专门为卵巢癌病友们写的书，他想把他多年学习的心得和总结的经验毫无保留地奉献出来，也想通过一些真实的病例和分析，告诉病友们正规治疗的重要性，使大家少走弯路，少有遗憾。正如他所说：抗癌的路实在是太艰辛了；不能让病友的倒下和离开毫无价值！我想这应该是一本用生命的代价换来的书，仅凭这一点就值得我肃然起敬。它可以为彷徨无措的卵巢癌患者点亮一盏照路的灯，也可以为遭受痛苦的病友提供些许慰籍话语；它也许是鞭笞庸医假药的利器，也完全可以成为妇科肿瘤学的另类教科书。写到此处我在想，名如其人，小白兔也有悲伤自然会有他的痛苦和悲伤，旁人不足以道。但当本书付样出版之时，必定可以告慰他心中最重要的一些人，那时他的内心必定是喜悦的。

想到这些，我应邀拿起久弃生锈的秃笔，写下了以上的文字，聊以为序。

妇科肿瘤医生　崔恒

2020 年 4 月 4 日清明节于北京

崔恒　主任医师，教授，博士生导师。现任北京大学人民医院妇科肿瘤中心主任，妇科肿瘤研究室主任。

中华妇科肿瘤学会副主任委员，中国老年学和老年医学学会妇科分会副主任委员，中国医药生物技术协会理事，中国优生科学协会阴道镜与宫颈病理学分会常委，中国抗癌协会纳米肿瘤学专业委员会常委，中华妇产科学会妇科内镜学组成员。《中国妇产科临床杂志》副主编，《中华妇产科杂志》等多家核心期刊的常务编委和编委。

虽然卵巢癌的死亡率位居妇科肿瘤首位，但实际上却是一个"慢性病"，如果得到科学规范的治疗，有超过一半的晚期患者可以生存 5 年以上，但令人遗憾的是，很多患者的治疗既不科学也不规范，以至于我国晚期卵巢癌患者的 5 年生存率仅为 1/3 左右。

出现这种遗憾的原因：一方面要归咎于医学知识普及不到位，导致大量的患者急病乱投医，轻信那些不靠谱的"神医"或"神药"，以至于贻误宝贵的治疗时机，甚至危及生命；另一方面则是部分医院的诊疗水平有限，难以开展高质量手术和恰当的临床决策。

白兔不才，非医学相关专业出身，但在与母亲共同努力、携手抗癌的 10 年间，曾接触过众多癌症患者及家属，耳闻目睹过许多充满遗憾的故事，所以白兔一直在想，能不能有一本书，囊括卵巢癌患者的抗癌故事、就医经验、常见不规范诊治、各种常规或非常规治疗方案以及前沿医学进展等患者们最为关心的问题，帮助大家少走弯路，科学地迎战癌魔。

所以白兔写了这本书，希望能够帮助病友了解卵巢癌这个疾病的特征、治疗、预后及康复经验，知晓最前沿的医学知识，找到最适合自己的治疗和康复方法，而非深陷于七大姑、八大姨介绍的某个同事的亲戚的朋友所采用的各种奇葩疗法，被不良商家收割"智商税"；同时也希望能够帮助临床医生倾听病患心声，开拓诊疗思路。

所以这本书，没有天马行空的抗癌偏方，没有天花乱坠的民间秘籍，没有天方夜谭的学术八股，只想从临床实践出发，把教科书和文献里的知识以及历年美国国立综合癌症网络（National Comprehensive Cancer Network，NCCN）发布的卵巢癌指南的重大更新和来龙去脉，用老百姓听得懂的语言翻译给大家看，努力向医患双方呈现出一个真实的病患世界。

但需要读者注意的是，白兔非医学专业出身，虽然力求本书完美，但囿于学识和水平有限，难免会有疏漏和不完美之处，希望大家不吝批评指正；另外，由于医学发展日新月异，所以书中提及的一些治疗方案可能很快就变得陈旧或过时，在此郑重地提醒读者在考虑这些治疗方案前，务必要以其他来源的资料反复确认，同时一定要事先征求主治医生的意见和建议，切忌盲目模仿。

白兔深知，有一些病友学了几个月的抗癌知识后，就开始觉得自己无所不能，甚至看不起业内专家，但作为"前行者"的白兔，有责任也有义务告诉这些病友，以下两张图，才真正代表了你和专家之间的差距。

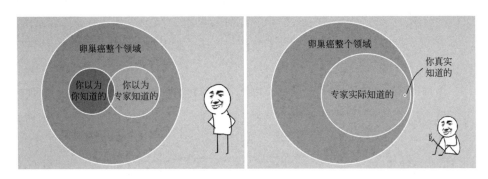

这么多年来，白兔不敢说见多了生，但一定见足了死，多少病友在治疗中盲目模仿造成的悲剧迄今仍然历历在目。卵巢癌是一种非常复杂的疾病，绝非三言两语就能讲得清，哪怕是一本书，也很难完全剖析清楚。哪个医生不是在失败中成长起来的？哪位专家在职业生涯中没有犯过诊疗错误？所以我们在选择治疗方案前，一定要充分咨询有经验的医生，千万不要自以为是、自作主张、以身试药，以至于迈入悔恨终生的深渊。

最后白兔要提醒大家的是：人世间的一切都有代价，除了时间外。一分就是一分，一秒就是一秒，谁都无法讨价还价。当厄运来临，需要我们全心全意地爱一个人时，才能真正地理解到，时间究竟意味着什么。

而这本书，就是一份时间的礼物。

　　希望大家能把这份礼物传播给更多的病友。毕竟，白兔最多也只是个引子，更多的还需要大家抱团取暖、携手互助、共克病魔。抗癌是一场硬仗，更是一场持久战，在这条艰辛而又曲折的道路上，知识就是金钱，知识就是生命，希望能够涌现出无数个乐于分享和传播知识的白兔，哪怕在最偏僻的地方、最无助的孤岛，都有爱与知识的光芒来温暖你我，这也是共享人类医学成果，实现医疗公平正义的应有之义。

　　尽管未必骄阳似火，但至少也要明媚有光——致我深爱着的每一位病友。

小白兔也有悲伤

2020 年 2 月

目录

1

故事篇

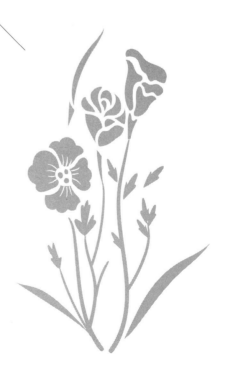

"这是我老妈，我要救她！"

——边疆姑娘的飞驰救母路

2019 年 6 月 30 日，某卵巢癌病友群里正讨论得热火朝天。

······

"我就是家里的天煞孤星，谁反对正规治疗我就跟谁翻脸！"

"没人敢说话，包括我爸。"

"老妈是我亲妈，哪个亲戚敢指手画脚？"

"我妈那些卖保健品的老姐妹，都让我骂了个遍。"

"来我家探望我妈都得先问，你姑娘在不在？不在才敢来。"

······

这是来自内蒙古的"包子"，一个敢爱敢恨的草原姑娘。

之所以要把包子的故事写出来，是因为她母亲的癌症治疗过程中接连走了 3 次几乎致命的"弯路"，但包子却始终不认命，凭着钢铁般意志和一股不信邪、不服输的执拗劲儿，硬生生地为母亲闯出了一条活路！

她身上的精神值得我们每位患者和家属学习！

人物档案   ● ● ● ●

网名：包子

患者：包子母亲

确诊时间：2017 年 3 月

病理类型：卵巢高级别浆液性癌ⅢC 期

治疗方案：手术、化疗、VEGF 抑制剂

推荐理由：令人敬佩的"抗癌精神"

　　在我 36 岁之前，岁月静好，现世安稳，也常在茶余饭后唏嘘地说起，谁谁得了癌症，然后感慨一下世事无常。然而这样的平静在 2017 年 6 月被粉碎了。

　　事情要从 2017 年 3 月说起，当时我妈 57 岁，在一次体检时发现卵巢上有一个囊实性的小包块。我这人天生乐观，觉得有就有呗，因为我妈之前做过子宫肌瘤手术，我心想顶多就是个卵巢囊肿。后来她去我们当地三甲医院进一步检查，发现 CA125 有 200 多 U/mL，我还特意上网搜索了相关信息，说妇科炎症都可以使 CA125 升高。于是我乐观地认为，我妈体内的小包块只是一个普通的囊肿，那个指标上升也只是因为炎症。

　　当时我和弟弟都已经成家立业，家里的条件好了点，考虑到上次在内蒙古医院做的子宫肌瘤手术不理想，于是我们决定去北京的大医院手术，把囊肿切掉，一了百了。

　　3 月末，我们来到北京某知名医院。做完各项检查后，大夫告诉我们回去等电话就行。虽然住院通知单上写着"恶性肿瘤概率偏大"，但当时我妈特别天真，说住院处的护士真好，看她是内蒙古来的，怕她等的时间太长，特意写了"恶性肿瘤概率偏大"。虽然我觉得事情可能没有那么简单，但看着没有任何症状的妈妈，我依然心存侥幸，觉得这种事情绝对不会落在善良的妈妈身上。

　　回家之后，我那心大的老妈约了一帮小姐妹去广西旅游，虽然期间接到医院的电话说可以住院手术了，但我妈只顾着玩，说家里有事过几天再说吧，结果旅游回来后整整等了两个月都没消息，只能又专门跑了一趟北京才住上院。做了各种检查后，老爸突然打电话告诉我说医生怀疑是恶性肿瘤，让我和弟弟一起过去，我这才慌了神，当天就奔赴北京。

手术前医生找我们谈话，推荐做 PET-CT，我们同意做；然后又让我们选择是腹腔镜手术还是达芬奇机器人手术，医生极力推荐达芬奇机器人，说虽然要花费 15 万元，但技术先进，当天就能下地。这是一笔不小的开支，但由于医生每次谈话都力荐达芬奇机器人，我们全家商量后决定咬牙也用这个先进技术，目的就是为了让妈妈好。

2017 年 6 月，我妈进了手术室。手术进行到一半时医生喊我们进谈话室，第一句话就是手术进行不下去了，腹腔里的病灶太多了，就像一把大米洒在里面，大网膜、肠系膜、阑尾，腹腔里到处都是肿瘤，肠子和卵巢粘连在一起，两个卵巢都看不见了，如果强行手术，患者有可能都下不来手术台。

那一瞬间，时间都好像静止了，全家人泪如雨下，小我 8 岁的弟弟转头就跑了，我姨瘫软地坐在楼梯的台阶上。我所有的乐观被现实击得粉碎，天旋地转，腿像灌了水泥一样，人麻木地往病房走，准备去迎接手术没有进行下去的老妈。

那天晚上，我一个人坐在医院门口的马路牙子上，哭得不能自已。我一直哭到深夜，哭到自己都不知道几点。我想那几天全家人都应该在不同的地方偷偷大哭，但等到面对妈妈的时候，大家又都露出了笑容。

这是包子家遇到的第一次错误：微创手术。

相信读者都知道开腹手术（开放性手术）是怎么回事——需要在肚子上切一个大刀口以充分暴露术野；而"腹腔镜"则是在患者肚子上打三四个小孔洞，手术器械就通过这些孔洞伸入腹腔进行分离和切割，医生则借助摄像系统，通过显示屏进行手术操作。

微创手术的优点不言而喻：创伤小、恢复快，减少术后疼痛和并发症。

但需要注意的是，卵巢癌这个疾病比较特殊，虽然晚期也推荐手术，但由于易出现盆腹腔广泛种植转移的特点，想要完全切净是一件非常困难的事情，哪怕是国内顶级手术团队也仅有 50% 的概率实现术后无肉眼残留病灶。

而腹腔镜呢？不仅难以充分暴露在盆腹腔广泛种植转移的病灶，而且缺少开腹手术应有的触觉体验，自然就无法通过触摸肿瘤的质地、硬度和浸润周围组织器官的程度判断肿瘤的性质和评估切除的方式。相比开腹手术，腹腔镜不仅要花费更长的手术时间，而且很难达到彻底减瘤的效果，同时也难以将切除后的大块肿瘤从腹部洞孔或者阴道断端这样的自然腔隙完整取出。

达芬奇手术机器人虽然让视野升级为三维，也提升了外科医生的感官体验和操作灵活性，但说到底也只是"高级腹腔镜"，并没有摆脱微创手术的先天局限性。

在经历失败的手术后，包子家接下来的治疗同样充满了曲折。首先是化疗，化疗是卵巢癌治疗的基础，是保证患者生存期的最有效的手段之一。无论手术成功与否，只要想活命，除了少数早期患者外，几乎都会选择化疗。

受影视剧和坊间谣言的影响，老百姓通常视化疗为洪水猛兽。80% 的卵巢癌患者一经发现就是晚期，于是很多人都觉得既然已经是晚期了，那就一定活不了多久，与其受化疗的罪，何不有质量、有尊严地过好剩下的日子呢？

需要强调的是，这是一种既愚蠢又危险的想法。

在现实世界里，晚期卵巢癌存活时间超过 5 年的患者比比皆是，但如果不化疗，或者回家只接受中药、偏方、保健品等所谓的"保守治疗"，通常活不了多久，而且也不会有质量、有尊严地过好剩下的日子。

没有真正经历过的人，无法想象患者最后阶段那触目惊心的惨状。

虽然目前肿瘤的治疗已进入靶向和免疫治疗时代，但时至今日，化疗仍然是卵巢癌治疗的基础，有效率高达 80%，是最有效的治疗手段之一。

手术和化疗就像"哼哈二将"，为患者生存期提供了最大程度的保障。

但遗憾的是，医生给包子家选择的化疗方案是"紫杉醇"联合"洛铂"的全身静脉化疗。虽然是大医院给的方案，但依然存在问题——洛铂并非 NCCN 卵巢癌临床实践指南（本书中简称 NCCN 指南）一线药。

在这里我们需要引出一个问题：卵巢癌应该怎么治？为什么要这么治？

其实不光是卵巢癌，大多数癌症都有一份叫作"NCCN 临床实践指南"的指导意见作为治疗的参考和依据。NCCN 是什么？它的全称是 National Comprehensive Cancer Network，即美国国立综合癌症网络。简单来说，就是美国最好的 21 家肿瘤中心组成的专家组，他们以最新的临床研究成果为依据，以这些顶级专家的集体智慧来共同研究决定——癌症究竟应该怎么治。

NCCN 临床实践指南不是胡编乱造、突发奇想出来的，而是根据循证医学证据，由世界上最权威的医生们共同把关，撰写出来的治疗癌症的"圣经"。既然 NCCN 临床实践指南凝聚着医学权威们的集体智慧，那么自然也就代表了人类最高的医疗水平，所以无论是欧美顶级医院，还是国内县级医院，大家在治疗上就不要多想了，按照该指南来治疗最稳妥。一般认为，越是大医院，越尊重循证医学，越尊重指南，治疗也就越科学、越规范。

尽管理想很丰满，但现实却很骨感，总有一些医生或许是知识局限，或许是过度自信，或许是出于利益考量，经常"自创"方案，给患者的预后带来许多不可预测的因素。以包子家为例，明明指南要求卵巢癌患者用卡铂或者顺铂，但该医院却非得用没有足够临床证据的洛铂。

这一点谁也不要争辩。截至 2020 年，世界上尚无高水平临床研究证实洛铂（或奈达铂）治疗卵巢癌的疗效，国际上也并不认可洛铂（或奈达铂）。NCCN 指南里介绍治疗卵巢癌的几十种药物中，根本就没有洛铂和奈达铂这两种药。

第二次错误：使用非一线化疗方案。

我们隔壁床位住的是一个 27 岁的小姑娘，和我妈一样的病，一样选择了达芬奇机器人手术。可怜的小姑娘每天都跪在床上把自己蜷缩起来，总是喊疼，始终高烧不退。

那个趾高气扬、油头粉面的主任查房时催她赶紧出院。小姑娘说她不出院，她还在天天发烧。主任说妇科治不了发烧，让她想办法转到内科，还建议她去做放疗。因为年纪小，手术也没有做好，小姑娘病情发展得很快，肚子鼓鼓的全是腹水，她整夜地不睡觉，天天上网查各种资料，逮到医生就问各种问题，搞得医生都不敢接近她。

过了两天，那个主任来查房时又看到了这个小姑娘。小姑娘跪在床上说，求求你们别让我出院，出院了我就只有死路一条，但那个主任冷漠地问助手，她怎么还在这里。我站在我妈的床边，冷冷地看着他们。我想，就是死也不能死在这个医院。

小姑娘的妈妈已经快 70 岁了，这个晚年得女的河北乡下阿姨并没有对这个小女儿有任何宠溺。她私下里对我说，小姑娘想活但还得有那个命啊，家里因为治病已经花了很多钱，人活着不能太自私，小姑娘还有哥哥，他们老夫妻还要养老，不能把全家都拖死。那样的冷冽，那样的决绝。

我们出院后也一直和小姑娘保持断断续续的联系。她经常跟我说："姐姐我很难受，姐姐我疼，姐姐我还是不能拔导尿管，姐姐没有医院收我了……"到了

2017 年 9 月，我再也没有收到她的消息了。小姑娘，一路走好，若有来生，唯愿健康。

因为恐惧，包子开始没日没夜地网络搜索，上网浏览各种文献和资料，混迹于各种论坛和病友群，四处咨询老病友的就医经验……

经多方打听和各路病友的吐血推荐，一位妇科肿瘤领域真正的专家出现在包子的视线中——上海肿瘤医院吴小华教授。在妈妈完成第二次化疗之后，包子孤身踏上了上海求医之旅。

路途和挂号的曲折就不必多说了，在经历重重磨难后，包子终于走进了国内顶尖妇科肿瘤医生——吴小华教授的诊室。

吴教授的诊室前排着一条长长的队伍，我身后背着病例，手中握着车票，等到上午快 11 点，终于第一次见到吴教授。在众目睽睽之下，我把自己的身份证、车票、老妈的病例一件一件地往他桌子上放，哭得泣不成声，甚至连一句整话都说不出来。我还记得他当时问我："你是蒙古族呀，会说普通话吗？"我不停地点头，但是哽咽到无以名状。他很认真地看了我妈的病例，之后，忽然把病例摔在了桌子上，应该是对达芬奇机器人手术感到非常愤怒。

他说让我妈继续化疗一次，在当地化疗就可以，化疗方案更改为紫杉醇＋卡铂，然后来上海评估手术。我当时给他鞠了个躬，当天就返回了内蒙古。

紫杉醇＋卡铂，这是标准的 NCCN 指南一线化疗方案，把之前的洛铂给换掉了。术前 3 次新辅助化疗，则是晚期卵巢癌的术前标准程数。

带着吴教授的好言劝慰以及对未来的憧憬和希望，包子回到了内蒙古，但是接下来，等待包子的又是一个"超级大坑"。

具体情况是这样的：第一次化疗结束后，包子妈妈的 CA125（单位：U/mL）从 1000+ 直降为 100+，但是在第二次化疗结束后，CA125 却从 100+ 魔幻般地升至 300+，于是内蒙古的医生认为包子妈妈耐药了，坚持要换成多西他赛＋卡铂＋贝伐珠单抗的化疗方案。

CA125 是什么？相信读者都清楚，这是上皮性卵巢癌最主要的肿瘤标志物。由于肿瘤标志物以数字体现，易于被老百姓理解，所以我们很多病友整天捧着CA125 研究，有些都产生了"CA125 恐惧症"：一旦数值高了，就惶惶不可终日，感觉自己快不行了，要死了，害得白兔得一遍一遍地解释："从来没有一个患者死于 CA125 过高。"

关于 CA125 的详细解析，我们后面再讲，咱们先简单地分析一下包子妈妈的情况。

第一次化疗效果很棒，但第二次化疗却耐药了，这是几乎不可能发生的一件事情，耐药不会这么突然。

要知道，CA125 并不总能准确反映病情。它就像个"糙汉子"，虽然灵敏度很高——治疗有效就降低、治疗无效就升高，很"耿直"；但是它的特异性不强，不够"坚贞"，易受到炎症等良性因素的"引诱"导致一过性升高。就包子妈妈的情况而言，绝不能因为一次 CA125 的反弹就武断地判断耐药了。

而且退一步讲，哪怕真的耐药了，多西他赛＋卡铂＋贝伐珠单抗的化疗方案也是不合适的，在 NCCN 指南中，卵巢癌铂耐药的首选化疗方案是非铂单药联合贝伐珠单抗。

你看，就连一些正规三甲医院都经验不足，我们这些毫无医学基础的老百姓又怎么可能有经验？面对内蒙古医生笃定的判断，上海远在天边，而化疗却近在眼前，包子全家都妥协了，选择了这个含有贝伐珠单抗的化疗方案，一头栽进了一个超级大坑。

贝伐珠单抗是什么？是一种抗血管生成靶向药 [血管内皮生长因子（vascular endothelial growth factor，VEGF）抑制剂]，能够阻断肿瘤血供从而实现"饿死"肿瘤细胞的目的。不可否认的是，贝伐珠单抗是一款很好的靶向药，但是由于医生判断失误，导致使用时机错误。

这是因为贝伐珠单抗不仅仅能阻断肿瘤血管生成，同样也可造成术后伤口愈合不良，因此末次使用贝伐珠单抗至少要与手术间隔 6 周，否则可能会出现术后出血、肠瘘、尿瘘等手术创面愈合不良的并发症，甚至危及生命。

包子妈妈本应在 3 次新辅助化疗后当机立断地进行手术，但由于贝伐珠单抗的原因不仅导致手术时间大大延迟，而且影响其对铂敏感的判断（铂耐药是卵巢癌手术禁忌）。

但需要注意的是，卵巢癌的手术有个原则：能实现满意减瘤的前提下，术前新辅助化疗越少越好。毕竟化疗次数越多越容易诱导铂耐药，同时也会让一些小病灶更加隐匿，哪怕手术切得再干净也不可避免地会留下更多隐患，从而造成患者手术价值和预后的进一步缩水。

第三次错误：末次新辅助化疗使用抗血管生成靶向药。

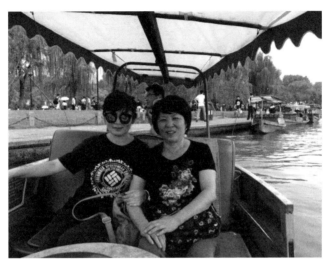

2017 年 9 月，完成第三次化疗后，包子和妈妈到杭州游玩

本来约好了吴小华教授手术，但当懵懂的包子再次走进吴小华教授的诊室，在得知使用贝伐珠单抗后，吴教授再次摔了病历。

我们要知道，这个世界上，任何一个医生都不愿意接烂摊子，都不喜欢帮人"擦屁股"，擦了一次屁股不够，还要擦第二次吗？这简直是对医生的侮辱！

于是，正处于气头上的吴小华教授理所当然地拒绝手术，拒绝收诊。

我就赖在他诊室门口，他去妇科检查室，我就跟过去，被他推出来，我又进去想塞红包，被他厉声制止。在走廊里我又拽住他白大褂的衣角，他都快崩溃了，问我想怎么样。我说："求求你救救我妈吧！"他说回去继续化疗一次再来吧，沿用紫杉醇＋卡铂的方案。

我还是不放心，一直跟着吴教授，直到他走进医用职工电梯把我甩掉。我又回到之前的诊室，逮住一个他们团队的年轻医生，不停地问人家我妈这种情况还能不能手术，就像一个快要溺水的人想抓住一切救命稻草。

那个小哥哥收拾完东西离开后，我还一直跟着他，人家上厕所我也径直跟进了男厕所，还要给人家塞红包。终于，我的厚脸皮打败了他，得知了吴教授的行踪以及出诊的时间和地点。

最后我终于如愿以偿地找到了吴教授。他一看是我，也很是无奈，但还是耐着性子和我说："你妈妈这种情况还是有可能手术的，赶紧回去做化疗吧。"我说："不要，就要在你们医院化疗。"吴教授特别中肯地和我讲："回去化疗吧，就用紫杉醇＋卡铂，再化疗一次，看看是否耐药，然后再来上海评估手术。"

虽然治疗意见没有变，但包子终于吃下了定心丸，自此以后，她妈妈的治疗终于走向了正轨。

在追加了 2 次紫杉醇＋卡铂的化疗方案后，包子妈妈的术前新辅助化疗次数已经达到了惊人的 5 次，CA125 直接被打进了正常值范围。2017 年 12 月 11 日，距离确诊已经整整 9 个月了，包子的妈妈终于再次走上手术台。在顶级妇科肿瘤医生吴小华和他团队的保驾护航下，历经 6 小时的艰难奋战，手术顺利实现了无肉眼残留。

手术成功了！历经重重磨难的包子，视线已经变得模糊。她怔怔地走到谈话室外的楼梯拐角处，蹲坐在地上号啕大哭。这 9 个月来的不幸、绝望、曲折、艰辛和坚持，终于找到了一处宣泄口，随着滚烫的泪珠，洇湿了冰冷的地板。

从那一刻起，她肩上仿佛如大山般的沉重和对未来的恐惧与迷茫，一下子都烟消云散了。

从铂耐药到临床治愈

——清华"学霸"逆天改命

2019 年 7 月 15 日，上海某理发店。

"这么好看的小姑娘，为什么要理短发呀？"美容镜前，理发师"托尼"一边摆弄着"小院"清爽的短发，一边好奇地问道。

"你还记得两年前，你们店里曾经来过一个要求剃光头的女孩吗？"

托尼老师讶异地看着"小院"，忙不迭地寻找着曾经的记忆。"记得记得，难道是你吗？我记得是两个女孩一起来的，其中一个一直在哭，要求剃光头。我们都不敢动手，最后还是店长亲自上手，我们还特意把音乐调成欢快的曲子……"

"小院"的嘴角微微上扬："是我……"

托尼老师立刻露出夸张的职业表情，惊讶得嘴张成 O 形："天哪，没认出来！我记得你那时特别难过，脸色苍白，人也好瘦，我们都心疼你那么好的头发。"

"啊，我现在很胖吗？"

"没有没有，主要是精神状态完全不一样了，简直像变了一个人！"

……

是的，完全变了一个人。

如果不是亲眼所见，谁能想象这个柔弱的姑娘，曾经顽强地与死神斗争，勇敢地向命运亮剑，在生与死的考验中实现了涅槃重生！

人物档案 · · ·

网名：小院

确诊时间：2017 年 4 月

病理类型：卵巢透明细胞癌Ⅲ C 期、子宫内膜样腺癌Ⅰ A 期

治疗方案：手术、化疗、PD-1 抑制剂

推荐理由：一份肿瘤免疫治疗的成功范本

说起"小院"这个奇特的名字，也别有一番来历。她以前的网名并非如此与众不同，而是患病后，小院的父亲请教了一个马来西亚的华人算命先生，为她改的新网名。

"说是原来的名字不好，寓意有腹部疾病，要有带宝盖头的字压一压才好。"

经过反复斟酌和推敲，"院"这个"带宝盖头"的字便从《新华字典》中脱颖而出，成了她网络上的新代号。

"宝盖头"似乎真的锁住了运气，排走了霉运。小院姑娘从一个几乎被所有专家医生都认为"死定了"的病例，圆满实现了完全缓解（complete response，CR）。

故事要从 2017 年说起。那时的小院正处于志得意满的人生辉煌期，身为清华大学硕士研究生的她，职场起步就是世界 500 强外企管理岗位，事业一帆风顺，家庭美满幸福，感情甜甜蜜蜜。但 2017 年 4 月 21 日的一场变故，却把她的人生彻底撕成两半。

那一天，小院因腹痛去医院检查，超声显示腹部有巨大囊性占位，医生高度怀疑卵巢恶性肿瘤，考虑到患者年轻且没有生育，遂先行腹腔镜探查，发现病灶不仅累及双侧卵巢，而且存在明显的淋巴结转移，是一个典型的晚期病例，经术中冰冻快速病理确认是恶性肿瘤后，立即中转开腹手术。

一场手术从早晨持续到下午，经妇科和外科的协同作战，一台持续 6 小时的"广泛肠粘连分解术 + 全子宫双附件切除术 + 大网膜切除术 + 阑尾切除术 + 直肠表面病灶切除术 + 右侧盆腔腹壁活检术 + 左侧宫韧带病灶切除术 + 盆腔淋巴结清扫术 + 腹主动脉旁淋巴结清扫术"，非常艰难且幸运地实现了无肉眼残留（R0）。

经术后病理确认，小院姑娘的诊断是：卵巢透明细胞癌Ⅲ C 期 + 子宫内膜样腺癌Ⅰ A 期。虽说是双癌，但相较于恶性度较高的卵巢透明细胞癌来说，Ⅰ A 期

的子宫内膜样腺癌由于预后很好，几乎可以忽略不计。

既然病理"金标准"已经明确诊断了，那接下来的治疗就没什么好说的了，与几乎所有的卵巢癌患者一样，小院姑娘也得做术后辅助化疗。医生为她选择的方案是：紫杉醇脂质体＋卡铂。

表 1-1 是小院提供的初治表格。我们可以较为清晰地看到她的手术和用药情况。

表 1-1　初治表格

时间 （年.月.日）	治疗措施	CA125/ （U/mL）	HE4/ （pmol/L）
2017.4.21	5 月 2 日接受腹腔镜探查中转开腹手术，"腹腔镜检查＋中转开腹＋广泛肠粘连分解术＋全子宫双附件切除术＋大网膜切除术＋阑尾切除术＋直肠表面病灶切除术＋右侧盆腔腹壁活检术＋左侧宫韧带病灶切除术＋盆腔淋巴结清扫术＋腹主动脉旁淋巴结清扫术" 病理为卵巢透明细胞癌ⅢC 期，子宫内膜样腺癌ⅠA 期	142.7	60.4
2017.5.9 — 2017.10.10	紫杉醇脂质体＋卡铂 （7 个疗程）	40 → 8.57 → 10.4	39.4 → 36.61 → 40.1

对于小院来说，她初治最关键的是手术实现了无肉眼残留，否则残留病灶越多，后续的治疗效果也会越差。另外，小院在手术后直接购买了包含肿瘤突变负荷（tumor mutation burden, TMB）和 ctDNA 随访在内的全基因检测套餐，为其后续的预测早期复发、分子靶向治疗、免疫检查点治疗提供了有效参考，而且非常幸运的是，小院的卵巢透明细胞癌和子宫内膜样腺癌均属于 dMMR/MSI-H（微卫星高度不稳定），而且 TMB 分别为 20 个突变 /Mb 和 28.9 个突变 /Mb，这个数值在卵巢癌中较为少见。

关于文中的一些医学术语，白兔会在后面的章节中抽丝剥茧地详细讲解，请大家不要急，先好好听一听小院的故事。

如同大多数患者一样，尽管小院就诊的医院是排名前列的国内知名妇产科医院，但她的治疗也存在不够规范的地方，除了紫杉醇脂质体并非 NCCN 指南一线用药外，无特殊原因下 7 次术后辅助化疗的疗程也超过了新版 NCCN 指南推荐的 6 次辅助化疗疗程，化疗并非次数越多越受益。

2017 年 9 月底，小院结束了初次治疗。出院前，她做了个增强 CT 检查，除了腹腔右侧升结肠上段旁约 1.1cm 的软组织结节外，无其他任何异常。当时小院的主治医生认为该结节并非恶性。当然，如果换成白兔来也是一样的判断，毕竟这个 1.1cm 的结节太小了，没有什么明显的恶性特征，而且小院术前的 CA125（单位：U/mL）为 142（正常参考范围是 0~35），虽然 142 这个数值不算高，但也是阳性，3 次化疗后 CA125 就直接降为个位数，并且一直保持稳定，无论怎么看，现有的证据都不足以支持病情未控的判断。

看到自己的治疗这么顺利，再加上主治医生的保证，治疗近半年后，小院终于踏出了医院的大门。那时，亲朋的隐瞒导致她对卵巢癌一无所知，懵懂的小院一度认为化疗结束就治愈了，自己已经告别病魔，即将过上崭新的生活。

回到家后，小院蓄起了头发，每天都游泳和跑步，坚持健康饮食，而且像我们很多病友一样，打"免疫针"、喝中药、吃冬虫夏草……但事实证明，这一切都是徒劳的。2017 年 12 月初，小院在第一次 ctDNA 随访中就发现了血液里存在与原发肿瘤组织一致的基因突变信息——那是肿瘤细胞释放到血浆中的 DNA 片段，预示着肿瘤的卷土重来！

惊慌失措的小院立即赶到医院复查。2017 年 12 月 11 日，经 PET-CT 发现，2 个多月前升结肠旁 1.1cm 的结节已经进展到了 3cm，而且最大代谢值（SUV_{max}）为 13.6——既有异常占位，又有代谢异常增高，这清楚地表明病情复发。从严格意义上来讲，这根本算不上复发，而是病情未控制，类似这种铂难治的卵巢癌患者，一般都活不过 1 年。

我上网搜索了很多关于卵巢癌的信息，逐渐明白了这种初治未控的病情意味着什么，特别是当我看到那些终末期患者触目惊心的照片，看到他们瘦到不成人形、躯体被肿瘤"榨干"和几乎被腹水撑破的大肚子时，甚至想不如趁着身体还未被摧残，从楼上一跃而下……

但我知道自己不能这么自私，这个世界上还有那么多爱我的人，脆弱的妈妈、故作坚强的爸爸和一直在身边照顾我的弟弟……我不能这么轻易地妥协。还有，我太害怕死亡了，我才 30 多岁，不正是人生最多姿多彩的年龄吗？我还不想死……

如果普通人的千百种愿望，都是为了让生活更加美好，那么癌症患者的心愿就只有一个——活下去。

"来点力量，不过是与自己的战争！"

不甘屈服于命运的小院咬紧了牙关。

为了活下去，小院先后咨询了北京、上海、香港乃至美国的十几名顶级妇科肿瘤医生，几乎问遍了国内顶级妇科肿瘤专家。但专家们的意见都各不相同：有坚持化疗的——毕竟属于铂难治，化疗未控的情况下贸然手术，很可能缩短生存期；有坚持再次手术的——毕竟是孤立病灶，而且透明分型化疗相对不敏感，手术切净可能更有机会获益；安德森医院的科尔曼教授则建议 PD-1 抑制剂单药治疗——毕竟患者肿瘤突变负荷高且微卫星高度不稳定，小院的情况完全符合 PD-1 抑制剂的用药指征。

医生们的建议都有各自的道理。我们在治疗的过程中，经常会遇到不同的医生给出截然不同的治疗意见，这些意见和建议就像一把把形态各异的钥匙，有的精美绝伦，有的古香古色，医生把这些钥匙交给你，让你尝试去开启面前的生命之门，但选择的过程往往是残酷的——有时候，我们尝试的机会只有一次。

说来也巧，那时，白兔正在各癌种群里"潜水"，无意中看到了小院的基因检测报告。在了解小院的治疗经历后，白兔建议她考虑一下脂质体阿霉素 + 贝伐珠单抗 +PD-1 抑制剂的治疗方案。

白兔的建议也有自己的道理。诚然，透明分型确实对化疗没有那么敏感，这是由于透明分型自身的生物学特征所决定的——增殖慢、代谢低，但就小院的情况而言，她的 SUV 值 13.6 完全可以媲美高级别浆液性卵巢癌的代谢情况，化疗还是有必要尝试的；另外，脂质体阿霉素是卵巢癌的一线药，证据等级高，副作用也小，而且与之前的紫杉醇无交叉耐药，自然可以考虑它；而贝伐珠单抗作为一款风靡全球的抗血管生成靶向药，既能增强化疗效果，又可以为 PD-1 抑制剂增敏，能够起到居中协调的作用，能用当然要用，而且脂质体阿霉素 + 贝伐珠单抗还是 NCCN 指南推荐的铂耐药方案；至于说 PD-1 抑制剂，则为复发性卵巢癌提供了几乎唯一的治愈希望，在符合用药指征的情况下，患者怎么可能避而不用？

虽然是三药联合，但一般情况下，这 3 种药的副作用都不算大，比较容易耐受。鉴于病灶只是一个 3cm 的孤立病灶，只要 PD-1 抑制剂能见效，患者甚至能在短期内实现影像学完全缓解（CR）。只是"经济毒性"也很大——每月 5 万元以上的治疗费用，而且一分钱都不能报销。

在综合各方意见和自己的经济条件之后，小院同学决定选择脂质体阿霉素 + PD-1 抑制剂的治疗方案——面对"治愈"的诱惑，她决定拼尽全力也要试一试。

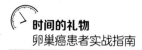

敲定了治疗方案之后，新的问题出现了——在哪里购买 PD-1 抑制剂？

我们要知道，直到 2018 年下半年，各个制药企业的 PD-1 抑制剂才陆陆续续在中国内地上市，而 2017 年的小院根本不可能在内地通过正规渠道买到这款药。因此，小院同学把目光投向了与内地药品注册审批制度不同的香港，通过"人肉运输"的方式带药回家。

什么叫"人肉运输"？就是要亲自往返于香港和内地，全程主要依靠人力来完成每次少量药品的运输——大量药品会在出入境时被海关查扣，即便少量的自用药品也需要医生开具的有效处方作为证明。另外，PD-1 抑制剂还是一款"娇贵"的药，"娇"主要体现在须恒温保存，不能剧烈晃动，否则可能会导致药品变质；"贵"主要体现在其价值上，当年"K 药"的价格是同等质量黄金的 600 倍！于是，每次"人肉运输"时，小院都紧紧地抱着装有精心购置的药品的保温箱，跟那些在绝望中寻求希望的无数癌症病患一样，往返于相距千里的航线上。

2018 年 1 月 2 日，一袋混有 PD-1 抑制剂的生理盐水，缓慢地滴进了小院的体内。40 多个小时后，小院开始断断续续地低烧——

"是神奇的 PD-1 起效了，还是感染、化疗副作用，抑或……癌烧？"她忐忑地想。

答案在 2018 年 2 月 28 日揭晓。在复查的前一夜，小院做了一个魔幻般的梦。"那个梦里有一股像死神般的巫邪力量来到我床边，我被那强大的力量罩住，动弹不得，呼吸急促，脸胀得难受，感觉像是要马上被摄走魂魄，这种感受如此真实，以至于醒了仍然后怕，一夜不能安睡……"

"难道我与死神对抗了？"小院翻来覆去地胡思乱想。

揭晓命运的时刻到了。2 月 28 日这天，小院捧着 CT 报告，心咚咚地跳着，手脚冰凉。她走到一个无人的角落，闭着眼睛深深地吸了一口气，然后猛然睁开，目光急匆匆地掠过文字描述部分，直接落在测量病灶尺寸的数字上——1.6cm！

没错！病灶从治疗前的 3cm 缩小到了 1.6cm，而且强化较前略不明显！小院狠狠地攥住了这张报告单子，就像溺水的人终于抓住湍流中的浮木，那一刻，她开心地欢呼了起来！

表 1-2 是小院第二阶段的治疗情况，我们可以明显地看到，仅 3 次治疗，小院同学的病灶就已经从 3cm 缩小到 1.6cm。鉴于小院之前的病情已经进展到了铂难治阶段，PD-1 抑制剂起效的概率很大。

表 1-2 第二阶段治疗情况

时间 （年.月.日）	治疗措施	CA125/ （U/mL）	HE4/ （pmol/L）	CT
2017.12.29	（脂质体阿霉素+PD-1抑制剂）一化前	8.38	—	—
2018.1.22	（脂质体阿霉素+PD-1抑制剂）二化前	8.28	—	—
2018.2.12	（脂质体阿霉素+PD-1抑制剂）三化前	7.58	—	—
2018.3.5	（脂质体阿霉素+PD-1抑制剂）四化前	7.48	42.19	2.26增强CT：右侧腹腔内升结肠上段结节直径约1.6cm，强化较前略不明显；肝内多发微小囊肿可能；腹膜后多发小淋巴结同前；右肾囊肿同前

找对了"钥匙"，接下来的路自然一马平川。在完成 6 次脂质体阿霉素 +PD-1抑制剂治疗后，小院开始使用 PD-1 抑制剂单药治疗，病灶从 1.6cm 持续缩小到1cm、0.5cm……

2018 年 12 月 4 日，张家口太舞滑雪场。一道火红的身影风一般地从雪道上疾驰而下，稳稳地停在白皑皑的雪地上。穿戴着整齐护具的小院感受着雪粒打在脸上的刺痛，伴随着运动后有些急促的心跳，思绪却显得波澜不惊——

"感觉又活过来了，真好啊……"

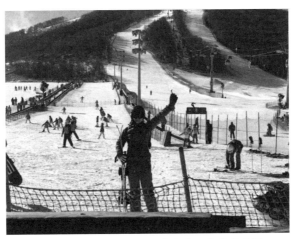

2018 年 12 月 4 日，小院在张家口太舞滑雪场

2019 年 4 月 12 日，距离初次手术即将 2 年，在持续了 1 年 4 个月的 PD-1 抑制剂治疗之后，医生举着 CT 片子端详了半晌，终于"金口"评价为完全缓解（CR）了。晶莹的泪光在小院的双眸中打了个转儿，却始终坚强地没有滴下来。

走出医院，春风十里拂面。

表 1-3 是小院第三阶段的治疗情况。

表 1-3　第三阶段治疗情况

时间 （年.月.日）	治疗措施	CA125/ （U/mL）	CT
2018.3.26	（脂质体阿霉素 +PD-1 抑制剂） 五化前	—	—
2018.4.16	（脂质体阿霉素 +PD-1 抑制剂） 六化前	8.57	—
2018.5.7	PD-1 抑制剂单药 第七次前	8.76	—
2018.5.21	21 天 / 次 PD-1 抑制剂单药	既然肿瘤标志物不敏感，干脆就不测了	右侧腹腔内升结肠上段旁软组织结节较前缩小，直径约 10mm，强化较前相仿；肝内多发微小囊肿可能，部分较前显示不清；腹膜后多发小淋巴结同前；右肾囊肿同前
2018.10.24			升结肠上段旁强化结节较前缩小，约 5mm；腹膜后多发小淋巴结同前；右肾见囊性无强化低密度灶同前
2019.01.17			增强磁共振：右肾囊肿同前。冠状位回盲部周围强化小淋巴结，随访（跟影像专家探讨过，这次磁共振没能很好地扫到病灶处，所以结论没有报。）
2019.4.12			升结肠旁强化结节较前消退；肝内微小结节不明显，随访。腹膜后多发小淋巴结较前相仿；右肾囊肿同前
2019.12.12		结束治疗	

由表 1-3 可以看到，卵巢癌复发以来，她在完成了 6 次脂质体阿霉素 +PD-1 抑制剂的治疗以及 1 年多的 PD-1 抑制剂单药治疗后，圆满实现了影像学的完全缓解（CR），最为关键的是：由 PD-1 抑制剂主导的 CR 是真 CR——复发的可能性大大降低。毕竟卵巢癌即便复发，也有一些患者能够通过手术、化疗、介入、

分子靶向治疗等实现病情的完全缓解，但是这样的完全缓解几乎都会再次复发。

但由 PD-1 抑制剂主导的 CR 却截然不同。在各类恶性肿瘤的治疗中，一旦 PD-1 抑制剂起效，就有超过一半的患者能活过 5 年，倘若通过 PD-1 抑制剂实现了病情的完全缓解，那么再次复发的可能性就不大了。

在采访结束前，白兔让小院谈一谈这些年来印象最深的事情。她说有两件。

一是 2017 年底初治未控的时候，一位顶级妇科肿瘤专家跟我说再试试化疗吧，但无效的可能性很大。我追问无效之后怎么办，医生叹了口气说：那就没办法了……这几乎是委婉地下了死亡通知书。那一刻我绝望极了。

二是 2019 年 12 月去北京出差的时候，我顺路看了看好友，她提到当初去上海看望我时，见到了我爸，我爸在病房外哭着跟她说话……我震惊到不敢相信，长这么大我从没见老爸哭过，他就像那种大山一样的男人，永远坚不可摧，更别说对着我的同龄好友哭了，可转身回病房后又对我笑呵呵地鼓励……那一刻，厚重如山的父爱重重地叩击着我的灵魂，几乎让我无法呼吸……

我想告诉亲爱的姐妹们：当我们面对疾病、痛苦与死亡，我知道你一定也会有那么一刻感觉疲惫，想要放弃，但请不要忘记，我们身边始终有爱相随。它会关心你、鼓励你，陪你一起走过这段至暗时光。哪怕疾病让我们的生命失去光彩，但爱却能让它变得温暖而坚强。无论未来将经历怎样的苦难，这都是值得全力去爱的人生！

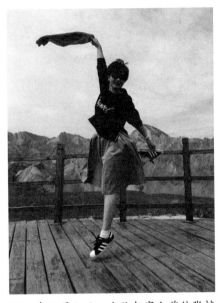

2018 年 9 月 3 日，小院与家人前往张掖自驾游

"茉莉花"：这些年来，我踩过的治疗坑

2019 年 7 月 29 日，茉莉花兴冲冲地发来消息：

"白兔老师好！我刚做完影像会诊，结论是 CR（完全缓解），托您的福，我算是逃出升天啦！"

"所有的复查结果都支持这个结论，这个夏天真是走了大运！我儿子也正好拿到了国外大学双硕士学位，还顺利找到了工作，我的任务算是完成啦！"

"对了，这周有个合唱节目。您不知道吧，我是合唱团成员，而且还是领唱呢，录音老师让我尽量早点完成这周的录唱……最近的生活还比较丰富多彩呢！"

"我在想，要不要找我们武汉的女作家把我和其她姐妹们的经历写出来……真的有很多可歌可泣的故事，姐妹们的不屈、不弃、挣扎、重生……"

是的，重生。从 2015 年 3 月 30 日到 2019 年 7 月 29 日，在 4 年多的时间里，这朵来自武汉的茉莉花连续接受了错误的治疗，走过了一段又一段抗癌弯路，堪称典型错误集锦，但她那逆天的运气和最后一刻的正确抉择却为她拨开漫天阴霾，让她历经苦难并蜕变重生。

今天，白兔要和大家分享的就是茉莉花的故事。

人物档案　　　　　　　　　　　　　　　　　　• • •

网名：墨尔本的茉莉花

确诊时间：2015 年 3 月

病理类型：卵巢高级别浆液性癌 IA 期、高分化子宫内膜样腺癌 IA 期

治疗方案：手术、化疗、放疗、PD-1 抑制剂

推荐理由：典型错误集锦和分子靶向、免疫治疗启示

2014 年，残酷的命运偶然降临在她身上。

"我有肿瘤家族史，我妈妈那代兄妹三人都罹患癌症，再加上 49 岁那年我曾做过子宫肌瘤手术，所以我比普通人更重视妇科检查。大概是 2015 年 3 月，疾病毫无预兆地闯入我的生活，当时我右下腹出现明显疼痛，坐着和开车的时候都很难受，于是我就赶紧去医院做个超声检查，医生高度怀疑是卵巢癌，必须马上手术。

我记得手术前医生跟我谈话时说，咱们打开肚子看看，如果是良性的我们就尽量保留子宫、附件，如果是恶性的就要扩大手术范围了。我当时就表态：不管良性恶性都全部切掉吧，彻底解决掉这个隐患。

万幸的是，尽管术后病理诊断是癌，但处于早期，医生建议我做 6~8 次化疗，可我这身体不争气，化疗期间难受得整夜地睡不着觉，饮食也很不规律，4 个周期化疗后体重整整减了 12kg，人都快不成样子了，实在是坚持不下去了，然后我就专门去肿瘤医院会诊，医生说 4 个周期的化疗也足够了，如果不放心的话还可以再做 2 次。但我实在是受不了化疗了，于是就出院回家调养。

表 1-4 是茉莉花提供的初治表格。

表 1-4　初治阶段

阶段	时间（年.月.日）	治疗措施	影像学检查	CA125/（U/mL）	病理诊断
初治	2015.4.7	经腹全子宫及双侧附件切除术＋盆腔淋巴结清扫术 大网膜切除术＋盆腔粘连松解术	子宫稍大，质地欠均，左侧附件区囊实性非均质性包块，考虑为左侧卵巢囊肿腺瘤，不排除左侧卵巢囊腺癌。子宫右前上方、子宫右后方盆腔内囊性非均质性包块，考虑为盆腔包裹性积液	14.7	卵巢高级别浆液性癌 ⅠA 期 高分化子宫内膜样腺癌 ⅠA 期
	2015.5.15 — 2015.8.11	紫杉醇脂质体（270mg）＋卡铂（300mg）每28天一周期，共4次		15.9 - 10.8 - 8.9	

从表 1-4 中可以看到，她是非常幸运的 ⅠA 期病例，虽然病理诊断结果是双癌，但实际上 ⅠA 期的高分化子宫内膜样腺癌几乎可以忽略不计，手术切除后哪怕不

化疗，复发风险也很低，所以治疗的重点应放在高级别浆液性卵巢癌上。

但就这么一个预后很好的病例，却不幸在初治的过程中走了弯路。

咱们先看手术。像茉莉花这种早期病例的手术难度较低，普通三甲医院妇科医生通常都能胜任，如果硬要挑错误的话，那就是手术范围不够。

NCCN 卵巢癌临床实践指南中要求早期卵巢癌需进行腹主动脉旁淋巴结切除术（上界至少达到肠系膜下动脉水平，下界最好达到肾血管水平），但不仅是茉莉花就诊的医院，我国目前多数医院都仅对盆腔淋巴进行清扫，不清扫腹主动脉旁淋巴结，而卵巢癌腹主动脉旁淋巴结的转移率却高达 10%，如果未清扫腹主动脉旁淋巴结又怎么能确定患者是不是真正的早期呢?

手术的问题说大不大，说小也不小，但术后辅助化疗的问题则更为严重：

（1）未选择一线方案。紫杉醇脂质体并非 NCCN 指南中的一线药，疗效未经过充分验证。

（2）卡铂剂量太低。化疗的疗效呈剂量依赖性——剂量越大、效果越好，而卡铂作为化疗的"主力军"，若 3 周疗剂量低于 400mg 或 AUC < 4，则疗效十分有限。对于体重与肌酐正常、非老年患者的茉莉花来说，300mg 的卡铂剂量明显偏小。

（3）化疗程数不够。根据新版 NCCN 指南要求，高级别浆液性卵巢癌哪怕是ⅠA 期也要接受 6 个周期的化疗，但茉莉花仅接受了 4 个周期的化疗，化疗程数不够。但需要说明的是，茉莉花初次治疗的时间是 2015 年，当年的 NCCN 指南推荐早期高级别浆液性卵巢癌患者行 3~6 个周期的化疗，所以在这个问题上我们不能归咎于医生。

其实早期卵巢癌的治疗要点无非是以下两个方面：

（1）手术范围要足够。做到全面病理分期，最大程度地清除潜在病灶。

（2）化疗要足程、足量且按时。毕竟化疗是早期卵巢癌最有效，也几乎是唯一的术后辅助治疗手段，是降低复发率的最大保障。

但可惜的是，茉莉花不仅手术范围不够，而且术后辅助化疗既没有足程也没有足量，不可避免地为病情埋下了隐患和祸根。而在这些错误中，最为致命的是卡铂的剂量过低。

那时候我是初治嘛，什么都不懂，谁的话都信，包括一些网上的东西，于是化疗结束后我就开始吃中药、吃保健品，什么虫草、燕窝、灵芝之类的，能吃的我都吃了，但都没有什么用。到了 2017 年 3 月，CA125 就开始快速攀升，到了 10 月，所有的诊断结果都指向高度怀疑复发，我当时心里好难过。

我们这里的医生说肿瘤侵犯了输尿管，如果手术的话必须切除输尿管，以后就要带尿袋了，我肯定是不能接受的。后来我就通过远程视频咨询北大人民医院的崔恒教授，崔教授仔细看了我的资料后说可以手术，但他也不敢保证在不动输尿管的情况下完成手术；然后我又找到同济医院的陈刚教授，他的意见同样也是如此，所以当时我特别绝望。

我们单位的领导特别热心，说有一位拿国务院津贴的老专家非常有名，尤为擅长治疗卵巢癌，领导还专门打招呼帮我安排住院。后来我又咨询了很多医生，都说这位老专家不错，再加上面诊的时候他非常肯定地说我的情况没那么严重，有八成的把握不至于切除输尿管，所以我就义无反顾地选择了这位老专家。

2017 年 11 月，我接受了第二次手术。手术时间不长，4 小时就结束了，老专家说手术很成功，只是单一病灶复发，别的地方都没有问题，预后还是不错的。他在术中给我放了钛夹（注：用于定位放疗靶区），之后只要做一下局部放疗，然后做一做增敏小化疗就可以了。

于是除了 1 次多西他赛＋奈达铂的大化疗外，我还接受了 25 次放疗和 5 次奈达铂的同步化疗。做完放疗之后的检查结论是部分缓解（partial response, PR），医生说放疗有个延迟效应，我们再慢慢观察就是了。我当时信心还是蛮足的，因为这次治疗后体感很好，比之前的紫杉醇脂质体＋卡铂强多了，手术后身体恢复得也很好。我记得特别清楚，因为正赶上快过年了嘛，我自驾开车去广东，10 天开了 3600 多公里。但万万没有想到的是，过完年后再复查，阴道残端居然出现新的病灶了。

表 1-5 是茉莉花复发后第一阶段的治疗情况。

表 1-5　复发后第一阶段的治疗

时间 （年.月.日）	治疗措施	影像学检查	CA125/ （U/mL）
2017.11.11	卵巢癌肿瘤细胞减灭术	盆腔右侧占位较前增大；右侧输尿管下段受压，其近侧管腔扩张。双侧髂血管旁散在小淋巴结可疑	63.7
2017.11.18	多西他赛＋奈达铂（1 疗程）	—	39.9
2017.12.4 — 2018.1.25	25 次放疗 并行 5 次奈达铂同步增敏小化疗	卵巢癌术后改变，前盆壁下方结节较前明显减小；双侧盆壁，双侧腹股沟小淋巴结	63.1 → 50.5 → 37.2
2018.3.1	—	卵巢癌术后改变，阴道残端软组织团块，累及邻近肠管及膀胱顶壁；双侧盆壁，双侧腹股沟小淋巴结	36.4

　　在白兔看来，如果说茉莉花的初始治疗是"存在瑕疵"，那么她复发后的治疗就已经"彻底脱轨"了。

　　首先我们看手术。茉莉花再次手术的时间距离末次化疗已超过 2 年，属于铂敏感复发，因此只要手术能够完全切净肿瘤，就应该首先考虑再次手术。茉莉花的术中情况我们不得而知，毕竟只有参加手术的医生才知道，但从术后辅助治疗期间的影像学检查来看："前盆壁下方结节较前明显减小"——仅凭这句描述就代表着手术未能切净肿瘤。

　　我们要清楚的是，如果复发性卵巢癌再次手术未能实现 R0，不仅无法延长生命，反而会缩短生存期——这代表着茉莉花的二次手术毫无价值！

　　其次我们再看术后辅助治疗。对铂敏感复发患者而言，无论是否接受二次手术，均应行以铂类为基础的联合化疗。但茉莉花仅接受了一个周期的多西他赛＋奈达铂，而把放疗作为术后辅助治疗的主力——这又是一个致命性错误。复发性卵巢癌同样也要像初始治疗一样接受 6 个周期的化疗，就算携带乳腺癌易感基因 (breast cancer susceptibility genes, BRCA) 突变，后续考虑 PARP[①] 抑制剂（奥拉帕利、尼拉帕利等）维持治疗，术后辅助化疗也不能少于 4 个周期。

　　你看，别的患者术后辅助治疗以化疗为主，而茉莉花却是以放疗为主，属于

---

① PARP：poly ADP-ribose polymerase, 多聚 ADP 核糖聚合酶。

典型的"非主流"治疗。其实越是"非主流"我们越要警惕，之所以"主流"能成为"主流"，正是由于"主流"的疗效更好；之所以"非主流"始终是"非主流"，是因为"非主流"往往存在诸多弊端，这是非常简单的道理。要知道，化疗诞生的时间比放疗要晚得多，但化疗却成为卵巢癌治疗的"主流"，这不就很能说明问题吗？

NCCN 指南关于放疗的描述很少，仅推荐铂耐药复发、初治后疾病进展、疾病稳定等可考虑局部姑息放疗。

NCCN 指南说得很明白，在卵巢癌中放疗主要用于"姑息性治疗"。

那么，什么叫姑息性放疗呢？

如果按照治疗目的划分，放疗可分为"根治性放疗"和"姑息性放疗"。根治性放疗的目标是为了最大限度地治愈肿瘤；姑息性放疗的目标则是减轻患者的痛苦，如缓解梗阻、止血、止痛等——主要为了改善患者的症状。

这是由于卵巢癌对放疗不敏感，多数情况下放疗并不能有效延长生命，因此 NCCN 指南仅推荐用于缓解症状等姑息性治疗。

对茉莉花来说，放疗不仅不会令她获益，反而还会带来巨大伤害——毕竟放疗也有副作用，而且副作用持久，甚至可终身存在。更可怕的是，由于放疗可导致器官粘连，会增加手术难度，影响术后愈合，因此放疗后茉莉花几乎永远失去了再次手术的机会。

而"增敏小化疗"对卵巢癌同样也没有多少意义。卵巢癌的化疗应足程足量，这种为放疗服务的"增敏小化疗"效果十分有限。

就茉莉花的情况而言，老专家为她选择的治疗既不准确又不规范，还会带来巨大的伤害。

其实茉莉花复发后并非没有遇见真正的名医，只是她挑花了眼。特别是她还咨询过崔恒教授，这可是一位站在卵巢癌领域金字塔尖的顶级医生，手术技艺精湛，广受病友赞誉，但就连崔教授都不敢保证一定能保留输尿管，其他医生的允诺有多少可信度，自然就要打个问号了。

可惜的是，惶恐不安的茉莉花并没有认识到这一点。她没有选择水平最高的医生，而是选择了口气最大的。

年后复查的影像结果几乎彻底击碎了茉莉花的治疗信心。她在微博中写道：

"从 2015 年 3 月底开始，3 年来这场重疾完全改变了我 50 岁以后的人生——退出职场、结束婚姻、屏蔽朋友圈，从江北搬到江南，迁居到一个闹中取静的小区，就想慢慢地治、慢慢地等，期待着新药研发出来，可是目前这个状况真的让我觉得很丧……夜深人静，子夜时分，我会想起同样患病但已离去半年多的侯杰阿姨，还有曾与我同病房的国萍大姐，经历了那么多痛苦的治疗，仍不免憾别人世，我完全能体会到她们心中的不甘！"

山重水复疑无路，柳暗花明又一村。

就在我特别沮丧和绝望的时候，我幸运地遇到了上海的小院妹妹，又通过

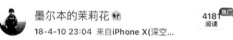

墨尔本的茉莉花 🔅

418 阅读 推广

18-4-10 23:04 来自iPhone X(深空...

今天真是特别美好的一天 春光明媚 春风拂面 那种逃出生天 重获新生的感觉 让我觉得又恍惚又兴奋！两天前基因检测结果出来了 华大的业务经理专程上门做了详解 说情况良好 有很多适用于我的治疗方法 我当然开心啦！

由于自己没有这方面的知识 今天早上在咱们的一个高级别交流群试着想多了解一下 啊 惊喜就这样来了！素昧平生的群主兔神立马给出了完美治疗方案 上海小美女娟比我自己还开心 各种指导 建议 特别是那一句"我们是往治愈路上奔跑呢"太鼓舞人心啦！隔着手机屏幕 我都感受到了一众群友的雀跃和他们深深的祝福 我几乎哽咽了 …… 2018年的这个春天否极泰来 同时希望自己无惧无畏 顺利完成免疫治疗 昂贵的PD-1能带给我延长生命乃至治愈的期盼 更可贵的是 我得到了很多善良又可爱的朋友 因为他们的真诚 善意 用心 让我倍感温暖 感恩这个世界 感恩遇见你们 素未谋面却毫无保留倾其所有的帮助 我将永远铭记于心！

这个春天是我穿过你的期许 是桃花夭夭 绿水盈盈 这个春天还是燕子的呢喃和迷离的烟雨 这个春天也是我的盈盈心照 寸寸心晖 …… 🙏🙏🙏🙏🙏🙏

↗ 转发   💬 评论   👍 赞

微博截图

她认识了你们。当时我刚刚做完基因检测，虽然检测报告我看不太懂，但你们看了后都为我欢呼，白兔老师你很快就给了我治疗方向，小院妹妹也是各种鼓励和建议，我特别感动，当时的记录我现在还保留着。从那个时候开始，我就考虑免疫治疗了。

下面我们就来分析一下茉莉花的基因检测报告。首先来看看报告的核心内容——"靶向药物用药提示"：茉莉花既携带 BRCA2 致病性突变又是 MSI-H（微卫星高度不稳定），甚至 TMB（肿瘤突变负荷）高达 47.18Muts/Mb，这代表着茉莉花既适合使用 PARP 抑制剂（奥拉帕利等），又适合 PD-1 抑制剂（派姆单抗等），运气非同一般，这样的基因检测结果几乎是卵巢癌患者所能取得的最佳结果。

什么叫命硬？这就叫命硬。

表 1-6 是茉莉花的基因检测报告。

表 1-6　基因检测报告

靶向药物用药提示				
基因变异	FDA 推荐用于卵巢癌		FDA 推荐用于其他癌症	临床Ⅱ、Ⅲ期药物	其他相关药物
	可能敏感	可能耐药	可能敏感	可能耐药	研究结果存在争议
BRCA2 p.Q 1429Sfs*9	Niraparib Rucaparib	无	无	Veliparib (ABT-888) Talazoparib (BMN 673)	奥拉帕利 (Olaparib)
ATM p.S2476Kfs*6	无	无	无	无	
FBXW7 p.R465C	无	无	mTOR 抑制剂	无	无
TP53 p.R 196*	无	无	无	MK-1775 (AZD 1775)	无
MSH2 p.Q130fs*2	无	无	派姆单抗 (Pembrolizumab) 尼伏单抗 (Nivolumab)	无	无
免疫检查点抑制剂用药提示					
FDA 推荐用于卵巢癌	FDA 推荐用于其他癌症				
无	派姆单抗 (Pembrolizumab)；尼伏单抗 (Nivolumab)；阿特珠单抗 (Atezolizumab)；易普利姆玛 (Ipilimumab)；尼伏单抗 (Nivolumab)；± 易普利姆玛 (Ipilimumab)；阿特珠单抗 (Atezolizumab)± 贝伐珠单抗 (Bevacizumab)				

续表

TMB 及 MSI 检测结果		
检测指标	检测结果	备注
TMB*	47.18Muts / Mb**	检测所用芯片大小 1.95Mb
MSI	MSI-H***	共检测 15 个 MS 位点

检出变异基因解析				
基因 [1]	碱基变异 [2]	氨基酸变 [2]	基因亚区	突变频率 [3]
BRCA2	c.4284dup	p.Q1429Sfs*9	EX11	29.73%
ATM	c.7426_7427insA	p.S2476Kfs*6	EX50	27.91%
FBXW7	c.1393C>T	p.R465C	EX9	27.9%
TP53	c.586C>T	p.R196*	EX6	0.9%
CTNNB1	c.122C>T	p.T41I	EX3	31.9%
MAF2K4	c.328C>T	p.R110*	EX3	31.83%
ARD1A	c.1441C>T	p.Q481*	EX3	30.87%
ERBB3	c.310G>A	p.V104M	EX3	29.25%
ERBB3	c.695C>T	pA232V	EX6	1.32%
PIK3R1	c.1156C>T	p.R386*	EX10	28.6%

接下来咱们进一步分析具体的基因变异情况。虽然茉莉花携带 BRCA2 和 ATM 体细胞突变（HRD 阳性），但突变频率偏低，分别为 29.73% 和 27.91%，说明肿瘤组织中含有这种突变基因的细胞数较少，使用奥拉帕利等 PARP 抑制剂控制病情的时间可能相对有限，再加上茉莉花属于微卫星高度不稳定，完全符合 PD-1 抑制剂的用药指征，因此白兔建议她务必考虑 PD-1 抑制剂，并可在此基础上联合奥拉帕利或联合化疗、抗血管生成靶向药，最大限度地争取临床治愈。

在 2018 年，已经有 PD-L1 抑制剂联合奥拉帕利治疗 BRCA 突变的卵巢癌临床研究（MEDIOLA 研究）。虽然只是一项二期临床研究，但结果显示，这种联合治疗不仅有效率奇高（有效率 72%），而且副作用还相当小，完全缓解率高达 18.75%。更何况自 2018 年以来，NCCN 指南推荐微卫星高度不稳定（MSI-H）/错配修复缺陷（dMMR）的卵巢癌患者使用 PD-1 抑制剂治疗，以茉莉花的情况完全值得一试。

后来我又咨询了好几位医生。那位老专家跟我讲了很多理论，最终建议再次手术或者继续放疗；而同济医院的一名教授则同样建议我放疗，因为我当时下身又出现了不规则出血，他说放疗可以很好地控制出血，而且之前有个患者跟我的情况很相似，放疗后三四年都没有复发，于是我就想先用放疗控制一下。

我刚做完放疗的时候，出血情况确实得到了缓解，但好景不长，1 个月后又开始出血了，感觉怎么也控制不住，所以我就当机立断地选择了 PD-1 抑制剂。开始我是以试一试的想法用了单药，结果第 2 次治疗后出血就完全停止了，我当时非常兴奋，感觉好神奇呀！注射第 4 针 PD-1 抑制剂后我做了增强磁共振评估疗效，结果发现病灶明显缩小，至少缩小了 30%，当时中南医院的几个肿瘤科主任来会诊时都非常兴奋。

但是当我打完第 6 针之后出现了十分严重的甲状腺功能减退症（简称甲减），整个人浮肿得非常厉害，心脏也很难受，于是我就停了 PD-1 抑制剂，开始吃优甲乐治疗甲减。在此期间，CA125 和 HE4 都一直是下降趋势，虽然 CA125 没有降到个位数，但已经让我的主治医生非常激动了。

但毕竟停药了嘛，我心里特别忐忑。停药 4 个月后我去做了增强磁共振检查，让人又惊又喜的是，所有的病灶居然都消失了，我激动了好久，任何语言都无法形容那欣喜若狂的心情！回家的路上我还特意少坐了一站地铁，恍恍惚惚地走在人来人往的商业街上，感觉自己就像一根羽毛一样飘飘荡荡。

在这样的情况下，我还要不要继续用 PD-1 抑制剂？我问了好多医生，最后的会诊结果和白兔老师的意见都是可以停药了，所以使用 6 次 PD-1 抑制剂后我就没有再用过，到现在为止已经停药快 1 年了，虽然 CA125 始终都是 20 多 U/mL，但影像学检查一直都没有发现明显异常。

表 1-7 就是茉莉花提供的使用 PD-1 抑制剂期间的治疗表格。

表 1-7　使用 PD-1 抑制剂期间的治疗

时间 （年.月.日）	治疗措施	影像学检查	CA125/ （U/mL）	HE4/ （pmol/L）
2018.10.24	PD-1 抑制剂 （K 药）第 1 次	—	37	76.12
2018.11.14	PD-1 抑制剂 （K 药）第 2 次	—	55.4	107.4
2018.12.5	PD-1 抑制剂 （K 药）第 3 次	—	44.7	85.69

续表

时间 （年.月.日）	治疗措施	影像学检查	CA125/ （U/mL）	HE4/ （pmol/L）
2018.12.26	PD-1 抑制剂 （K 药）第 4 次	增强磁共振：卵巢癌术后化疗后改变，阴道残端肿块较前缩小；双侧盆壁及腹股沟小淋巴结	35.9	73.4
2019.1.16	PD-1 抑制剂 （K 药）第 5 次	—	44.9	76.07
2019.2.6	PD-1 抑制剂 （K 药）第 6 次	—	51.6	69.99
2019.2.25	出现严重甲减，暂停免疫治疗	—	51.68	—
2019.3.7 — 2019.7.23	空窗期	增强磁共振（7 月 23 日）：卵巢癌综合治疗后复查，阴道未见明显肿块影。双侧盆壁、腹股沟可见数枚长 T2、DWI 高信号小结节，较大者大小约 5mm×3mm。盆腔未见明显积液征象。膀胱，直肠未见明显异常，双侧盆壁及腹股沟小淋巴结	32.41 → 32.96 → 25.87 → 23.87	59.58 → 59.23 → 60.32 → 62.92

我们首先要明确的是，茉莉花的 CA125 和 HE4 的数值较低且波动情况均不明显，不能作为治疗有效的充分依据，因此评估疗效应以影像学检查为主。CA125 长期超过 20U/mL 可能与放疗导致的放射性炎症有关。

其实在茉莉花第 2 次使用 PD-1 抑制剂后，出血症状得到缓解就已经代表治疗有效，否则临床症状不会无缘无故消失，而第 4 次治疗时的影像学评估则毫无疑问地证实了这一点。至于说 PD-1 抑制剂停药的问题，目前国际上尚无标准答案，但北上广大医院的肿瘤科普遍认为最好要用满 1~2 年，更何况甲减一般不会导致生命危险，因此白兔相信很多具有免疫检查点治疗经验的医生会建议茉莉花继续使用 PD-1 抑制剂。

但从免疫学的角度来讲，肿瘤免疫属于后天免疫，而后天免疫的重要特征之一是"记忆性"。既然茉莉花在短时间内就实现了完全缓解，那么肿瘤免疫记忆自然会为她提供强大的免疫记忆保护，确保长期不复发、不进展，因此再用几次

PD-1 抑制剂的意义不大。

如 2018 年 JCO 杂志发表的一篇大型回顾性研究分析了 655 名接受 PD-1 抑制剂治疗患者的临床结局，其中有 67 名患者实现 CR 后，不仅停止了 PD-1 抑制剂治疗，同时也停止了其他一切抗肿瘤治疗。经长期随访后发现，这些 CR 的患者中依然有 91% 保持完全缓解状态。鉴于此，白兔并不认为茉莉花停药有什么问题。

当然，虽然茉莉花在短期内能通过 PD-1 抑制剂单药实现 CR，但并不代表其他的患者也能如此幸运，特别是由于真实世界中 CR 比例较低，因此治疗应以联合为主，而且未能实现 CR 的患者不能随意停药。

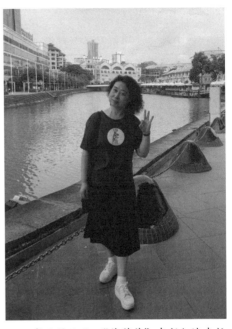

2019 年 8 月 9 日，"茉莉花"在新加坡克拉码头

自此以后，茉莉花的生活逐步恢复了正常，虽然始终饱受甲减和放射性炎症的困扰，但历经生死坎坷的她从来没有像今天这样热爱生活。她沉浸于平凡而细微的幸福中，朋友圈、微博也一改往日的灰白底色，晒满了自拍、旅行、美食、音乐剧等一切生命的美好。

茉莉花的故事告诉我们，虽然癌症不可能像电影里演绎得那么美好，但也不会像你想象得那么糟糕。生命的脆弱和顽强都远超人们的想象，就像你我一样，可能脆弱得一句话就泪流满面，也发现自己咬紧牙关走了很远。

风和日暖，让人愿意永远活下去。

茉莉花的故事就此告一段落。在采访的最后，她谈及了这些年来的治疗感受：

就像白兔老师说的，我这些年的治疗磕磕碰碰、跌跌撞撞，但最后福大命大，取得了一个比较好的结果，现在的生活我很满足了。

至于说我个人的感悟，我觉得我们的治疗不能过于盲目，选择治疗方案前一定要多问几个医生，不要像我这样莽撞。同时也要相信科学，像保健品之类的还是少吃为妙。而且现在的医学发展很快，病友们要时刻关注最新的医学进展，既要和医生充分沟通，也要和经验丰富的病友交流，不放弃任何一次机会。最后也希望正与病魔抗争的姐妹们，一定要调整好心态，当我们觉得毫无希望的时候，说不定恰恰就是黎明前的黑暗，无论现在有多难熬，都一定要满怀信心地坚持下去！

美少女 "薇薇安" 的 12 年抗癌长跑

美丽和伤害似乎总是共生。在众多卵巢癌病友中，始终不乏年轻的患者，她们青春、靓丽、阳光、活泼，是最美丽的风景线。但这些本应在最美的年纪享受幸福生活的女孩们，却每天都生活在死亡的阴影下，经受着几乎没有尽头的痛苦与折磨。

疾病给我们带来的苦难，相信每位读者都心中有数，也就不必多言了，我们更需要前进的动力和学习的榜样。在此，白兔向大家介绍一位美丽的病友——薇薇安。

她是一个非常漂亮的女孩，在长达 12 年的抗癌长跑里，先后经历了 5 次开腹手术、23 个周期的化疗，以及长达 5 年不间断的内分泌、靶向和免疫检查点抑制剂等抗肿瘤治疗，这位女孩所遭遇的一切已超出普通人的想象，哪怕换作一名壮汉，也很可能早已被治疗的痛苦打倒。但看似柔弱的薇薇安却始终没有向命运屈服，而是活出了自己的精彩。如果只看照片，你根本无法想象这位美丽佳人居然是一名与死神抗争了 12 年的 "女战士"。

如果人是一只蚌，我想，疾病或许就是孕育珍珠的沙石吧？

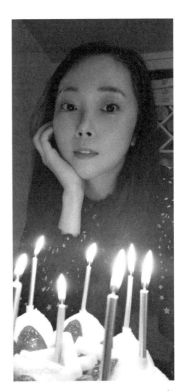

2018 年 11 月 23 日，薇薇安在家中过生日

人物档案 · · · ·

网名：薇薇安

确诊时间：2008 年 3 月

病理类型：卵巢低级别浆液性癌

治疗方案：手术、化疗、来曲唑、VEGF/VEGFR 抑制剂、PARP 抑制剂、PD-1 抑制剂……

推荐理由：12 年抗癌长跑，接受了几乎所有卵巢癌治疗手段

我肚子里好像总爱长东西，19 岁那年就因为输卵管脓肿切除了左侧的输卵管，后来又因为卵巢囊肿做了腹腔镜手术。因为年轻嘛，所以虽然做了 2 次手术，但我一直没当回事儿。

直到 2008 年 3 月，我再次检查出左卵巢又长肿瘤了，当时由于男朋友工作调动，我们从北京搬到了宁波，所以放弃了北京优质的医疗资源，匆匆忙忙在宁波妇产医院做了左卵巢肿瘤剔除术，术后病理为卵巢交界性乳头状囊腺瘤，非浸润性种植。医生考虑到是交界非浸润性，又未婚未育，所以保留了生育功能，只剥离了肿瘤。

当时我对这种疾病没有了解，然后就上网搜索了一下，当看到手机里蹦出"低度潜在恶性肿瘤"时，我大脑一片空白，自己偷偷哭了好久。我很害怕，出院后我带着检查报告跑到北京大学肿瘤医院找到高雨农教授，她说："你手术都做完了，再找我也没用了，你是非浸润的不用化疗，赶紧回家生孩子，生完孩子再来找我做全切。"

鉴于大多数病友都是卵巢高级别浆液性癌，可能读者并不太了解交界性肿瘤，因此白兔要特别介绍一下这种病理类型。

卵巢交界性肿瘤是一种低度恶性的肿瘤，我们可以将其理解成介于良性和恶性之间的肿瘤。这类患者一般都是早期，在上皮性卵巢癌中预后相对较好，即便复发了病情的进展也较慢，5 年生存率超过 90%。

由于这类患者通常比较年轻，因此多数都有保留生育功能的意愿，但与全分期手术相比，保育手术的复发率可能高一点儿，因此学界普遍认为患者在完成生育后应及时补充全分期手术，以降低复发率。但即便复发了，多数患者仍是交界

性肿瘤，还可以再次手术切除。

　　至于说这类患者为什么不需要术后辅助化疗，这是由于化疗主要针对代谢活跃、增殖速度快的细胞，在免疫组化报告中，KI67 越高就代表癌细胞增殖速度越快。但交界性肿瘤的生物学特征与其他病理类型的卵巢癌不同，代谢低、增殖慢、分化好，化疗往往没什么效果，也并不能降低复发率和死亡率。既然没什么好处还有明显副作用，所以一般不给予辅助化疗。当然，如果分期较晚或浸润性种植的患者不仅不宜采取保育手术，而且术后还是需要化疗的。

　　你看，哪怕同样都是卵巢癌，但不同分期、分型、分化、有无浸润性种植……治疗方式都存在明显差异，所以我们治病切忌道听途说，而是要根据自己的病情选择最合适的治疗方案。

　　去过北京以后我就好像有了目标一样，接下来就是登记结婚、备孕、做试管婴儿……遗憾的是，整整折腾了一年多，却一直没能成功受孕。

　　孩子没来，它却来了——2010 年，我复发了。这次我依然想给自己保留做母亲的权利。2010 年 7 月，我在上海进行了保留生育功能的二次手术，剔除了双侧卵巢肿瘤、切除了大网膜并补充淋巴结清扫术，术后病理为交界性乳头状囊腺瘤。在医生的建议下，我做了 3 个周期的环磷酰胺联合顺铂腹腔化疗。

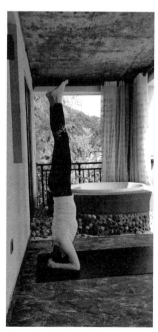

　　腹腔化疗真的是太痛苦了，我肠胃反应非常明显，心慌胸闷，吐到吃不下饭。出院后我下定决心，一定要把身体锻炼好，用自身的免疫力打败肿瘤。我办了一张瑜伽卡，每天都至少上一个小时的瑜伽课，回到家里还继续坚持锻炼。我真的很努力，从小体育都不及格的我像是换了一个人，就连朋友喊我出去玩我也得先练好瑜伽才行。她们经常打趣说："这么认真呀，准备要当瑜伽教练吗？"每次我都只是笑笑，什么也不说，我不想把自己遭遇的这一切告诉她们，我不想看到别人怜悯的目光，我要加油，我要努力改变自己！

2019 年 9 月，在吉安旅行期间，薇薇安始终不忘坚持瑜伽练习坚持练了一段时间的瑜伽之后，我感觉自己的状态得到了很大改善，身体被轻快感占据，睡眠质量也显著提高，更重要的是，瑜伽能帮助我从恐慌和压力中走出来，让我学会放下焦虑，从容优雅地生活。

一年多的时间仿佛静止了一样，漫长而安宁。

但命运没有轻易地放过她。

2012年2月，薇薇安在例行检查时发现，肿瘤再次卷土重来。她拿着报告单，晶莹的泪珠在眼眶里打了好几个转儿，终于不受控制地流淌下来。她感觉这几年的努力都白费了，切除了的病灶一次又一次复发转移，像梦魇一样反复纠缠她，一切又要从零开始了。

而且这一次，她再也没有办法保留做完整女人的权利了。医生劝说她在切除肿瘤的同时，补充包括子宫、双附件在内的全分期手术，想要借此彻底消除隐患。

诚然，全分期手术对患者是有益的，但又有谁能理解这种痛苦呢？一个骄傲美丽的女孩永远失去了做母亲的机会。

2012年3月，我接受了第三次开腹手术。为了更好地进行这次手术，我们通过熟人联系到了大连的一位专家。但这位专家没有让我们做进一步的详细检查，仅凭着一张超声单子就开了台，连个CT都没拍。那时我不懂，还以为医生水平高、有把握，之后我才知道，手术时医生遗漏了脾脏位置的病灶。

于是在术后辅助化疗期间，我每做完一次化疗，增强CT都显示脾脏位置的病灶增长了1cm，但医生始终没有更换方案，反而一口气打满了6次化疗，眼睁睁地看着肿瘤长到了6cm，然后告诉我们治不了了，让我们出院。

我从未想到交界性肿瘤也能如此凶险，这时候我几乎彻底绝望了。为了活命，我来到北京协和医院寻求帮助，但由于化疗未控且全身多处转移，医生看了我的情况都摇头。

坦诚地说，薇薇安这一阶段的治疗比较荒谬。首先是术前评估不到位，毕竟B超是一种相对粗糙的影像学检查，虽然在疾病诊断等方面存在一定优势，但小病灶检出率较差，无法像CT、磁共振检查一样较为清晰准确地发现占位性病变（病灶），医生自然就难以在术前得知病灶范围、能不能切得下来、需不需要多科室联合手术等。我们总说"不打无把握之仗",但如果连战前"侦察"都没做好,又如何能打赢这场生命保卫战?

另外,卵巢癌初始手术的目标是满意减瘤(R1,残留病灶 < 1cm),而复发后对手术的要求更高了,需彻底切净肿瘤(R0)。多项高水平临床研究证实,复发性卵巢癌的手术只有实现R0,才可能延长生命。特别是低级别浆液性卵巢癌对化疗不敏感,尤为依赖手术效果,如果手术达不到R0、达不到延长生命的目的,开刀又为了什么?

更荒唐的是,术前未做CT检查,术后辅助化疗期间增强CT检查做得倒是挺勤,但增强CT明明发现病情未控,却未及时调整治疗方案,那么做增强CT检查的意义何在?既然化疗无法控制病情,对患者没有帮助,为什么还要维持原方案,一打就是6个周期?

客观评价,这一阶段薇薇安所接受的治疗非但没有获益,反而有害。

(1)手术——未能切净肿瘤,缩短生命。

(2)化疗——未能延缓病情,却有明显副作用。

因此,哪怕薇薇安这段时间不手术、不用药,纯空窗,也比接受这种无谓的治疗要强。

到了2014年,我脾脏上的肿瘤已经长到10cm了,盆腔里还有两个3cm的肿瘤。于是我们决定到美国肿瘤专科排名第一的安德森癌症中心寻求先进的治疗方法。我们对比了多家海外医疗中介,但服务费都很贵,后来我们联系到了休斯敦(安德森医院所在地)当地的一对夫妻,他们告诉我完全可以自己在安德森国际部预约医生,让医院发邀请函协助办理签证,可以省去很多中介费,只需支付地接(当地接待人员)少量的服务费就可以了。我用了不到一个月的时间就做完了所有赴美就医的准备工作。

第一次去美国是妈妈陪我一起去的,我们从浙江飞到北京,再从北京直飞休斯敦,13个小时的直飞旅程,腿都坐肿了,再加上国内转机时间,路上耗费了20多个小时,然后下飞机通关又是两个小时,到了酒店,我和妈妈就像散架了一样,倒头就睡,但还没睡多久,时差反应又开始折磨我们,搞得我们身心疲惫。

第二天,地面接待人员如约接我们去安德森医院。这家医院温馨而有情调,候诊的地方摆放的都是舒适的沙发和咖啡桌,桌子上还有拼图游戏供等候的患者打发时间。因为美国的医院都实行预约制，所以不像国内医院那么拥挤混乱，每个患者都神态放松，安静地坐着看书、看报，喝免费咖啡，这极大地舒缓了我们焦急、紧张的情绪。

我的主治医生是大卫·格申森教授，他是一个白种人，60多岁，对低级别卵巢癌很有研究。他不建议我手术，而推荐我使用"来曲唑"（注：内分泌治疗），说美国用来曲唑治疗低级别浆液性癌已经很成熟了。因为我之前在国内并没有听说过这种治疗，所以我非常开心，觉得又有希望了。

虽然就医体验很好，但安德森的医疗费用非常昂贵，见医生一面就要1200美元，做一次PET-CT检查需要6000美元，在安德森购买来曲唑需要1000多美元/月。后来美国当地朋友迈瑞（Merry）告诉了我们很多省钱的方法，比如可以让医生把医嘱下到专门的影像中心，拍一次增强CT只需要600美元，可以拍两个部位，来曲唑也可以直接开到指定药房，一个月只需要30美元。在美国，医生只管看病，不清楚药物价格，医嘱开到哪里医生都愿意配合你，除非是必须在安德森医院做的特殊检查。

一来二去，我对赴美就医的流程和看病技巧都非常熟悉了，还帮助了一位同是低级别卵巢癌的病友来安德森就医，全部流程都是我帮她做的，我还把省钱的方法分享给了当地的光盐社（一家无偿帮助华人来休斯敦看病的公益机构），希望可以更好地帮助其他人。从那时起，我发现虽然自己身患癌症，但同样有能力帮助别人，我也在帮助他人的过程中收获了满足和喜悦。

在赴美就医的这段时间，薇薇安一共采用了两个治疗方案：来曲唑1年，耐药后又使用了14个周期的脂质体阿霉素。

其实无论是来曲唑还是脂质体阿霉素，都是卵巢癌常用药，均未超出NCCN指南推荐方案范围。

脂质体阿霉素就不用多说了，这是一种副作用相对较小的化疗药，已在国内广泛应用，但可能有一些病友对来曲唑等内分泌治疗药物比较陌生。内分泌治疗药物包括芳香化酶抑制剂（阿那曲唑、来曲唑、依西美坦）、GNRH受体激动剂（醋酸亮丙瑞林）和雌激素受体拮抗剂（他莫昔芬、氟维司琼）等，通常用于乳腺癌和子宫内膜癌患者的治疗，如果雌激素受体（estrogen receptor，ER）、孕激素受体（progesterone receptor，PR）均为阳性，效果往往不错。

但卵巢癌则不同，其内分泌依赖并不强，只是对低级别浆液性卵巢癌的意义更大，毕竟低级别浆液性卵巢癌患者的存活时间更长，并且对化疗不敏感，因此可考虑将内分泌治疗作为低级别浆液性卵巢癌复发后的长期治疗策略，在卵巢癌NCCN 指南中为 2B 类推荐。但在高级别浆液性卵巢癌中，内分泌治疗的效果就相对有限了，白兔仅仅是偶尔见到有效病例，而且维持时间较短，仅有少数患者能有效延缓病情。

尽管内分泌治疗缺乏高水平临床研究证据，但由于其具备低毒、低成本且对部分患者有效等优点，因此 NCCN 指南推荐用于"无法耐受细胞毒性药物或使用这些药物后效果不佳的复发性卵巢癌患者"——其实是一种姑息治疗的选择。

虽然目前有免疫组化中 ER、PR 为双阳的患者更适合内分泌治疗的说法，但在卵巢癌中有待充分的研究证实，而且高级别浆液性卵巢癌患者中双阳的病例较少。

那么，我们是否应该考虑内分泌治疗？白兔个人的意见是：低级别浆液性卵巢癌患者值得考虑，其他类型的卵巢癌患者在不耽误规范治疗的前提下可以试一试，但不要抱太大希望。

我们不难看出，全美排名第一的肿瘤医院所提供的治疗方案没有丝毫出奇之处。而且不光是安德森医院，我们有大量的卵巢癌病友在同样大名鼎鼎的美国梅奥医学中心以及欧洲、加拿大、日本等国家的医疗机构治疗，这些医院的治疗都很"指南"，所涉及的药物在国内通常也都能买到，与国内治疗的区别不在于"先进"，而是准确规范。

什么叫"准确规范"？简单来说就是知道什么样的患者在什么样的阶段应该采取什么样的治疗，否则一味地僵硬执行指南，同一个治疗方案，对不同的患者来说就可能变成"吾之蜜糖、彼之砒霜"。

薇薇安如果在国内普通医院治疗，由于一些医生并不了解低级别浆液性卵巢癌独特的临床、组织学和分子机制，她的"待遇"就有可能变成"生命不止、化疗不息"，而非采用两种副作用较小的药物就成功控制了两年病情。

但是人都会耐药。到了 2016 年 8 月，她脾脏的肿瘤已反弹增长到 16cm，并出现明显的压迫症状。由于安德森医院始终不给她做手术，并且家里的经济条件已不足以长期支撑薇薇安在美国治疗，她又一次陷入绝望。

那时肿瘤已经很大了，甚至睡觉平躺都有压迫感，每次摸到肚子上的大瘤子，我都不免暗自落泪。我写邮件向格申森教授寻求帮助，教授回复说希望能见到我，如果没办法去美国就建议用紫杉醇周疗联合贝伐珠单抗治疗。我想这么大的肿瘤单靠药物又能控制多久？我一定要争取手术，但问了很多医生都说不行。

就在我万念俱灰的时候，我幸运地遇到了著名的妇科肿瘤专家——北京协和医院的吴鸣教授。他仔细看过我的病历后，第一句话就是"这手术我能做"。你知道吗？当时我差点激动地哭出来，就好像穿越重重黑暗，终于见到光明。他帮我分析了这些年的治疗，说主要被 2012 年的手术耽误了。

由于 PET-CT 提示脾脏肿瘤已达 20cm，且 11~12 后肋骨转移，所以吴鸣教授建议我手术分两个阶段进行，先拿掉肋骨，再开腹手术。于是我分别于 2016年 10 月 26 日和 12 月 13 日在北京协和医院进行了肋骨占位切除术和肿瘤细胞减灭术（脾切除＋部分直肠乙状结肠切除断端吻合＋部分回肠切除断端吻合＋阑尾切除）＋粘连分解术，并顺利实现无肉眼残留。

虽然薇薇安的描述只有寥寥数语，但其中却蕴含了很深的细节。

我们都知道手术切除肿瘤见效最快，立竿见影，虽然也明白手术有风险，但并不清楚风险来源于哪里。

其实外科手术犹如刀尖舐血，患者的结局通常像断崖绝壁一样险峻而鲜明，成则登顶、败则坠落。就薇薇安的情况而言，不仅瘤体大、紧密粘连多个周围器官，而且病程长、经历多次手术、化疗耐药……以上种种因素，不仅提高了手术难度，而且患者预后不明朗，并不完全符合手术指征，几乎没有哪个医生肯下手，所以问过很多医生都说不行。但手术又不得不做，因为一旦后续治疗失败，放任这么大的肿瘤继续进展，小姑娘哪里还有活路？

以吴鸣教授的经验和技术，何尝不知其中的风险与挑战。他缺患者吗？当然不缺，全国各地慕名而来的患者几乎能挤爆他的诊室。在医疗纠纷越来越多、医生胆子越来越小的今天，又何必费时费事费力地去做这台患者输不起、医生也输不起的手术？

——因为，无论医患环境再恶劣，总有一些医生有担当、有情怀。

我们看病总想找好医生。什么叫好医生？好医生不止刀法高、学问深、论文多、头衔大，而且懂得换位思考，推己及人地为患者考虑，发自内心地尊重生命，愿意为祛除病魔而承担巨大的风险与责任，让技术不再冰冷，让医学温暖而炙热。

这样的好医生，是每个患者的福音。

因为手术很大，术后我第一次住进了重症加强护理病房（intensive care unit, ICU），身上插满了各种各样的管子。从麻醉中醒来后，我做的第一件事就是小心地摸了摸肚子，那个大瘤子终于消失了。我默默地流下眼泪，感觉自己已重获新生。

本以为连续经历两次大手术，恢复期应该比以往更为艰难和漫长，但没想到术后我恢复得很快，就连医生都觉得意外。我觉得除了吴教授的刀法好以外，跟我坚持不懈地练习瑜伽也有很大关系。虽然瑜伽不能控制病情、阻止复发，但能让我的体质保持与健康人无异。

由于我对化疗不敏感，于是吴教授建议我用抗血管生成靶向药治疗。在之后的日子里，我的治疗基本上以靶向治疗和免疫治疗为主，直到现在我也没采用化疗。

由于薇薇安病程较长，因此白兔截取治疗中的关键部分与读者分享。

首先，我们看术后第一阶段治疗——阿帕替尼单药（图 1-1）。2017 年 2 月到 3 月，初始治疗阶段 CA125 曾短暂下降 1 个月，但此后一直呈上升态势，薇薇安使用阿帕替尼的效果并不理想。

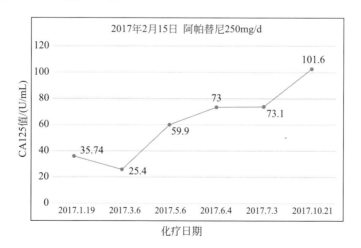

图 1-1　治疗（1）

于是，自 2017 年 12 月起，薇薇安开始在阿帕替尼的基础上联合奥拉帕利，即 VEGFR 抑制剂 +PARP 抑制剂的双靶向治疗（图 1-2）。

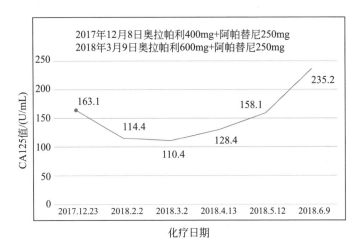

图 1-2　治疗（2）

PARP 抑制剂是什么？这是一种靶向药，主要针对携带 BRCA 致病性突变或 HRD 阳性患者，我们所熟知的奥拉帕利、尼拉帕利等都是 PARP 抑制剂。但薇薇安曾做过基因检测，结果显示她并不携带 BRCA 致病性突变基因，而且 HRD 阴性，按理说不适合使用 PARP 抑制剂单药治疗。

但当年有临床研究发现：与抗血管生成靶向药联用时，可能会增强卵巢癌对 PARP 抑制剂的敏感性。所以即使不存在特定的基因突变，卵巢癌患者也可能从双靶向治疗中获益。鉴于此，薇薇安尝试使用阿帕替尼 + 奥拉帕利缓解病情。

但需要强调的是，截至 2020 年年初，关于双靶向的临床研究所招募的患者都是卵巢高级别浆液性癌或子宫内膜样癌。由于低级别浆液性癌与这两种癌病理类型在分子学上存在明显差异，因此双靶向治疗是否适合低级别浆液性癌仍有待充分验证。

但从薇薇安提供的折线图中我们可以看到，双靶向治疗对她确实起效，但好景不长，到了 2018 年 4 月，薇薇安的 CA125 再次攀升。

这一年，薇薇安接触了免疫治疗。

尽管 PD-1 抑制剂在卵巢癌中的疗效并不理想，且价格高昂，但面对少数病友的"奇迹"，她愿意一试。

那么，薇薇安使用 PD-1 抑制剂的疗效如何？从她提供的 CA125 折线图中可以看到，2018 年 6 月 25 日至 8 月 1 日，薇薇安在阿帕替尼的基础上联合 PD-1 抑制剂，但 CA125 仍继续攀升，病情似乎没有得到控制，于是她又将阿帕替尼换为乐伐替尼，继续联合 PD-1 抑制剂（图 1-3）。

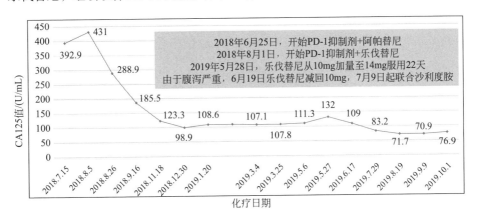

图 1-3　治疗（3）

在市面上十几款抗血管生成靶向药中，乐伐替尼的疗效堪称鹤立鸡群。在薇薇安之前的治疗中，阿帕替尼表现羸弱，那么乐伐替尼效果如何？

我们可以看到，自 2018 年 8 月使用乐伐替尼 +PD-1 抑制剂以来，薇薇安的 CA125 应声而落，并保持了 9 个多月，直到 2019 年 5 月底，CA125 曾出现短暂性升高，乐伐替尼加量失败后，薇薇安又将治疗方案更改为乐伐替尼 + 沙利度胺 + PD-1 抑制剂，并再次成功控制病情。

从 2018 年 8 月到 2019 年 10 月，乐伐替尼 +PD-1 抑制剂共帮助薇薇安实现了 14 个月的无进展生存期，疗效还是不错的。

由于薇薇安的病史较长，涉及的药物令人眼花缭乱，其中有很多治疗细节值得我们深入探讨。

例如：薇薇安使用 PD-1 抑制剂是否有效？

这个问题没有确切答案。由于是多药联合，谁也不知道 PD-1 抑制剂究竟是否发挥作用，但薇薇安曾提到，她用过 PD-1 抑制剂后体感明显好转，而且病灶引发的疼痛几乎彻底消失，因此 PD-1 抑制剂或许对她有效。但需读者注意的是，在现实世界里，若卵巢癌患者 TMB 低且 MSI-L/MSS，绝大多数不会起效。

沙利度胺又是什么?

这个药很有名,但临床应用较少。在恶性肿瘤的治疗中,沙利度胺可作为抗血管生成和免疫调节剂,由于疗效较弱,因此通常并不推荐用于单药治疗,但鉴于其低毒、廉价、购买方便(一般药店都有销售)等优点,对于低级别浆液性癌这种低度恶性、生长缓慢的卵巢癌或生化复发的患者来说,或可一试。

讲到这里,薇薇安的故事就算告一段落。在长达 12 年的

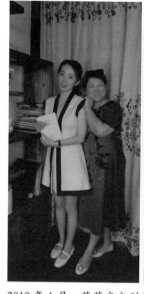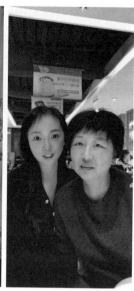

2019 年 1 月,薇薇安分别与病友沈老师(左图)和宝妮(右图)在北京丽晶酒店聚餐

抗癌长跑中,切除了的肿瘤一次又一次复发转移,直到彻底无法摆脱,她只能小心翼翼地学着和肿瘤和平相处,如饥似渴地学习抗癌知识,并花掉大量金钱购买药物,以此延续生命。

谈及这些年的治疗心得,薇薇安说:

因为我的病理类型比较特殊,化疗相对不敏感,更多的是靶向治疗,所以除了在卵巢癌病友群里学习以外,我还经常向肺癌、肝癌的病友交流取经,学习靶向药的副作用处理和联合用药经验。毕竟医生的帮助是有限的,而且包括我在内的大多数卵巢癌病友都曾在治疗上走过弯路,所以我们必须要懂得自学自救。抗癌路上除了坚强与乐观,还需要智慧与坚持!

我还想告诉大家:罹患卵巢癌并不等于告别美丽与健康,我们不仅要活得像正常人一样,往后余生反而要更加精彩!生病这些年来,我每次出门前都要把自己打扮得漂漂亮亮,每天都坚持练习瑜伽、做好皮肤管理,协调好家庭和事业的方方面面,就是因为我不想虚度年华,只剩一具苍老、毁容的躯壳。希望姐妹们都要勇敢地撕掉疾病赋予我们的标签,用美丽与运动武装自己,让生活重新变得明亮而鲜活,做一个自信而闪耀的女人!

抗癌明星"沈老师"

——癌症来了 5 次，她赢了 5 次

沈老师，卵巢癌患者中大名鼎鼎的人物，受到众多病友的欢迎、喜爱和尊敬。

之所以受人欢迎和喜爱，是因为沈老师拥有一颗金子般善良的心，她开朗、热心、坦率，乐于助人，经常牺牲休息时间为大家答疑解惑；之所以受人尊敬，是因为沈老师作为医生口中"只能活 3 个月"的晚期卵巢癌患者，在 8 年多的时间里，先后经历了 5 次开腹手术、1 次腰椎间盘手术和 25 个周期的化疗，却始终以乐观的心态和坚强的意志面对顽疾。她经常以自己的亲身经历教育人、鼓舞人，帮助病友实现从恐惧绝望到坦然面对的心理转变，被大家亲昵地称为"沈老师"。

由于家住杭州，沈老师常年在浙江省肿瘤医院治疗。这些年来，身上正能量爆棚的她已经成为该院的明星患者，每次医生遇见有心理问题的患者或家属，总是推荐他们找沈老师聊聊天，舒缓焦虑。

很多人都很好奇，为什么沈老师的治疗这么顺利，真的只是运气好吗？那么今天，就让我们一起好好地了解一下沈老师这 8 年来的抗癌之旅。

人物档案　　　• • •

姓名 / 网名：沈红建

确诊时间：2011 年 6 月

病理类型：卵巢高级别浆液性癌 IIIC 期（部分子宫内膜样腺癌）

治疗方案：手术、化疗、射频消融

推荐理由：传统治疗的成功典型

其实我最初的治疗也不顺利。最开始的时候被医院误诊为炎性包块，从 2011 年 5 月到 6 月初，我一直在医院输液，肚子偶尔不痛了就又回去上班，直到 6 月 4 日，在我生日那天，我疼得实在受不了了，于是第二天就跑去另一家妇产科医院。那天正好是端午节，急诊医生不理我，说我既没有大出血又不是待产患者，正放假呢跑过来做什么，我就整整等了 4 小时，看我始终不走，医生就给我检查了一下，查完医生不说话了，让我抽了几管血，说 3 天以后拿结果。端午节放假正好 3 天，好不容易熬到假期结束，我跑到医院，又补充了个 B 超检查。B 超室的主任告诉我："你必须马上开刀，不然很快就没命了。"我当时就傻掉了。

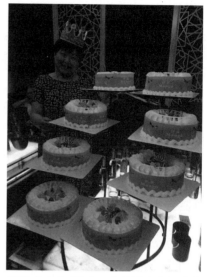

2019 年 6 月 17 日，沈老师在庆祝"重生 8 年"生日宴上与 8 只蛋糕合影

那时候女儿在西安读书，家里只有我一个人，很无助。端午节那几天，我早上起来穿衣服的时候突然发现腰粗了一圈，裤子都系不上，其实那时候腹水已经来了，到了开刀的那天，腹水大概已经有 2000mL 了。

手术后医生告诉家里人我这情况只能活 3 个月，我女儿哭啊，每天都偷偷地哭，我被蒙在鼓里，什么都不知道。过了一个星期，好多亲戚朋友和同事们都来看我，我还莫名其妙，怎么大家都来了，而且眼圈还都是红红的，后来我才知道他们都到走廊里哭了。

从沈老师的讲述中我们可以看到，她初次手术是比较匆忙的。尽管她所就诊的医院是一家实力强劲的妇产科医院，但其外科实力并不强，再加上沈老师的病灶在盆腹腔广泛种植转移，因此术后残留比较大，特别是上腹部的病灶根本没有处理，医生据此对沈老师判了死刑——"只能活 3 个月"。

我们很多病友在初治时都曾听医生说过这种轻率武断的"死刑判决"，"处决时间"大多都是"3 个月"，其实说出这种话的大多都是水平不高的医生，之所以这么说，是出于对疾病的无能为力。正是深知自己能力有限，所以才一个劲儿地把生存期往短了说，好降低患者和家属的心理预期。

事实上，除了癌性梗阻和一些突发的急重症之外，多数癌症患者哪怕到了代表病情终末期的恶病质阶段，也通常能活过3个月。预测患者的生存期，至少需要2~3个月的时间观察治疗效果，才能做出一个模糊的判断，而且这种判断很多时候都是不准确的。你究竟能活多久，医生说了不算。

不过话说回来，就当时的情况而言，沈老师的预后确实不容乐观，但令人没有想到的是，沈老师的生命力就像大漠里生机勃勃的胡杨一样顽强。尽管是不满意减瘤，但在术后辅助化疗中，沈老师的CA125如汛期后的水位般骤然回落，仅2次化疗就从术后的658.6U/mL顺利降至10.8U/mL。

医生说我的病情很严重，需要做8次化疗，要比别人多2次，后续还得去放疗。我心里实在受不了这种打击，再加上化疗真的是太痛苦了，我做一次化疗就哭一次。

等做到第3次化疗的时候，我们单位有个老同志介绍我去浙江省肿瘤医院找朱笕青主任看看，结果到了朱主任那里，他劈头盖脸地给我训了一顿，问我为什么第一次开刀不到他这里来。我说当时来不及呀，再等下去我就没命了，这次过来问问咱们这里好不好放疗。朱主任瞪我一眼说："放什么疗，你以后想来我这开刀就别放疗！"于是第一次见朱主任就这么结束了。

这里需要提一下放疗。虽说手术、化疗和放疗是癌症治疗的"三板斧"，但实际上放疗在卵巢癌中的地位很低，原因主要有3点：一是卵巢癌对放疗不敏感，放疗后往往效果不佳；二是卵巢癌一般为广泛的盆腹腔种植转移，但放疗能照射到的部位却是比较局限的，只照射一两个病灶没有什么意义；三是由于卵巢癌往往需要反复手术和化疗，但放疗却可能导致器官粘连，不仅增加手术难度，还会影响术后愈合，因此卵巢癌一旦放疗，基本上就不会再有医生肯为患者手术了。所以，卵巢癌病友们一定要谨慎对待放疗。

表1-8是沈老师提供的初次治疗表格，我们可以清楚地看到她的病灶、手术范围、病理诊断和用药情况。

表 1-8　沈老师的初次治疗

时间 （年.月.日）	诊断结果	CA125/ （U/mL）	治疗措施
2011.6.13	盆腔CT：子宫显示前倾，外缘轮廓不清，宫体前方及左右方均可见不整形实性块包绕宫体，边界欠清，且相互融合，整体范围约8cm×8cm×5.6cm，结构较模糊，增强扫描后肿块不均匀中高度强化，子宫直肠窝、大网膜上也可见不规则结节，菜花样肿块，形态不规则，增强扫描后也中高度强化。肠周聚集结构欠清，走形僵硬，肠壁局部增厚较明显，肠系膜、腹膜、大网膜污垢样增厚，其上可见数个粟粒至黄豆大小不一结节影，盆壁淋巴结未见肿大 中上腹CT：肝周腹膜上也可见结节状密度影，最大直径约2cm，肝包膜轻度受压。肝周、脾周可见游离液体密度影，肝脾实质未见明显占位征象，胆囊无殊。腹主动脉旁淋巴结未见明显肿大	3215	全子宫切除＋双附件切除＋肠粘连分离术＋卵巢肿瘤细胞减灭术
2011.6.24	病理诊断：高级别浆液性卵巢癌，部分为子宫内膜样腺癌	658.6	
2011.7.11 — 2011.11.23	—	185.1 → 47 → 10.8 → 7.3 → 6.6	紫杉醇＋卡铂(6个周期)
2011.11 — 2012.6	—	每月检测1次CA125，基本控制在6U/mL左右	

从 2011 年 6 月 13 日的术前 CT 报告我们可以看到，沈老师的病灶较为广泛，普通三甲医院医生确实很难有机会做到满意减瘤。尽管沈老师的初次手术是由知名妇产科医院的大主任执刀，但手术做得实在是不理想。自 2011 年 10 月结束了第 6 次化疗后，2012 年 7 月，沈老师的 CA125 开始逐步上升，因此，初次手术后，沈老师共实现了 8 个月左右的无进展生存期（progression-free survival, PFS）。

大家不要小看这 8 个月的无进展生存期，毕竟沈老师的初次手术连 R2（术后残留病灶 ≤ 2cm）都没有达到，术后带着这么大的瘤子做化疗，普通患者或许连标准的 6 次术后辅助化疗还没结束就已经耐药了，又怎么可能有 8 个月的无进展生存期？

做完了 6 次化疗，我听从朱主任的建议，没去做放疗，在家里休息了几个月后，手脚也不麻了（注：手脚麻木主要是紫杉醇的神经毒性），然后我就开始每天玩来玩去。后来发现房子的墙面有点发霉，厕所也有点漏水，想到女儿还有 2 个月就放暑假了，正好趁着这 2 个月把房子装修一下。但房子装修好了后，过了一个月 CA125 就开始往上升了。

看着指标往上涨，我心里很忐忑，就跑去问医生，医生说你这种病不复发不可能，我心想这可怎么办呀，刚刚吃完苦头还没多久怎么就复发了。那些日子我一宿一宿地睡不着，眼睁睁地看着 CA125 一个月、一个月成倍地往上翻，到了第五个月的时候，我硬着头皮去找朱主任，说你当时不让我放疗，我确实是没放疗，但这 CA125 上升了怎么办？他说开刀呗，然后开了 PET-CT 检查单子，要看一看我复发的位置。

PET-CT 蛮贵的，需要 7500 元，但我当时的病假工资很少，治病和装修房子用完了所有的存款，实在舍不得做这么贵的检查，女儿就把她上大学时亲朋好友给的钱给我打了过来，一共 8000 元，劝我说："妈妈你查一下嘛。"于是我就硬着头皮做了 PET-CT 检查。

PET-CT 检查的诊断结果粉碎了沈老师心存的最后一丝侥幸——确实是复发了。

接下来，就涉及一个重要的知识点——卵巢癌复发后该如何治疗。

复发性卵巢癌的治疗是有讲究的，主要包括以下 6 个方面：①再次减瘤术＋化疗；②姑息化疗；③化疗联合抗血管生成靶向药；④ PARP 抑制剂；⑤ PARP 抑制剂联合抗血管生成靶向药；⑥常规治疗联合免疫检查点治疗……非常个体化，须根据不同的病情而定，方式多种多样，绝不能一概而论，更不能随便套用。

就沈老师的病情而言，由于距离上次化疗已经超过 1 年（2011 年 10 月—2012 年 12 月），所以沈老师属于铂敏感复发。而铂敏感复发的卵巢癌患者，如果没有明显的腹水且无不可切除病灶，则应首先评估手术的可能性。

说到这里可能有病友会问，手术多伤身体呀，既然铂敏感，干脆继续化疗得了，不一样也是治病吗？

这是一个错误的想法。如果患者体内有明显病灶的话，一个劲儿地化疗是会耐药的。我们换个角度想一想，倘若化疗永不耐药的话，这个世界上还有人会死于卵巢癌吗？

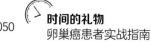

只有将病灶彻底切除，才能最大限度地清除肿瘤细胞，为后续的化疗创造更大的机会，否则如果只是单纯化疗，药一停，病情很快就会进展。所以说，如果我们复发后仍具有手术机会，是一件非常幸福的事情。

当然了，手术也是一把"双刃剑"，切得好，能够明显延长生命；切得不好，则会起到反作用。白兔见过很多二次手术失败的病例，很多时候，失败的二次手术在客观上起到了缩短生命的负面效果。因此，充分的术前评估和高超的手术技巧就显得尤为重要，如果再次减瘤术做不到肉眼无残留病灶，那么手术的价值就十分有限。

与上次不同的是，沈老师这次选择了在浙江省肿瘤医院治疗。该院妇科肿瘤诊疗中心实力雄厚，卵巢癌的诊疗能力处于国内领先地位。经过详细的术前评估，医生判断再次手术切净病灶的机会很大，因此建议沈老师考虑二次手术，尽最大可能争取更长的缓解期。

于是，2012 年 12 月 21 日，在浙江省肿瘤医院妇科肿瘤多名医生的精诚协作下，沈老师的二次手术直接做到了 R0（无肉眼残留）。

第二次手术前医生找我女儿谈话很可怕，说我肠子上都有病灶了，手术后肚子上可能还得挂个袋子（注：造瘘），那时候我女儿还听不懂什么叫"挂个袋子"。等到手术结束后，我醒来第一件事就是摸摸肚子，一摸没有袋子，我长长地舒了一口气。我心想医生又在骗我了，上次说我只有 3 个月好活，我这不是活了一年半了嘛，这次说要造瘘，可现在不也是好好的嘛，医生说话都喜欢夸大其词。从这一次开刀后，我的胆子开始大了起来。

这次做完手术后我就想，上次手术没做好很快就复发了，这次是朱笕青主任开的刀，总该能好吧？还别说，这次手术后，我整整两年都没有复发。但是做完手术后还是得化疗，这次医生给我选择了多西他赛＋顺铂的腹腔化疗，但是腹腔化疗难受得不得了，我就坚持要改成静脉化疗，所以我一共做了 2 次腹腔化疗和4 次静脉化疗。

第一次手术没能把病灶切干净，沈老师 8 个月就复发了，第二次手术切干净了，沈老师的复发时间间隔达到了惊人的 24 个月。8 个月和 24 个月，两次复发的时间相差整整 16 个月。

表1-9是沈老师第一次复发后的治疗表格，我们可以看到，她术后的辅助化疗没有什么特殊之处，只是普通的6次多西他赛+顺铂的化疗。自2013年5月化疗结束后，沈老师直至2015年5月才迎来第二次复发，期间整整间隔2年。

表1-9　第一次复发后的治疗

时间（年.月.日）	诊断结果	CA125/（U/mL）	治疗措施
2012.12.4	PET- CT检查确认复发。左侧腹股沟淋巴结FDG代谢增高，考虑转移。肝实质密度普遍减低，CT值约36HU，脾门可见类圆形软组织密度影，直径约9mm，结肠肠管可见条状放射性分布轻度增高区	73.4	2012.12.21，行妇科晚期恶性肿瘤减瘤术+肠修补术+左腹股沟淋巴结切除术。术后无肉眼残留病灶
2013.1.3	病理结果：①（阴道残端）黏膜下纤维、脂肪组织、阑尾及（壁层腹膜、大网膜、回盲部、右结肠旁沟、直肠系膜、直肠表面、小肠系膜表面）纤维、脂肪组织内转移性或浸润性中-低分化腺癌②左盆腔4只、左腹股沟3只淋巴结慢性炎③（肝肾隐窝、右卵巢血管残端）纤维、脂肪及血管组织	45	多西他赛+顺铂（腹腔化疗）
2013.1.30		51.1	多西他赛+顺铂（腹腔化疗）
2013.2.26——2013.5.13		8.6→4.9→3.8→3.7	多西他赛+顺铂（静脉化疗4个周期）
2013.6——2014.12	—	每月1次CA125监测，基本控制在6U/mL左右	—
2014.12.21	—	2014.12—2015.4因腰椎间盘手术后卧床4个月没有复查CA125，5月初去医院复查时CA125已经升至18U/mL	—

续表

时间 （年.月.日）	诊断结果	CA125/ （U/mL）	治疗措施
2015.5	PET-CT检查确认复发：肝脏密度弥漫性减低，CT值约47HU，近尾状叶结节样放射性摄取异常增高灶，SUV最大值约12.66	47.5	—

故事说到这里，就衍生出了一个新的逻辑问题——倘若当初沈老师第一次手术没有失败，而是切得干干净净，实现了无肉眼残留病灶，那么初次手术后的复发时间时隔会不会比24个月更长呢？

答案是肯定的！如果初次手术就实现无肉眼残留，总生存期和无进展生存期一定会更长。在癌症的治疗中，几乎所有治疗的一线数据至少不会弱于二线。倘若沈老师初次手术就实现了R0，那么复发的时间间隔至少不会少于24个月，甚至有可能不再复发。

经过这两年的治疗，我慢慢地认识了很多病友，经常在一起聊天、聚餐。有位姓朱的中医，她虽然年纪大了玩不好微信，但是她的助手会用微信，她就劝我建一个微信群，没事的时候大家在群里聊聊天。那时候是2014年，我刚开始玩微信，平时也只是跟在西安读书的女儿视频聊天，不会建群，于是朱医生的助手就帮我建了个微信群，我就把那些病友一个个拉进来，慢慢地就成了现在的卵巢癌杭州群。我们这帮患者在一起特别开心，大家经常聚在一起吃吃饭、喝喝茶，无话不谈。

2014年年底的时候，我经历了第三次大手术。因为我有腰椎间盘突出，腰经常疼得就像断掉了一样，做了很多针灸、推拿之类的理疗，但始终都不见好，于是我下定决心做一次大手术，彻底解决腰椎间盘突出的问题。手术后，我在家里躺了4个月，等到能站起来了后再去医院

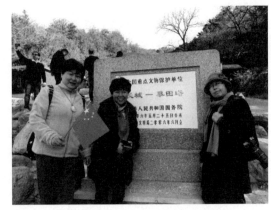

沈老师（左一）与病友勇攀长城

复查，发现 CA125 又开始往上升了。我心里想是不是理疗做坏了？毕竟肿瘤患者是不能做理疗的，我想这次复发肯定跟理疗有关。

看着 CA125 往上涨，我心里很着急，心想完蛋了，好不容易吃了 3 次开刀的苦，难道又要开第四刀？我不肯，于是我就做了点"小化疗"——口服化疗药"依托泊苷"，同时配合日达仙，好像也控制了几个月的 CA125。但好景不长，到了 2015 年 5 月，CA125 还是突破了正常范围，于是我又去浙江省肿瘤医院找朱笕青主任。朱主任又让我拍了个 PET-CT，等结果出来了后，他说这次复发的位置主要在肝尾叶，还是建议开刀，而且这次手术得联合外科一起做。

这里涉及 3 个小知识点，分别是：理疗、铂敏感期口服化疗药和日达仙。

咱们先说理疗。目前，针灸、艾灸、刺血、拔罐、按摩之类的理疗在国内大行其道，以至于洗脚城里的小妹如今都化身为"资深老中医"，看到胖的顾客随便捏几下脚就说你湿气大，经常头晕吧；遇到瘦的就说你肠胃不好，火气太旺；如果把你捏痛了就谎称你肾虚，该注意养生了。

相较于按摩，针灸、艾灸、刺血，理疗馆里的这三大"法宝"不仅治不了癌症，而且还会给癌症患者带来创伤。本来我们患者的身体就比普通人虚弱，为什么还要花钱请人折磨自己呢？病友们要尽量避开这种所谓的"理疗"，保护好自己的身体。

至于说在铂敏感期使用不含铂的化疗方案也是一种错误的行为。在铂敏感阶段，NCCN 指南里有明确的治疗方案，尽管口服化疗药看起来是"小化疗"，但毕竟也是化疗，虽然好像短暂地控制了病情，但从长远来看，在铂敏感期采用不含铂的化疗方案，会缩短患者的总生存期。

凭什么铂敏感复发后口服化疗药控制一下病情，反而会缩短生命呢？或许就连专业妇科肿瘤医生都对此抱有疑惑，但换个说法你就能听懂了——多数卵巢癌患者刚确诊的时候都是铂敏感，之所以初次治疗要选择"紫杉醇+卡铂"的一线化疗方案，而不是口服"依托泊苷"，就是因为使用一线方案的生存期更长。铂敏感复发同样也是如此，这一点有明确的临床试验佐证，具体内容我们在后面再详谈。

接下来说说"日达仙"这种所谓的"免疫调节剂"。尽管有一些医生频频推荐"日达仙"，或者其他任何胸腺肽、胸腺五肽、胸腺法新，但白兔并不提倡病友使用。

要知道，经营日达仙的赛生制药公司是一家美国企业，但"日达仙"在美国却根本不是药，其所有的美国食品药品监督管理局（Food and Drug Administration, FDA）三期临床试验均宣告失败，欧美发达国家从来没有批准胸腺肽上市——无论治什么病。"日达仙"等所谓的"免疫调节剂"，只在中国（不包括港澳台）和少数东南亚国家销售，而且价格昂贵。

下面让我们回归沈老师的治疗。沈老师这次复发的位置是肝脏，但很幸运的是只有一个病灶，属于孤立复发，而且复发间隔已经足足满 2 年。要知道，倘若复发间隔超过 1 年，就属于对铂类化疗非常敏感，如果复发间隔超过 2 年，再次化疗的有效率近乎与初治等同。孤立复发 + 铂敏感，沈老师的情况完全符合再次手术的指征。

既然治疗上没有异议，2015 年 6 月，沈老师理所当然地进行了第三次开腹大手术，但术中出现了一个意外情况，经剖腹探查，肝胆外科医生认为肝脏上的肿瘤位置离门静脉、肝动脉近，若手术切除风险较大，于是改行肝脏肿瘤射频消融术。

这里需要提一下射频消融术。射频消融术是一种局部治疗，一般通过影像（CT、超声等）技术的引导，将电极针直接插入肿瘤内，通过射频能量，使病灶组织温度升高从而发生蛋白质变性。说白了，就是通过"烧"的方式杀死肿瘤细胞。

尽管射频消融的原理很美妙，但我们要记住——"这个世界上没有最好的治疗，只有最适合你的治疗。"

射频消融术毕竟属于局部治疗，极限条件下也只适用于肝、肺等器官上最大直径小于 5cm、数目少于 5 个的相对孤立病灶。但晚期卵巢癌患者体内的肿瘤往往体积较大，而且种植转移非常广泛，光靠射频"烧"是烧不过来的，因此射频消融术在卵巢癌的应用中受到了较大限制。但沈老师的情况却恰恰符合射频消融术的指征，在无法手术切除的情况下，射频消融确实可以作为第二选择。

表 1-10 是沈老师第二次复发的治疗表格。从中我们可以看到，沈老师第二次复发后的治疗也非常顺利，由于属于铂敏感复发，医生术后为她选择了紫杉醇 + 卡铂的一线化疗方案，这一点没有任何异议。6 次辅助化疗后，2015 年 10 月 16 日，沈老师的 CA125 稳稳当当地降至 6.8U/mL。

表 1-10　第二次复发后的治疗

时间 （年.月.日）	诊断结果	CA125/ （U/mL）	治疗措施
2015.5	PET-CT 确认复发：肝脏密度弥漫性减低，CT 值约 47HU，近尾状叶结节样放射性摄取异常增高灶，SUV 最大值约 12.66	47.5	—
2015.6.17	—	73.5	妇科晚期恶性肿瘤减瘤术（肠粘连松解＋开腹肝脏肿瘤射频消融术）
2015.6.24 — 2015.10.16	—	23→12.3→10.6→8.3→7.3→6.8	紫杉醇＋卡铂（6 个周期）
2015.11 — 2016.12	—	基本控制在 6 左右，偶尔最低到 2.4，最高 7.6	—
2016.12 — 2017.2	2017 年 3 月 PET-CT 显示肝部病灶代谢升高；左肝包膜及肝尾叶各见一低密度影，肝尾叶有 1.2cm 病灶	缓慢上升至 27.6	—

但可惜的是，由于当初的射频消融没有彻底消灭肝转移病灶，1 年 4 个月后，沈老师的 CA125 缓慢升至 27.6U/mL，经 PET-CT 确认，沈老师的病灶再次于肝脏原位置复发。这一点提示我们，近年来，射频消融或精准放疗等局部治疗发展非常迅速，理论上能够实现近似于外科手术的效果，但是实际上，在卵巢癌的治疗中恐怕还是完整、彻底的手术切除更为稳妥。

但极其幸运的是，沈老师的第三次复发依然是孤立病灶，依然是铂敏感，依然完全符合再次手术的指征，这一点在众多卵巢癌患者中是非常少见的，堪称百里挑一。

但问题又来了，由于这次是原位置复发，病灶依然离门静脉、肝动脉近，浙江省肿瘤医院的外科医生认为手术切除的风险依然很大，于是沈老师决定转入肝胆外科实力更为强劲的浙江大学附属第一医院肝移植中心手术。

说到这里需要再科普一个话题——卵巢癌的肝转移手术。其实无论是哪种恶性肿瘤，理论上都存在肝转移的可能性，如果是肺癌、胰腺癌、胆囊癌等恶性度较高的肿瘤，一旦出现肝转移，基本上就没有手术机会了，哪怕切得再干净也很难延长生命；但卵巢癌则不同，卵巢癌如果化疗有效并且手术能切净的话，原则上还可以考虑合并肝转移的同期手术。虽然肺癌、胰腺癌、卵巢癌都是癌，但不同的原发肿瘤之间的生物学特征存在明显区别，治疗方式也截然不同，我们千万不要搞混了。

评估能否切净，取决于肝转移病灶的大小、位置和数量以及切除后残余的肝脏功能能否满足人体需要等，是多因素的综合判断，而非简单的单因素，每个患者的情况都截然不同。卵巢癌大多是肝包膜的种植转移，也有部分呈"满天星"式的弥漫性肝实质转移，两者的治疗和预后存在巨大差异，绝不能一概而论，而且弥漫性肝实质转移往往是不可切除的。

当然，除非接近肝包膜的浅表转移灶可由少数有经验的妇瘤科医生完成外，大部分肝深部转移灶或重要血管周围的转移灶需要有经验的肝胆外科医生评估。所以，就沈老师的情况而言，如果换作普通的三甲医院，估计医生可能会考虑姑息化疗或者联合射频消融、放疗等局部治疗，这样的治疗自然没有完整彻底的手术切除更为可靠。

2017 年 4 月 6 日，经过详细的术前评估，浙江大学附属第一医院的外科医生对沈老师的肝尾叶肿瘤进行手术切除，并且再次实现术后无肉眼残留病灶。

表 1-11 是沈老师第三次复发的治疗表格，从中我们可以看到，这一次医生为她选择了氟尿嘧啶 + 奥沙利铂的术后化疗方案。

表 1-11　第三次复发后的治疗

时间 （年.月.日）	CA125/ （U/mL）	治疗措施
2017.4.6	27.6	行肝尾叶肿瘤切除 + 腹腔粘连松解术
2017.4.18 — 2017.7.14	33 → 13 → 10.8 → 7.6 → 5.9 → 5.8	氟尿嘧啶 + 奥沙利铂 （7 个周期）
2017.8—2019.1	基本控制在 6~10	—
2019.1—2019.7	2019 年 1 月起缓慢上升，7 月升至 42.6	5 月开始使用来曲唑进行内分泌治疗 （免疫组化：ER+ PR-）

在这里需要说明的是，该方案类似结直肠癌的 FOLFOX 方案（完整的 FOLFOX 方案为：氟尿嘧啶＋奥沙利铂＋亚叶酸钙，其中亚叶酸钙用以增强氟尿嘧啶活性）。不过，由于沈老师此时距离上次化疗已超过 20 个月，属于"完全铂敏感"复发，因此个人觉得也可以考虑脂质体阿霉素＋卡铂方案，因为脂质体阿霉素不仅副作用小，而且避开了沈老师之前使用过的紫杉醇和多西他赛。当然，价格要贵了许多。

但无论怎么说，自带"幸运光环"的沈老师再次顺利完成了术后辅助化疗，CA125 轻轻松松地降至 5.8U/mL。但沈老师这次任性了一回，正规的 FOLFOX 方案是 2 周一次，需要共化疗 12 次，但沈老师只做了 7 次化疗就跑了。

而且她还振振有词——"化疗打那么多干嘛，太伤身！"

虽然沈老师的治疗效果不错，但是白兔还是建议大家化疗要足程足量，毕竟如今的各种治疗方案都是经过循证医学对疗效和副作用两者关系的长期探索和演变而来，我们最好走前人趟好的光明大道，切忌走捷径、钻空子、抄小路。

而且沈老师这次治疗中还存在另一项遗憾——未做基因检测和靶向药维持治疗。早在 2014 年，奥拉帕利就成为首个获 FDA 批准上市的 PARP 抑制剂，而沈老师第三次复发已经是 2017 年了，当时关于 PARP 抑制剂的临床研究已经相当充分，并且在 2017 年 NCCN 卵巢癌临床实践指南中，奥拉帕利、尼拉帕利、雷卡帕利三大 PRAP 抑制剂均获指南推荐。

如果沈老师在基因检测结果的指导下，采用恰当的靶向药维持治疗（无论 HRD 是否阳性），能明显延长 PFS，并可最终推高总生存期（overall survival，OS）。但遗憾的是，沈老师当时并未考虑基因检测和靶向治疗。

这次治疗结束后，沈老师带着杭州群里的病友们到处游玩，日子过得很舒坦。随着工资慢慢涨了上来，女儿也顺利毕业并参加工作，沈老师一下子变得轻松起来。平时跟病友们逛逛公园，在西湖边散步、喝茶，还经常坐游轮、出国，享受难得的"空窗期"。但是大约 1 年半后，即 2019 年 1 月，沈老师的 CA125 又开始缓慢升高，到了 2019 年 7 月 30 日，距离上次化疗约 2 年后，沈老师经 PET-CT 检查发现，结直肠节段性放射性分布浓聚，SUV_{max} 约 19.9。

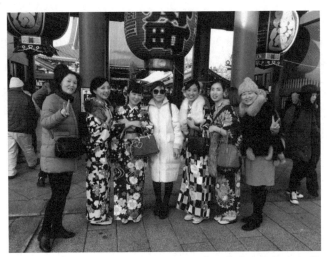

2019 年 1 月，沈老师（右一）与病友在日本东京浅草寺合影

尽管不可避免地再次复发，但沈老师的"幸运光环"继续发挥了作用——依然是铂敏感且孤立病灶，依然完全符合再次手术的指征！

朱主任问我："你已经做过 5 次大手术了，还有没有胆子开刀？你有胆子开，我就给你开。"

我说："我当然有了！"

他说："成交！"

2019 年 9 月 24 日，经过近 2 个月的观察和充分的术前评估，勇敢的沈老师第六次走上手术台，仅用了 2 个多小时的时间就顺利闯过"第六关"，又一次实现了 R0（病灶无肉眼残留），而且是切缘阴性的 R0！这一次，沈老师下定决心：一定要坚持规范治疗，为更久也更有质量地活下去奠定坚实的基础。

在采访结束前，沈老师说：

我身边的人都对我很好，每次开刀同事们都来慰问我、鼓励我，还给我送慰问金，逢年过节也都来看望我。我爸爸今年 92 岁了，我还有个女儿没出嫁，如果我走了谁来照顾他们？所以我想，我总要坚强地活下去，不仅是为了自己，也为了家人以及那些关心我的人。

　　以前我们都很无助，我目睹过很多悲惨的故事。刚开始还没有微信的时候，我们病友之间都是通过电话和短信联系，如果几个月都没有消息，那就代表着我们的姐妹又被无情的病魔带走了一个。每当回想起这些事情，我心里都很难过。

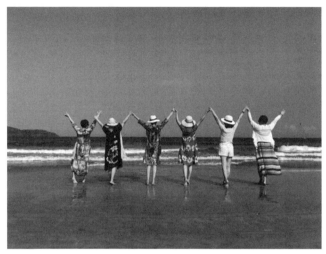

2018年5月，沈老师与病友在菲律宾长滩岛

　　自从有了微信，足不出户也能了解别人的情况，特别是进了白兔你们的群之后，令我受益匪浅。我印象特别深的是刚刚进群的第一天，你们说到VP16，我完全都听不懂，后来才知道是我之前吃的口服化疗药"依托泊苷"。

　　我见过很多老病友的交流，动不动就是什么"郭林气功"，动不动就是什么偏方之类的，我都是不相信的。但你们不一样，我通过跟大家学习交流，不仅自己成长了，也被你们身上的正能量深深地触动，我觉得应该更好地帮助病友。现在大家都很尊敬我，亲切地叫我沈老师，我觉得很欣慰，特别是有一些病友跟我说："沈老师，晚上不听到你的语音，我就睡不着觉，你的声音就是催眠曲。"我听了后真的好开心！

　　其实回想一下，每个人刚确诊的时候心理负担都很重，如果这个时候能有一股正能量带动他们，能有科学规范的治疗引导他们，很可能改变他们的一生。所以尽管为大家答疑解惑很辛苦，而且需要占用大量时间，但我觉得很有意义，我很愿意奉献自己的业余时间，力所能及地帮助他人。

总　结

　　这些年，白兔曾经接触过数以万计的病友，各种各样的治疗表格也陆陆续续地看过了数千份，那些病友中，有人正处于极度恐慌的初治期，也有人已经迈入与死亡和解的终末期，有人被一次又一次错误的治疗压缩了生命的长度，也有人被天价药费压得喘不过气来……而更多的病友直到死亡，也不知道卵巢癌是个什么病，各种各样治疗的目的与意义到底是什么。

　　为什么有些患者要不停地接受抽血化验？为什么明明切除了肿瘤还会复发？为什么病情可能像"过山车"一样大起大落？为什么花了大价钱也没治好病？医生口中的一大堆医学术语究竟讲的是什么？

　　正是由于我们对癌症有太多的误解，所以白兔想要通过故事的形式记录下病友在抗癌路上的曲折与坚强，以更加轻松简单的方式帮助读者了解这个疾病的发生、发展规律和诊疗手段，弥补与医生之间的信息差。而在精挑细选的这5个故事里，既涵盖了我们曾经或者即将走上的抗癌弯路，也涵盖了卵巢癌绝大部分的治疗手段，她们的治疗经历给我们提供了很多极具价值的参考。现在，让我们对这5位病友的故事做一次总结和复盘。

　　（1）癌症晚期并不等于死亡。卵巢癌与其他癌种不同，哪怕病情已经到了晚期，我们依然有很大的机会把卵巢癌治成"慢性病"，而且不仅限于故事里的主人公，现实世界里的无数案例都告诉我们：只要你坚持科学规范的治疗，活过5年、10年，甚至临床治愈都绝不是梦想！

　　（2）我们要坚持科学规范的治疗。无论是小院、茉莉花、薇薇安，都曾尝试过偏方、保健品，但都没有什么效果。在现实世界里，有大量的病友迷信"偏方治大病"，或者觉得"宁可信其有，不可信其无，反正也没害处"，结果抱着一颗"万金求丹"的心，不仅掏出真金白银交了"智商税"，而且往往会贻误病情，甚至酿成巨大悲剧。请切记，愚昧比疾病本身还可怕，你见到的、听到的、想到的任何一种"神药"，都曾有无数患者前赴后继地尝试过，但没有一个能经得起时间和实践的考验。

　　（3）患者要懂得自学自救。癌症是个缠人的大病，没有谁的治疗是一帆风顺的，且只要病程足够长，几乎所有的卵巢癌患者都会走弯路，而任何一个治疗上的弯路，理论上都可置人于死地，这就需要我们具备基本的医学常识。我们最起码要做到了解常见治疗方案,大体预判病情走势,能够清楚地理解医生口中婉转表达的意思并迅速做出合理判断。

(4)我们要相信权威,但不能迷信权威。卵巢癌一旦复发,就不再有统一的治疗方案,医生会根据治疗效果、不良反应、患者的经济条件和生活质量等方面进行综合考虑,出发点不同,侧重点自然有所不同。所以,在我们做出重大选择之前,都一定要慎之又慎,要多方咨询有经验的医生,至少要问过3名高水平医生后再做决定。

(5)病患需要抱团取暖。在网络时代的今天,无论是论坛、手机App还是各种微信群、QQ群,都有各种各样的病患团体,无论是缓解焦虑还是汲取经验、学习知识,都非常有帮助,而且一些经验丰富的老病友可能比医生还能帮到你。毕竟,我们无法认清某些"伪专家"的真面目,而且有很多特殊的情况医生也可能没有经验,有很多新药和新方案医院还尚未开展。但是无数来自国内、国外的病友们会带着自己的经历和病历,像点点滴滴的水珠,最后在互联网上汇聚成一片海洋,而我们每个人都能从这片大海中获益。

(6)治病不能求新求奇。虽然小院、茉莉花和薇薇安都从前沿医学中获益,但并不等于可以忽视传统治疗。相反,对于大多数患者来说,手术、化疗这种传统治疗才是生命的最大保障。比如沈老师的治疗就毫无新奇之处,既没有涉及靶向药也未使用免疫检查点抑制剂治疗,只是普通的手术+化疗,只是卵巢癌治疗基础中的基础,却实现了惊艳的效果。基础绝不等于简单,就像名厨做菜一样,平凡的食材、平凡的做法,却能烹出不一般的美味。沈老师经过多年的治疗和学习,不仅对卵巢癌的常规治疗方案十分清晰,也对自己的病情了然于心,尽管期间经历了多次复发,但只要路子走对了,自然能在平凡中见证奇迹。

(7)治病不能怕麻烦。我们习惯于把别人的成功当成运气,把自己的失败归咎于命运,无论是包子、薇薇安还是沈老师,都曾经历失败的手术,如果她们怕麻烦,不去高水平的医院博取更大的生存可能,患者怎么能活到今天?或许故事里的主人公都是幸运的,但她们的成功绝不仅仅取决于运气,她们身上那股不服输、不认命的劲头儿,才是真正幸运的源头!

(8)患病并不等于要放弃正常生活。无论是薇薇安的12年还是沈老师的8年,对于普通人来说可能只是一段平凡的人生历程,但对于癌症患者而言,8年就是雄关漫道。虽然她们的治疗一波三折,但她们始终没有被病魔打倒,就像冬日里的梅花一样，迎风傲雪、坚韧不拔，唱响了生命的赞歌；虽然她们也曾自怨自艾、封闭自我，但最后还是选择了打开心房，让阳光照进来，没有陷入消极抱怨的情绪中。她们在住院期间接受科学规范的治疗，在康复期外出聚会、旅行，积极享受人生，为自己的生命增添了动人的色彩。

我们要牢记：患癌并不等于要放弃正常的生活；生命不能只用长度衡量，更要注重宽度与厚度。没有质量的生活，只能叫活着，不能叫人生。

2

基础篇

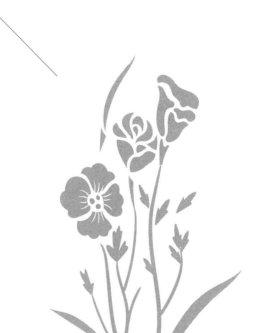

什么最影响癌症患者的生存期?

在谈及具体的治疗方案之前,白兔仔细回想了一下,什么最影响癌症患者的生存期?

——是愚蠢!

典型问题如下:

(1)手术、化疗太伤身,不如偏方、保健品;

(2)化疗有效果就不手术了,带瘤生存也挺好;

(3)手术完就不化疗了,化疗太受罪,医生就知道骗钱;

(4)治疗结束我就痊愈啦,不需要定期复查;

(5)病友用某新药效果挺好,我自己也能学着吃;

(6)大医院人生地不熟,床位要等半个月,癌细胞扩散了怎么办? 不如在老家县医院手术,有熟人;

(7)某生物治疗中心的 DC-CLK、NKT、TIL 等细胞回输治疗高大上! 无论如何也应该试试。

其他还有看病信网络、看病信媒体、看病信"神医"……

以上这些问题在广大病患和家属中普遍存在,这种过度"以自我为中心"的心理状态,看似是将生命掌握在自己手中,是对自己负责的一种做法,实则蠢透了。

白兔接触癌症的这些年来,哪年没有几个"重大突破"问世? 什么"饥饿疗法""滴血验癌""阳桃根抗癌""青龙衣抗癌""小苏打抗癌""疟疾抗癌""硫醇抗癌""'狗药'芬苯达唑抗癌"……言者信誓旦旦,闻者无不振奋,结果一个个都在病友们的亲身尝试和时间的检验下落寞无闻。

我们可以打开网页搜一搜有关"癌症"的关键词,你会惊喜地发现,网络上各种"重大突破"琳琅满目，无数振奋人心的人间奇迹十天十夜也看不完。恍然间，癌症似乎早已被互联网、媒体、"神医"和广告"攻克"了。

朋友们请清醒一下，动动脑子想一想，在信息大爆炸的互联网时代，怎么可能会有一种"神药"被埋没？

相信很多读者都曾耳闻过类似这样的话："×××得了癌症，放疗化疗都不管用，后来吃了老中医的一剂汤药就好了！"

类似这种由讲述者"亲身经历"的少数特殊个案，从学术上来讲称为"轶事谬误"。尽管讲述者通常能提供非常详细的细节信息，但往往也与背后的事实真相大相径庭，而且还会起到误导他人的负面作用。

"轶事谬误"经常以"亲眼见证"之类的形式表现。在白兔眼里，"一剂汤药就好了"的这种轶事谬误，与古代妖道施法念咒让人"起死回生"的故事没什么本质区别。

在循证医学的证据等级金字塔中，一共有 9 个级别的证据，那些来自民间的"鲜活个案"，实际上比证据等级金字塔最底层的"体外研究"要荒谬得多（图 2-1）。

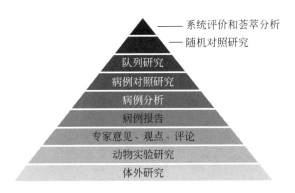

图 2-1　循证医学证据等级金字塔

白兔给大家举个生动的例子。有位病友连续 2 个化疗方案无效，由于在小地方的医院就诊，医生没有什么好办法了，于是她向我求助。在详细看过她的病历后，我建议她跟医生沟通一下，更换药理不同的化疗单药，同时联合抗血管生成靶向药，毕竟该患者之前从未使用过抗血管生成靶向药，白兔对接下来的疗效还是很有信心的，主治医生也同意了该方案。事实证明，效果确实不错，CA125 在短期内急剧下降，影像学检查也证实病灶得到了明显缓解。

本来以为故事告一段落，但接下来发生的事情实在是令人大跌眼镜。某患者交流群的一位管理员给我发来几份聊天截图，只见该病友正赫然在群里大谈特谈自己的"治疗经验"，本来交流治病经验是没什么问题的，但她讲的全都是歪门邪道。

原来，该病友在正规治疗的同时，还跑去某位"神医"那里吃野药，结果病情得到缓解后，她隐瞒了自己正规治疗的实情，却把疗效通通归功在"神医"身上，大肆宣扬其"祖传秘方"的奥妙无穷，同时还提供了服药前后的检查报告，以证实她所言不虚，引得其他病友争相咨询"神医"的联系方式。

后来，随着化疗和靶向药物耐药后，"神医"和他那滥竽充数的"祖传秘方"自然也就不再管用了。

还有些自以为很聪明的病友或家属，经常四处推荐一些看起来是"重大突破"，实则胡说八道的文章，一旦老病友嗤之以鼻，立即就捶胸顿足——这么好的东西怎么能不看呢？

我们在抗癌的道路上，经常会遇到一些"热心"的亲朋好友推荐各种偏方、理疗、保健品，甚至符水、神婆。而且这些亲朋还把"神药"理论讲得头头是道，把"成功"的个案说得惊天动地。哪怕上午还喂猪锄地，下午就摇身一变成为"专家教授"，不听信他的话，就是无知、不孝！

有些亲朋是纯粹"快乐嘴"，以显示自己"见识不凡"，反正你家死活与我何干？我牛皮吹出来了就是舒坦，况且我还是出于"好心"！有些则是基于亲情的真心推荐，这样反而更危险——在癌症的治疗中，最可怕不过善意的愚蠢。

白兔曾经接触过那么多患者，多愚蠢的治疗都见过。人有多绝望，就有多愚蠢。你还劝不得，但凡说一点儿不好，就如同掐了他救命的根，简直如弑母之仇，如滔天之恨！

尽管白兔深知："既然言而无益，何不默然不语？"但我实在喜欢我们那些可爱的病友们，你们很美丽、很坚强，也很无助，我知道你们很害怕。特别是一些家庭真的很困难，对于有些人来说，光活着就已经拼尽全力了，更何况那无底洞般的医疗费。我想通过我的科普，让你们用该用的药，别走不该走的路，少花不该花的钱，用最小的代价，换取最长的生命，不要让经济的问题挡住救命的希望，不要因一时的无知换来终身的悔恨。

开篇的第一课，我会结合现代医学史上的两个重大悲剧，和你们讨论一下为什么发达国家的药物在上市前一定要强制性做临床试验，帮你们树立科学的抗癌观。

来，让我们一起出发吧。

（1）英雄药。1897 年的夏天，世界制药巨头拜耳公司的一名化学试验员首次合成了一种名为"二乙酰吗啡"的化合物，发现其镇痛效果至少比吗啡强 4~8 倍，不仅镇痛效果好，还兼具非凡的提神作用。

当时世界上的镇痛药主要是吗啡，由于吗啡易成瘾，长期使用会引起精神失常、谵妄和幻想，过量抑制还会导致呼吸衰竭而死亡。因此，全世界都迫切期待着一种既安全又不上瘾的镇痛药物问世。

拜耳公司的领导层立刻对"二乙酰吗啡"给予高度重视，马上开展动物实验，并让员工和家属服用。经过简单测试，拜耳公司感觉捡了个大馅饼！这种新药镇痛效果非凡，而且可明显抑制当时的绝症——肺结核患者的剧咳、久喘和胸痛症状，促进患者情绪安定，而且服用后也没有什么不良反应，也不会上瘾。

拜耳公司激动了：这是人类医学史上的非凡发现，一定要有个能配得上它的名字！思来想去，拜耳公司老板为该药起名为"海洛因"，意为"英雄"药。

至此，人类医药史上最癫狂、最荒诞也是最黑暗的一幕开始了。大部分医生都称赞它是高品质、安全的药物，具有神奇的疗效，能治疗几乎所有的疾病。制药商们无不骄傲地说："海洛因真是个好生意！"

婴儿哭闹怎么办？——吃点海洛因吧。

工作疲乏怎么办？——吃点海洛因吧。

睡眠不好怎么办？——吃点海洛因吧。

从婴幼儿、成年人到老人，都是海洛因的消费者，甚至女人还使用含有海洛因的卫生棉条。尽管有少数医生和拜耳公司内部员工对该药物有些质疑，但一方面拜耳公司警告下属：胆敢说海洛因不安全，就要把他打得闭口不言；另一方面，公司向全世界的医生和专业刊物免费发放试用品，不停地找业内专家和权威媒体站台背书，资助医生做相关研究和宣传，甚至在《德国医生报》的广告中公开要求医生们用"公认的、出色的"海洛因医治吗啡成瘾，称其为吗啡的下一代产品，并且不会让人上瘾。

拜耳公司的付出很快得到了回报，全世界的医生们纷纷为"万能神药"海洛因叫好，疯了一样地给患者开海洛因。一名医生在专业杂志上写道：这种药的价值因为"绝对没有毒害而变得更高"了；另一名医生欢呼说，海洛因是"所有止咳药中最安全、最棒的一种"。

随着海洛因的销量一再攀升，拜尔公司很快就发现其对"所有的病"都有效。药剂师里德尔在其著作中回忆说："在当时人们了解的疾病中，只有很少几种不在海洛因的适用范围之内。"

精神病院的大夫们记录说海洛因有"持久的镇定作用"，能够驱散"灵魂的痛苦"，"甚至有几个痊愈的病例"。

登山俱乐部建议俱乐部成员在登山前服用此物，因为它能使呼吸更为顺畅，能让他们登得更高。

曾给 2000 多名患者开出海洛因的格林纳威奇大夫说，不用担心"用药后会产生病态的欲望"。

很快，吸毒者的天堂，大洋彼岸的美国瘾君子们也发现了海洛因的神奇疗效——远比吗啡更有快感。于是，他们开始了"创新应用"，从最初的大剂量口服，到后来的加热烫吸，最后发展成为动静脉注射。

更妙的是，使用吗啡需要偷偷摸摸打游击，而海洛因则不用。瘾君子们只需要随便走进一家药店，用很少的钱就能买到包装精美的海洛因，而且效果更棒！

随着海洛因逐渐变成祸害全世界的新一代毒品之王，其危害已远远超出医用价值，1910 年，后知后觉的各国政府这才回过神来，陆续立法禁止进口、制造和销售海洛因。

（2）海豹儿。有医学背景的人应该听说过"反应停"事件。"反应停"的学术名为沙利度胺，是 1953 年由一家德国公司合成的。最开始的时候，该公司是想开发出一种新型抗生素，却意外发现了沙利度胺具有良好的镇静、催眠和止吐效果。

许多孕妇都存在包括恶心、呕吐等症状在内的妊娠反应，于是药厂打出对所有人，包括孕妇和儿童绝对安全，并显著减轻孕妇恶心、呕吐反应的广告，称其是"孕妇的理想选择"（当时的广告语），致使沙利度胺很快在西欧各国得到追捧。

当时正值第二次世界大战结束，世界各国都迎来了一个新的生育高峰，在此背景下，1960 年，沙利度胺已经进入 46 个国家，成为市面上最畅销的药品之一，其销量甚至可以媲美畅销药物阿司匹林。

但在"反应停"席卷全球的背后，却酝酿着一场惊天的悲剧。

1960 年，在欧洲以及澳大利亚、日本等地，新生儿先天畸形的比例奇高，这些可怜的婴儿没有正常的手臂和腿，手脚直接长在躯干上，就像海豹一样，因此被称为"海豹儿"。

澳大利亚产科医生威廉·麦克布里德发现，他所负责的产妇中就有许多人生下了"海豹儿"，而这些产妇全部服用过"反应停"，于是他判断导致"海豹儿"的罪魁祸首就是"反应停"。1961 年，他把自己的发现和质疑写成论文，发表在著名的《柳叶刀》杂志上，瞬间在医学界掀起轩然大波。

从 1961 年 11 月起，各国陆续开始强制撤回"反应停"，经过长时间的法律较量，研发"反应停"的德国公司同意赔偿受害者的损失，被迫倒闭。但悲剧已经无法避免，这个时候世界各国已经发现了超过一万名的"海豹儿"。

而美国却幸运地躲过了这场劫难，这要感谢一位名为弗朗西斯·凯尔西的医生严谨负责的工作精神。由于沙利度胺在欧洲的成功，美国药物公司William Merrell 于 1960 年向 FDA 申请引进沙利度胺到美国市场。刚刚进入 FDA 工作 3 个多月的凯尔西被安排负责这项申请。在审阅期间，凯尔西认为申请资料不足以证明这个药对人体是安全的。她顶住了压力，坚持要求药物公司做更多的研究和测试。

因为这个坚持，凯尔西成为美国人民的英雄。1962 年 8 月，美国总统肯尼迪授予凯尔西联邦公民服务奖章。更重要的是，美国国会因此通过了一项法案《Kefauver-Harris 药物修正案》，授予 FDA 更大的权利严格审批药物申请，确保新药必须有效和安全，缺一不可。

基于这个法案，FDA 经过多年的修改完善，形成了目前世界各国普遍认可的药物审批程序，而 FDA 也成为目前世界最权威的药品检测机构，没有之一。

与海洛因不同的是，如今，沙利度胺逐渐被发掘出了越来越多的新疗效。1998 年，FDA 批准沙利度胺用于治疗麻风结节性红斑；2006 年，又批准该药用于治疗多发性骨髓瘤。不仅如此，两种化学结构与它类似的药品：来那度胺（lenalidomide）和泊马度胺（pomalidomide）也先后获得上市许可，其中来那度胺更是一举拿下 2016 年全球药品销售额榜单的第六名。

另外，一项随机、多中心、双盲、安慰剂对照三期临床试验（CLOG1302 研究）发现，在常规帕罗诺司琼、地塞米松的基础上联合沙利度胺，可有效预防化疗相关性恶心呕吐反应，而且不伴有明显的不良反应。

在癌症的治疗中，沙利度胺和来那度胺（沙利度胺升级版）也有一些亮眼的临床表现。如发表于《美国临床肿瘤杂志》(*American Journal of Clinical Oncology*)的一项来那度胺单独用于晚期肝癌的二期临床试验($N=40$)显示：15% 的肝癌患者出现了疾病明显缓解（肿瘤缩小超过 30%）。要知道，即便是肝癌一线治疗药物多吉美的有效率也不足 5%，来那度胺的强悍效果可见一斑。

以上两个医学史上的重大悲剧给我们带来了哪些启示？

（1）资本天生就是逐利的，想让制药企业通过道德自律来保障药品的安全、疗效和质量，就如同让老鼠管理粮仓一样荒诞无稽，必须由政府机构严格监管。

（2）一个药品是否安全有效，制药企业说了不算，权威媒体说了不算，专家教授说了不算，只有科学、严谨、系统的临床研究才说了算。无论是海洛因还是沙利度胺，在它们红极一时的历史阶段，都曾有无数的专家和媒体为其站台背书，但轻信那些专家和媒体的患者们无一不付出了惨痛的代价。

（3）海洛因和沙利度胺的悲剧不仅仅是前车之鉴、后事之师，更不应成为我们的饭后谈资，海洛因的"退市"和沙利度胺的"再上市"代表的是现代医学孜孜不倦的探索精神。特别是沙利度胺，一个医学史上臭名昭著的药物，在 21 世纪的今天，可以通过科学严谨的临床试验，理直气壮地回归临床，造福特定的患者群体，这不正象征着现代医学保护患者安全用药的职业信条吗？

什么是卵巢癌？

通过第一部分的 5 个故事，相信读者已对卵巢癌有了一定程度的了解，但书中提到的很多医学术语可能仍让您"一头雾水"。接下来，我们就来谈一谈卵巢癌这个病到底是怎么回事，帮助大家建立一个基础的认知。

一、什么是癌症？

我们普通人对癌症的理解是非常浅显和直白的——体内长了一个不好的东西，不仅治不好，而且可能很快就会死，死前会很痛苦，花多少钱也是枉然。有些浪漫主义情怀的朋友，出于对癌症的恐惧与无知，心里可能会想：如果我不幸患癌，宁愿拿着钱去环游世界，也不愿去医院遭罪。

那么，什么是癌症呢？首先我们要知道，癌症是一种"基因病"。相信大家应该都听说过"基因"这个词，基因是人类最基本的遗传物质，其本质是 DNA（deoxyribonucleic acid，脱氧核糖核酸），储存着生命的全部遗传信息。打个比方，基因就如同一份人体工程设计图，决定了我们长多高、长多帅，有没有缺胳膊少腿，我们的生、老、病、死、衰等一切生命现象都与基因有关。得了癌症就一定会存在基因突变或缺陷。基因突变或缺陷既可能是源于父母的先天遗传，即胚系突变，也可能是由于后天环境因素获得的，即体细胞突变。

那么，有基因变异就一定会得癌症吗？也不尽然，因为人体的免疫系统是非常强大的，会精准识别并有效清除绝大部分异常细胞，但由于人体日夜不停地进行新陈代谢，每天在形成百亿数量级的新细胞的同时，也不可避免地产生成百上千个癌细胞，几十年下来，难免会有极少数的癌细胞"突破重围"，具备"无限增殖"的技能，然后诱导新生的血管为其提供氧气和营养，最后也是最关键的一步是还需要幸运地逃脱免疫监控，才能最终形成肿瘤——癌症。

换句话说，癌症从本质上来讲也是一种"免疫病"，而且越是发达国家，癌症的发病率也就越高——发达国家人们平均寿命更长。所以从概率学的角度来说，只要人一直活下去，总有一天会得癌症。

简单来说，癌症的形成需要同时具备两大因素：①癌症需要由正常细胞"变坏"——基因突变；②这些"坏蛋"还要能够逃脱"警察"的监管和打击——肿瘤免疫逃逸。

从理论上来讲，我们全身的组织都可能发生癌变，进而形成癌症。起源于气道上皮表面细胞的癌症称为肺癌；起源于肝脏的上皮或间叶组织的癌症称为肝癌；起源于肾实质泌尿小管上皮系统的癌症称为肾癌；起源于卵巢组织上皮细胞的癌症自然就称作卵巢癌（现认为卵巢癌主要起源于输卵管）。

但每种癌症都有各自的生物学特征，治疗方式也存在重大差异，绝不能一概而论。也请大家注意，这个世界上不存在擅长所有癌种治疗的医生，在医学分科越来越细的今天，一个医生所涉及的领域越多，那么具体到某一种疾病也就越不精通。卵巢癌的治疗应主要以妇科或妇瘤科为主，而不是肿瘤科或外科。白兔曾接触过很多肿瘤科和外科医生，他们对卵巢癌的了解往往处于一个较为浅显的水平，对疾病的形成和发展规律、诊疗和操作流程远远没有妇科或妇瘤科医生更为擅长。

二、卵巢癌的现状如何？

卵巢癌的现状究竟什么样？相信大家在读本书之前都已经上网查了个大概，比如卵巢癌在妇科肿瘤中发病率第三，但是死亡率排第一，70%的患者一经发现就是晚期，5年生存率1/3左右……那么现在，让我们通过国内外的大数据分析，系统地看一看卵巢癌的发病率、主要病理类型、5年生存率等究竟是个什么情况。

咱们先看国际"标杆"的美国经验。2018年，《临床医生癌症杂志》（*CA: A Cancer Journal for Clinicians*）上发布了最新卵巢癌统计数据。根据美国归纳整理的发病率统计，正常女性一生罹患卵巢癌的平均风险为1.3%。2010—2014年，美国女性平均每年的卵巢癌发病率为11.5/10万。

与其他国家一样，在美国，卵巢上皮癌也是最常见的病理分型，占所有卵巢癌病例中的90%。卵巢上皮癌的主要病例类型占比分别为：浆液性卵巢癌占52%、卵巢子宫内膜样腺癌占10%、黏液性卵巢癌占6%、卵巢透明细胞癌占6%，1/4的女性被分为更罕见或未明确的亚型。

多数浆液性癌诊断时为Ⅲ期（51%）或Ⅳ期（29%），与之相反的是，大多数（58%~64%）卵巢子宫内膜样腺癌、黏液性癌和透明细胞癌在诊断时为Ⅰ期。

如果把早、中、晚期都算上，浆液性卵巢上皮癌的 5 年生存率为 43%，而子宫内膜样腺癌、黏液性癌和透明细胞性癌则分别为 82%、71% 和 66%（表 2-1）。

表 2-1　上皮性卵巢癌各病理类型比例和 5 年生存率（美国）

病理类型	比例 /%	5 年生存率 /%
浆液性卵巢癌	52	43
卵巢子宫内膜样腺癌	10	82
黏液性卵巢癌	6	71
卵巢透明细胞癌	6	66
罕见或未明确亚型	26	—

接下来，咱们看看国内现状。2015 年我国约有 5.21 万例女性被确诊为卵巢癌，约 2.25 万例女性死于卵巢癌。我国卵巢癌的发病率与死亡率如表 2-2 所示。

表 2-2　我国卵巢癌的发病率与死亡率

时间	发病率	死亡率
2003—2007 年	8.28/10 万	3.31/10 万
2009 年	7.95/10 万	3.44/10 万
2010 年	6.47/10 万	2.74/10 万

数据来源：中国 2003—2007 年、2009 年、2010 年卵巢癌发病与死亡分析。

据国家卫生健康委员会发布的《卵巢癌诊疗规范》（2018 年版）[1] 显示，我国卵巢恶性肿瘤最常见的是上皮性癌，约占卵巢恶性肿瘤的 70%，其次是恶性生殖细胞肿瘤和性索间质肿瘤，分别约占 20% 和 5%。

在中国，卵巢上皮性癌的主要病理类型和比例为：浆液性癌占 80%、子宫内膜样癌占 10%、透明细胞癌占 10%、黏液性癌占 3%。尽管卵巢上皮性癌有一半以上能够通过手术和化疗达到肿瘤完全缓解，但即使达到完全缓解的患者仍有 50%~70% 复发，平均复发时间不足 1 年半（16~18 个月）。Ⅰ期患者的 5 年生存

[1]　国家卫生健康委员会.卵巢癌诊疗规范（2018 年版）[J].肿瘤综合治疗电子杂志，2019，5（2）：87-96.

率可达 90%，Ⅱ 期患者的约为 80%，Ⅲ / Ⅳ 期患者的仅为 30%~40%，多数患者死于肿瘤复发耐药。

此外，2018 年，国际顶尖杂志《柳叶刀》(*Lancet*) 上发表了由全世界各国研究人员合力完成的全球 18 种主要癌症生存趋势监测报告。数据显示，2004—2014 年，中国卵巢癌患者的总体 5 年生存率如表 2-3 所示。

表 2-3　年龄标化的 5 年生存率

肿瘤类型	年龄标化的 5 年生存率 /%			
	2000—2004 年	2005—2009 年	2010—2014 年	10 年变化
卵巢癌	42.4	40.6	41.8	−0.6

从表 2-3 中我们可以看到，从 2004 年到 2014 年的 10 年间，我国卵巢癌的 5 年生存率不升反降。其实在该论文所涉及的 18 种主要癌症中，我国仅有卵巢癌、儿童急性淋巴细胞白血病、胰腺癌这 3 种癌症的 5 年生存率没有得到改善。

其实不光是这 10 年，甚至近 30 年来卵巢癌的 5 年生存率都没有什么改善，与其他癌症领域的突飞猛进、新药迭出相比，卵巢癌的发病机制和诊疗进展在这几十年间基本上是"原地踏步"。

但近年来，随着奥拉帕利等 PARP 抑制剂和 PD-1 抑制剂的上市，停滞多年的卵巢癌治疗终于迎来了一线曙光。特别是 PARP 抑制剂，无论患者是否存在特定的基因突变，若合理应用靶向药，生存期往往能够得到明显改善。白兔认为，在未来的几年里，随着靶向治疗与免疫治疗在临床上的推广应用，卵巢癌的 5 年生存率将得到明显提升。

虽然在卵巢癌中有一条"铁律"：一旦复发，再无治愈可能。不过凡事都有例外，白兔曾遇到过一些复发的病友，再次规范化治疗后，病情缓解甚至可达 3 年以上。另外，从 2015 年开始，随着"神药"PD-1 抑制剂的上市，也有极少数"吃螃蟹"的先行者证实其确有实效，圆满实现了完全缓解（CR）或真正意义上的"带瘤生存"。

三、卵巢癌有哪些症状？

由于缺乏医学常识，人们总喜欢以症状作为诊断病情的依据，很多病友喜欢上网搜索"卵巢癌早期有什么症状""卵巢癌出现腹水能活多久""卵巢癌容易往哪里转移"等问题，极易被五花八门不靠谱的答案所误导。白兔在此对以上问题进行统一解答。

和大多数其他癌症一样，卵巢癌早期几乎没有任何症状，有症状基本就是晚期。转移途径和可能出现的症状主要包括以下几个方面：

（1）淋巴结转移：卵巢癌淋巴结转移最为常见，如腹股沟、腹膜后、腹主动脉旁等均可出现淋巴结转移，但基本上没什么症状，只有病灶长到较大的时候才可能出现压迫血管、神经等导致的肿胀、疼痛、下肢水肿等症状。

（2）肠道转移：可能会出现卵巢癌中最危险的症状——肠梗阻，导致排便、排气困难。

（3）腹膜转移：可导致腹水、腹胀、腰围增大。

（4）侵犯输尿管或膀胱：可能导致尿频、排尿困难、肾积水、腰酸；

（5）肝脏转移：肝功能异常甚至黄疸。

（6）胸腔转移：可导致胸水、憋气、胸闷。

另外，极少数患者还可出现脑转移：头疼、视物模糊、眩晕；骨转移：骨质破坏导致疼痛。但卵巢癌的脑转移和骨转移都非常少见。

关于卵巢癌的症状，请大家牢记 3 个要点：

（1）我们刚患病或者刚复发的时候基本上都没有什么症状。一些病友总是很疑惑："我什么症状都没有，能吃能喝的，睡觉也挺香，怎么就复发了？"你要知道，包括卵巢癌在内的多数恶性肿瘤一般都是病情比较晚、病灶比较大的时候才可能诱发明显症状，如果是刚刚长出来的小病灶，患者往往什么感觉都没有。

（2）以上这些症状多数都需要有效的抗肿瘤治疗才能得到真正意义上的缓解。我们有很多患者出现胸腹水、梗阻、疼痛等症状后，到处找偏方治疗，包括什么外敷方子治腹水、刺血拔罐治梗阻之类的在广大病友中广为流传，虽然有少数病例的症状通过偏方治疗得到短暂性的缓解，但想要长期控制绝无可能，反而耽误治疗，要知道有很多症状我们是拖不起、等不起的，比如肠梗阻、脑转移等，稍一犹豫就可能出人命。

（3）卵巢癌无论往哪里转移，归根结底仍然是卵巢癌，其生物学特征没有变，治疗仍然要遵循卵巢癌的临床实践指南。我们有很多病友比较单纯，转移到肝脏了就着急要吃肝癌的靶向药，或者 AFP、CEA、CA724 等一升高就怀疑自己肝转移了、肺转移了、消化道转移了，这完全是错误的想法。卵巢癌无论往哪个器官

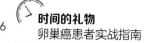

转移，升高的都是卵巢癌敏感的肿瘤标志物（CA125、HE4 等），都要按照卵巢癌的方法治疗。

四、卵巢癌的病因和特点是什么？

以前，卵巢癌的发病年龄多处于 50~70 岁，但现在呈现出越来越年轻化的趋势，如今三四十岁，甚至不到 20 岁的患者也比比皆是。遗憾的是，迄今医学界尚未搞清楚卵巢癌的具体病因，目前只是知道有 25% 左右的患者与遗传因素（主要是 BRCA1/2 胚系突变）有关，因此，上皮性卵巢癌的一级亲属（父母、子女以及兄弟姐妹）或二级亲属（叔、伯、姑、舅、姨、祖父母、外祖父母）都有可能罹患卵巢癌、乳腺癌、前列腺癌、胰腺癌、结肠癌；其他 75% 左右的患者可能与初潮早、绝经晚，无生育史，环境，药物及心理因素有关，但也只是猜测，没有确凿的"实锤"证据。比如白兔知道我们有一些卵巢癌患者曾长期大量服用蜂王浆，这也可能是导致卵巢癌的"罪魁祸首"之一。

据上面提到的《临床医生癌症杂志》所发布的卵巢癌统计数据显示：分娩次数多、口服避孕药、输卵管结扎和卵巢切除术能够降低卵巢癌发病风险，而绝经期激素的使用会增加卵巢癌发病率。第一次分娩可将浸润性卵巢上皮癌风险降低 20% 左右，以后每分娩一次，风险降低 10% 左右；在使用口服避孕药 5~9 年的女性中，发病率风险降低 35%，中断服用后，这种预防保护效应逐渐减弱，但至少会持续 30 年；绝经期曾使用激素的女性罹患卵巢癌的风险较从不使用者高出 20%，目前使用者和 5 年内停用者还有约 40% 的增益风险，即使是短期使用激素，风险也会增加，在停药后至少 10 年内，这种风险仍保持较高水平。

卵巢癌在妇科恶性肿瘤中发病率位居第三位，它的特点是非常鲜明的，可大概用 5 个 80% 和 2 个 1/3 来形容：80% 的卵巢上皮癌是高级别浆液性癌，80% 的一经发现就是晚期，80% 的对化疗敏感，80% 的初治患者有手术机会，80% 的晚期患者会复发，只有 1/3 的患者能实现满意的肿瘤细胞减灭术（术后残留病灶 ≤ 1cm），且只有 1/3 的患者可以活过 5 年，而且在这 1/3 能活过 5 年的患者中，大部分都处于带瘤生存状态，真正实现 5 年无病生存，即"临床治愈"的比例其实是比较小的。

当然了，这只是患者的整体数据，白兔曾经看到过很多可树立为典范的成功病例，也目睹过无数充满遗憾的故事，如果选择了更加科学规范的治疗，有很多患者完全可以大幅延长生命。

事实上，如果你读懂读透本书并成功用于临床实践，完全可以把晚期患者活过 5 年的概率从 1/3 提升到 1/2。

白兔曾遇到过很多病友吐槽，两个月前刚做的体检，显示一切正常，结果再去医院就是晚期了，这是怎么回事呢？事实上，这在一定程度上是由卵巢的解剖学位置决定的。

卵巢位于盆腔深处，位置比较隐匿，而且体积也很小，左右卵巢平均只有 3cm 大小，妇科医生很难通过腹部体检发现，常规超声也难以做到有效筛查，而且由于早期卵巢癌缺乏典型症状，想要早发现是很困难的。我们很多病友往往都是出现症状后才去医院就诊，比如腹胀、腹水、消瘦、食欲不振等消化道的症状，很多患者首诊往往去了消化科，可惜的是，由于消化科并不精通妇科肿瘤，可能会遗漏掉妇科的相关检查，贻误病情的情况屡有发生。

在过去的几十年里，全世界的医生一直试图使用妇科检查、经阴超声和肿瘤标志物 CA125 的"三联"方法对卵巢癌进行筛查和早期诊断，但大量的研究表明这几乎是徒劳，这种早期筛查和早期诊断思路并没有降低卵巢癌的整体死亡率。

就白兔的个人经验来看，其根本原因是那些恶性度高且占比较大的高级别浆液性癌等类型的卵巢癌在早期可能并不形成明显肿块，由于此类分型的卵巢癌病情进展较快，原发灶和转移灶的形成可能间隔时间很短，甚至可能近乎同步发生。另外，由于解剖学位置和病因不明等原因，卵巢癌无法像宫颈癌一样通过细胞学和 HPV 检测进行早期筛查，卵巢癌的"早诊断、早治疗"理念可能只是我们一厢情愿的想法。

比如 2018 年《美国医学会杂志》（*JAMA*）分析了近年来的几个大型临床研究结果，发现给无症状的女性做卵巢癌筛查不仅无益，反而可能有害。美国预防服务工作组基于此项研究在 *JAMA* 上发表声明，卵巢癌筛查不仅不能降低卵巢癌的死亡率，筛查出现的假阳性结果反而会给女性带来中度至重度伤害，弊大于利。因此建议不要给无症状、遗传风险不明确的女性做卵巢癌筛查。

当然，这并不是说我们没有必要"早诊断"，我们越早发现病灶，留给癌细胞增殖生长的时间也就越少，肿瘤体积也就越小，最起码手术能相对简单一些。

接下来咱们再谈谈卵巢癌的分期。分期很好理解，我们都知道癌症有早期和晚期之分，但卵巢癌的分期与肺癌、胃癌等其他常见癌种不同。其他实体瘤一般采用国际上通用的 TNM 分期系统，但卵巢癌主要以国际妇产科联盟（Federation International of Gynecology and Obstetrics，FIGO）系统进行手术病理分期。

卵巢癌一共分为IV期，分期主要是为了指导治疗和预后判断，而且 I、II、III 期后还有 A、B、C 的小分期，比如说卵巢癌患者实际上以 III C 期居多。每个分期都代表着不同的病情以及病灶的位置和状态（表 2-4，表 2-5）。

表 2-4 FIGO 2014 卵巢癌、输卵管癌、腹膜癌分期

I 期 (T1-N0-M0)	肿瘤局限于卵巢或输卵管
I A (T1a-N0-M0)	肿瘤局限于一侧卵巢（包膜完整）或输卵管，卵巢和输卵管表面无肿瘤；腹水或腹腔冲洗液未找到癌细胞
I B (T1b-N0-M0)	肿瘤局限于双侧卵巢（包膜完整）或输卵管，卵巢和输卵管表面无肿瘤；腹水或腹腔冲洗液未找到癌细胞
I C	肿瘤局限于单或双侧卵巢或输卵管，并伴有如下任何一项：I C1（T1c1-N0-M0）；手术导致肿瘤破裂；I C2（T1c2-N0-M0）；手术前肿瘤包膜已破裂或卵巢、输卵管表面有肿瘤；I C3（T1c3-N0-M0）；腹水或腹腔冲洗液发现癌细胞
II 期 (T2-N0-M0)	肿瘤累及一侧或双侧卵巢或输卵管并有盆腔扩散（在骨盆入口平面以下）或原发性腹膜癌
II A (T2a-N0-M0)	肿瘤蔓延至或种植到子宫和（或）输卵管和（或）卵巢
II B (T2b-N0-M0)	肿瘤蔓延至其他盆腔内组织
III 期 (T1/T2-N1-M0)	肿瘤累及单侧或双侧卵巢、输卵管或原发性腹膜癌，伴有细胞学或组织学证实的盆腔外腹膜转移或证实存在腹膜后淋巴结转移
III A1 (T3a1-N1-M0)	仅有腹膜后淋巴结阳性（细胞学或组织学证实）
III A1(i) 期	转移灶最大直径 ≤ 10mm
III A1(ii) 期	转移灶最大直径 > 10mm
III A2 (T3a2-N0/N1-M0)	显微镜下盆腔外腹膜受累，伴或不伴腹膜后阳性淋巴结
III B (T3b-N0/N1-M0)	肉眼盆腔外腹膜转移，病灶最大直径 ≤ 2cm，伴或不伴腹膜后阳性淋巴结
III C (T3c-N0/N1-M0)	肉眼盆腔外腹膜转移，病灶最大直线 > 2cm，伴或不伴腹膜后阳性淋巴结（包括肿瘤蔓延至肝包膜和脾，但无转移到脏器实质）
IV 期（任何 T，任何 N，M1）	超出腹腔外的远处转移
IV A	胸腔积液中发现癌细胞
IV B	腹腔外器官实质转移（包括肝实质转移和腹股沟淋巴结及腹腔外淋巴结转移）

表 2-5 卵巢癌、输卵管癌和腹膜癌 FIGO (2014) 分期和 TNM 分期比较

FIGO（肿瘤为原发性，原发部分为卵巢、输卵管或无法评估）	UICC			FIGO（肿瘤为原发性，原发部分为卵巢、输卵管或无法评估）	UICC		
	T	N	M		T	N	M
分期				分期			
Ⅰ A 期	T1a	N0	M0	Ⅲ C 期	T3c	N0-1	M0
Ⅰ B 期	T1b	N0	M0		T3c	N1	M0
Ⅰ C 期	T1c	N0	M0	Ⅳ 期	任何 T	任何 N	M1
Ⅱ A 期	T2a	N0	M0	区域淋巴结			
Ⅱ B 期	T2b	N0	M0	Nx	区域淋巴结无法评估		
Ⅲ A 期	T3a	N0	M0	N0	未发现区域淋巴结转移		
	T3a	N1	M0	N1	发现区域淋巴结转移		
Ⅲ B 期	T3b	N0	M0	远处转移			
	T3b	N1	M0	Mx	远处转移无法评估		
				M0	未发现远处转移		
				M1	发现远处转移		

五、卵巢癌的分型

如今，很多医疗机构把"肿瘤精准治疗"的口号喊得震天响，而搞清楚各种不同类型的卵巢癌组织病理学和分子病理学，是精准治疗和个体化治疗的基础和前提。

卵巢癌的组织病理学类型非常繁杂，最常见的组织病理学类型主要有三大类：①卵巢上皮性肿瘤；②卵巢性索间质肿瘤；③卵巢生殖细胞肿瘤。后两者相对好治，预后也较好，但卵巢上皮性肿瘤就要凶险得多，而且其在卵巢恶性肿瘤中占比最大，可达 90%。本书主要谈的就是卵巢上皮性肿瘤（即常说的上皮性卵巢癌）的治疗。

卵巢上皮性肿瘤中也有很多不同的分型，主要包括浆液性、黏液性、子宫内膜样和透明细胞癌，其"脾气秉性"截然不同。而且随着分子生物学的进步，如今医学界提出了一种全新的上皮性卵巢癌"二元理论"，根据形态学和分子遗传学的不同，卵巢上皮性肿瘤可进一步分为Ⅰ型和Ⅱ型，两者的生物学特征、治疗和预后也存在较大差异。

Ⅰ型卵巢癌主要包括低级别浆液性癌、低级别内膜样癌、透明细胞癌、黏液性癌和移行细胞癌。Ⅰ型卵巢癌患者通常相对年轻，分期也往往较早，大多都先后经历了良性、交界性、低度恶性的生长过程，同时因其无痛性的特征，在诊断时肿瘤往往表现为体积较大、单侧的囊肿性肿瘤。Ⅰ型卵巢癌呈低度恶性，生长较为缓慢，预后也很好，5 年生存率可达 85% 以上，除透明细胞癌外，只占卵巢癌死亡人数的一小部分。但是由于肿瘤细胞相对不活跃，组织 KI67 表达较低，化疗也就相对不敏感，而且由于早期患者居多，因此治疗要以根治性手术切除为主，且术前不建议新辅助化疗。Ⅰ型卵巢癌的基因相对稳定，常见的基因突变包括 Kras、BRAF、ERBB2、PTEN 等。

Ⅱ型卵巢癌主要包括高级别浆液性癌、高级别内膜样癌、未分化癌和癌肉瘤，其特征为累及双侧卵巢，有浸润性，诊断时已为晚期，生存率低。这个类型在卵巢癌的占比约为 75%，侵袭性强、恶性度高，病情进展往往很快，发现时很多患者就已存在广泛的盆腹腔转移，想要实现手术无肉眼残留的难度是很大的，因此其治疗要以肿瘤细胞减灭术（减瘤术）联合化疗为主。Ⅱ型卵巢癌的基因相对不稳定，易发生 DNA 的扩增或缺失，TP53 和 HRD（同源重组缺陷）相关基因突变。

目前，能清楚地知道Ⅰ型和Ⅱ型卵巢癌的内在意义和实质区别的医生并不多。虽然Ⅰ型卵巢癌中同样可检出 HRD 阳性（同源重组修复缺陷，BRCA1/2 突变被包含在 HRD 内），但检出率相对偏低，且存在 BRCA1/2 致病性突变的患者较少，因此对于Ⅰ型卵巢癌患者，无论是单纯抽血做个 BRCA1/2 胚系基因检测，或者贸然使用 PARP 抑制剂维持治疗，价值都相对有限。但是包括一些大医院在内的妇瘤科医生往往习惯性地推荐Ⅰ型卵巢癌患者使用奥拉帕利、尼拉帕利等 PARP 抑制剂维持治疗，或者推荐她们单纯地抽血做 BRCA1/2 胚系基因检测，这种检测和治疗往往是徒劳的。在既往 PARP 抑制剂的三期临床研究中，研究者很少招募Ⅰ型卵巢癌的受试者——HRD 阴性的Ⅰ型卵巢癌患者使用 PARP 抑制剂的疗效未经充分验证。

六、上皮性卵巢癌的主要病理类型和特征

在白兔接触过的卵巢癌病例中，最常见的有 3 种类型，分别是高级别浆液性卵巢癌、卵巢透明细胞癌和黏液性癌。下面咱们来具体谈一谈这 3 种卵巢癌分型

的特征。

（1）高级别浆液性癌是卵巢癌中最常见的分型，患者年龄主要集中在 40~70 岁，大多数一经发现就是晚期。约 1/4 的高级别浆液性卵巢癌患者伴有 BRCA1/2 胚系突变，超过 50% 的患者 HRD 阳性，可以考虑使用奥拉帕利、尼拉帕利、雷卡帕利等 PARP 抑制剂进行治疗。但需要注意的是，截至 2020 年，无论是国内还是国外的基因检测公司或医疗机构，对 HRD 的检测和结果解读都尚不成熟。

高级别浆液性癌有临床价值的肿瘤标志物主要是 CA125 和 HE4，约 90% 的晚期患者 CA125 明显升高，但早期患者中只有大约 50% 的患者 CA125 超过正常值范围。请注意，如果高级别浆液性癌患者 CA125 或 HE4 敏感，则其他肿瘤标志物无临床参考价值，其他诸如 CA199、CA153、CA724、AFP、CEA 等肿瘤标志物实际上连测都不需要测，没多少参考价值。

以白兔的经验来看，未经新辅助化疗的高级别浆液性卵巢癌的 KI67 数值多数为 60%~90%，PET-CT 的 SUV_{max}（最大代谢值）多数为 8~15，但由于化疗会抑制肿瘤细胞的代谢增殖，因此化疗后的 KI67 和 SUV 往往低于化疗前的数值。

在这里简单讲解一下 KI67 和 SUV。两者分别代表着癌细胞的增殖速度和葡萄糖摄取能力，通常数值越高说明肿瘤细胞代谢越活跃，恶性程度也就越高，预后也越差。

（2）透明细胞癌的患者相对年轻，在上皮性卵巢癌中约占 10%，年龄集中在三四十岁，新确诊病例的 KI67 多数 ≤ 40%，SUV_{max} 一般不会高于 10，大多数都是ⅠC期，但一些经验不足的医生可能会搞错透明细胞癌分期，把ⅠC期误诊断为ⅠA期。早期透明细胞癌的预后还是不错的，但由于透明分型对化疗不太敏感，因此一旦分期到了Ⅲ期，晚期透明细胞癌的预后明显劣于高级别浆液性癌。透明细胞癌也有其特殊性：大多是Ⅰ型卵巢癌——通常较为惰性，临床分期比较早，KI67 和 SUV 都比较低；但少数可能呈现出Ⅱ型卵巢癌的部分特点——临床期别晚，分化低、增殖快。

透明细胞癌常见的基因变异主要有 ARID1A、PIK3CA、PTEN、KRAS 等，但基本不存在 BRCA1/2 变异，多数用 PARP 抑制剂难以获益，也没有其他专用的靶向药，但部分透明分型患者却对 PD-1 抑制剂敏感。真是上帝为你关上了一扇门，却又为你打开了一扇窗——无论任何癌症，但凡 PD-1 抑制剂有效，便存在治愈的可能。肿瘤标志物同样也是主要参考 CA125 和 HE4，但像前文的小院一样，很多透明细胞癌患者没有敏感的肿瘤标志物，CA125 只会中度、轻度升高或干脆不升高，且复发后绝大多数患者 CA125 和 HE4 不升高，此类患者的治疗效果评价和随访应以影像学（超声、CT、磁共振等）检查为主。

（3）黏液性癌在上皮性卵巢癌中占比不足 5%，患者的平均年龄最低，有很多是二三十岁甚至十几岁的患者，其体内肿瘤通常大于 10cm，白兔了解到的最大的瘤体直径超 30cm，空前绝后，就诊时医生还以为小姑娘怀孕了（而且还怀疑是双胞胎）。这种类型的卵巢癌多数不存在远端转移，甚至很多都是交界性肿瘤（介于良性和恶性之间）。

黏液性癌分型预后往往不错，但若到了晚期或者复发也非常棘手——其对化疗相对不怎么敏感，而且晚期黏液性癌的预后往往要劣于同等分期的浆液性癌。常见的基因变异有 KRAS 突变和 HER2 扩增，罕有 BRCA1/2 基因突变或其他同源重组修复缺陷，白兔从未见过黏液性癌患者使用 PARP 抑制剂获益的病例，也没有专用的靶向药，而且多数 TMB（肿瘤突变负荷）较低，用 PD-1 抑制剂往往效果不佳。

黏液性癌应以手术为主，复发后可能需要联合抗血管生成靶向药（贝伐珠单抗等）以提高近期疗效。肿瘤标志物应主要参考 CA199 和 CEA，CA125 往往只会轻度升高或不升高。但需要注意的是，黏液性癌要与消化道恶性肿瘤严格鉴别，特别是那些瘤体直径小于 10cm 或非局限于一侧卵巢、CEA 异常、短期复发、卵巢外种植等情况的患者要尤为警惕，甚至在临床中偶尔会发生肝内胆管癌、胰腺肿瘤被误诊为卵巢癌的情况。若一线化疗方案效果不佳，应及时考虑 5FU+ 奥沙利铂、卡培他滨 + 奥沙利铂等胃肠道恶性肿瘤化疗方案。

除了以上 3 种病理类型的卵巢癌外，卵巢子宫内膜样癌、低级别浆液性癌也值得一提，这两种分型预后相对高级别浆液性卵巢癌较好，但也有复发的情况出现。复发后有两点需要注意：①卵巢子宫内膜样癌的组织结构与子宫内膜癌较为相似，虽然卵巢子宫内膜样癌的治疗依然推荐卵巢上皮癌一线方案，但部分患者为 dMMR/MSI-H（错配修复缺陷 / 微卫星高度不稳定），使用 PD-1 抑制剂或可获益，其常见的基因突变有 PTEN、ARID1A、PIK3CA、CTNNB-1 等。②低级别浆液性癌虽然化疗相对不敏感，但具有生长缓慢、低侵袭性、预后好等特点，即便复发也能存活较长时间，治疗应以手术为主，也可考虑他莫昔芬或来曲唑等内分泌治疗，虽然复发后可采用上皮性卵巢癌化疗方案，但绝不建议盲目地使用下去，因为单纯化疗获益较低。其常见的基因变异有 BRAF、KRAS 等。

需要强调的是，由于卵巢透明细胞癌、黏液性癌的病例相对较少，很多妇科医生并不擅长此类患者的治疗，面对复发病例经验相对不足。所以倘若这两类患者复发，一定要记得多咨询几个医生，充分考虑治疗利弊后再做决定。

七、卵巢癌的预后取决于哪些因素？

上面我们谈了分型、分期，接下来再谈谈分化。分化指的就是肿瘤细胞的成熟程度，分化越高，就越接近正常细胞，恶性度就越低；反之，分化程度越低，与正常细胞的区别也就越明显，恶性度也就越高，预后也就越差。另外，高分化 = 低级别，低分化 = 高级别，我们不要搞错了。

尽管高分化的预后优于低分化，但是一旦复发，治疗起来也非常棘手，因为分化程度越低，肿瘤细胞就越活跃、增殖速度就越快，化疗效果就越好；反之亦然。毕竟化疗就是杀伤人体内的"活跃"细胞，除了癌细胞之外，我们人体中的造血细胞、消化道黏膜细胞和毛囊细胞也同样很活跃，所以化疗后就可能会出现白细胞减少、消化道反应、脱发等副作用。

当然，某些分型、分化的化疗效果好并不代表生存期更长，像小细胞肺癌相对其他类型的肺癌，对化疗很敏感，但是很容易复发，化疗往往只能控制五六个月的病情，OS 只有 10 个月左右。在卵巢癌中，高级别浆液性的化疗效果最佳，但预后也差于低级别浆液性、黏液癌等病理分型。

很多患者在搞清楚自己的分期后，到处查、到处问能活多久，我理解大家的担忧，但这是一件没有任何意义的事情。其道理很简单——大家都知道中国人平均寿命是 75 岁，但你知道你能活多久吗？医学不是算命，每个人之间都存在巨大的个体差异，谁都无法预测你的未来。

卵巢癌的生存期取决于多重因素而非单因素，是典型的"千人千命"。请大家牢记，这个世界上从来不存在两个一模一样的患者，哪怕两个病情看起来一模一样的患者，最终的总生存期也往往存在较大差异。不仅如此，哪怕是Ⅳ期卵巢癌患者，医生掐着手指算只能活 3~6 个月的，最后却一次性临床治愈（完全缓解：影像学检查无瘤、肿瘤标志物正常），不再复发的也大有人在。医学从来没有绝对。

除了分期、分型、分化外，手术和基因突变情况等也是影响卵巢癌患者总生存期的独立因素。在以上这些因素中，其他方面我们或许无能为力，但手术却是我们可以左右的重大选项。

卵巢癌不同于其他恶性肿瘤，由于位置和重力的原因，从肿瘤表面脱落的细胞易在腹腔内广泛播散种植，上至膈肌、下到盆腔底部，范围内所有器官表面或内部都可能会出现转移。打个形象的比喻，就像往肚子里撒了一把黄豆。

如何将这些病灶切除干净，对医生的技巧、经验和体力都是一个巨大的考验。特别是晚期患者，经常会出现肠、肝、脾等器官转移，需要外科医生与妇科医生协同作战，毕竟术业有专攻，对应的器官需要对应的外科医生来处理。

但从目前国内的医疗水平来看，晚期卵巢癌患者能实现满意的肿瘤细胞减灭术（残留病灶≤ 1cm）的有 1/3 左右，而残留病灶大小则直接决定患者的总生存期。

一项回顾性研究对Ⅲ C 期卵巢癌、卵管癌和原发腹膜癌的患者残留病灶与预后的情况进行了分析。结果显示：能够实现肉眼无残留的卵巢癌患者，中位总生存期可达 83.4 个月；而术后残留≤ 0.5cm 的，中位总生存期为 54.5 个月；术后残留 0.6~1cm 的，中位总生存期为 43.8 个月；当残留病灶大于 1cm 时，中位总生存期只有 38.9 个月（表 2-6）。

表 2-6　ⅢC 期患者残留病灶与预后

项目	无肉眼残留	≤ 0.5cm	0.6~1cm	> 1cm
样本量 N/ 例（$p < 0.001$）	184	127	54	131
中位无进展生存期 / 个月（中位 PFS）（$p < 0.001$）	26.7	20.7	16.2	13.6
中位总生存期 / 个月（中位 OS）（$p < 0.001$）	83.4	54.5	43.8	38.9

由此可见，患者能活多久，不仅取决于分期、分型、分化，也得看是哪个医院、哪个大夫进行手术。白兔亲眼所见一位Ⅲ C 期病友，在某地市级三甲医院随随便便做了手术，术前化疗敏感，术后却直接耐药，肿瘤迅速进展并压迫肠道导致机械性梗阻，从确诊到死亡，最终的总生存期不足半年。实事求是地说，这种情况多半是手术没切干净，而且残留病灶恐怕还不是一般的大。当然，这不是医生不尽力，而是基层医院的水平确实有限，就好比你不能强求街边小吃的卖相超越五星级大酒店做的一样。

临床试验是现代医学进步的阶梯，但历数近年来卵巢癌的临床试验，大多数临床研究的主要终点是 PFS（可以理解成控制肿瘤的时间），但 PFS 的延长绝不代表能延长生命。对于卵巢癌来说，任何一个能有效提升 OS 的药物或治疗手段都尤为珍贵。

纵观所有卵巢癌二期、三期临床试验，纵观 PARP、PD-1、VEGF 抑制剂等任何"灵丹妙药"，纵观放疗、介入、腹腔热灌注等任何局部或全身治疗手段，纵观保健品、偏方、理疗、食疗、辟谷、跳大神等一切"妖魔鬼怪"，对于每一名规范治疗的卵巢癌患者来说，这个世界上没有任何治疗比手术对生命的影响更直接、更重要。所以，如果情况允许，我们要尽量去北上广的大医院进行手术。

现在，我们对卵巢癌患者的预后情况做个总结。分期＞分型＞分化：分期越早越容易不复发，就算是号称"万癌之王"的胰腺癌，若是早期发现，规范治疗后不再复发的也大有人在；分期相同的情况下，比如大家都是 I 期，低级别浆液性患者预后较好，子宫内膜样癌次之，高级别浆液性癌再次之，透明细胞癌相对较差；分化就不用多说了，分化越高预后也就越好。

但是在分期、分型、分化都确定的前提下，比如大家都是高级别浆液性卵巢癌 III C 期，那么决定患者能活多久，一方面要看是否存在 BRCA1/2 等基因变异（拥有此基因突变的患者存活时间更长）；另一方面则要看患者术后残留病灶的大小了。当然，治疗方案的选择同样也是影响预后的重要因素，这一点我们将在后面再详谈。

八、卵巢癌的死因有哪些？

我们有很多病友都关心卵巢癌的最终死因。首先声明一下，迄今为止，白兔从未发现任何一名患者死于"CA125 过高"。CA125 或者其他敏感肿瘤标志物只能用于自身病情的纵向对比，不能拿来与其他病友进行横向比较。比如 CA125 高达 3 万 ~5 万的患者，病情未必比 CA125 仅有四五百的患者更严重。我清楚地记得有位重庆的女孩，她妈妈确诊时 CA125 高达 3 万多，比大多数病友的数值都要高，但是手术到现在已经近 3 年了，仍未复发。我们要记住，初治时 CA125 的高低并不代表预后。

卵巢癌患者的直接死因主要集中在以下 5 点：

（1）癌性肠梗阻。卵巢癌最主要的直接死因是肠梗阻，有超过一半的卵巢癌患者最终死于肠梗阻。卵巢癌复发后易侵犯肠道，且随着肿瘤逐渐增大，肠腔会越来越狭窄，初始表现为不完全肠梗阻，患者大便变细，而后排便越来越困难，直至最后发展成完全肠梗阻，彻底停止排便、排气，患者吃不下、拉不出，出现腹痛腹胀、恶心、呕吐等常人难以忍受也根本无法想象的痛苦。如果肠梗阻无法得到及时有效的处理，肠腔内压力会不断增加，像"吹气球"一样越胀越大，最终患者会死于肠穿孔、肠坏死后肠内容物（粪便）溢出造成的感染性休克。

据白兔经验，当侵及肠道的病灶超过 4cm 后，出现肠梗阻的可能性将大大增加，这个时候我们千万不要再往下拖了，一定要及时进行治疗。若患者已经发生肠梗阻，如果对症支持治疗 2 周后仍无法缓解，应及时考虑外科手术等更为积极的治疗手段，否则多数患者会在 2~6 个月内死亡；若距离上次化疗的间隔时间较长（完全铂敏感），也可在谨慎评估后采用全身静脉化疗的方式，尝试缩小病灶、缓解梗阻；也有少数梗阻部位孤立的患者通过精确放疗缩小肿瘤体积。但需要提醒的是，多数癌性肠梗阻患者本身就已处于生命终末期，无论任何治疗都应谨慎考虑风险与价值，毕竟任何治疗都有副作用。

（2）恶病质（也称恶液质）。临床主要表现为进行性消瘦直至"皮包骨"。恶病质患者不仅仅是瘦，还伴有骨骼肌量减少，体内能量被大量浪费性消耗，患者本身食欲也很差，进食量少，且营养支持不仅无法逆转，也无法有效延长患者的生存期。就恶病质的发病机制而言，医学界至今尚无统一说法，治疗更无从谈起，患者往往最终死于长期消耗或多器官衰竭。恶病质也分期，晚期恶病质除极个别情况外无法逆转。关于恶病质的话题，白兔将在后面进行详细讲解。

（3）继发感染。患者在经历抗肿瘤治疗的同时，不可避免地导致生理功能和免疫功能的下降，因此易合并细菌、病毒、真菌等因素所造成的感染等相关并发症。例如术后切口感染、放化疗导致的骨髓抑制等，都可引发难以控制的严重感染。

（4）由于癌细胞侵袭、破坏或转移等各种原因导致的急重症，如癌栓脱落导致肺栓塞和病灶侵犯血管导致大出血等。

（5）治疗毒副作用。虽然这一项致死的比例较小，但任何抗肿瘤治疗都具有潜在风险，因此，在治疗期间一定要谨遵医嘱，做好各项生理指标的监控。直到今天，白兔仍清楚地记得，有位病友化疗期间不按时复查，直至出现了血小板减少性紫癜，身上都长满了星星点点的红紫色斑块，经众多病友反复提醒仍然固执地不去医院治疗，反而坚信家门口的老中医"调理"，最终在家中死于大出血。

卵巢癌患者就医须知

前文我们谈过，由于 70% 左右的卵巢癌患者一经发现就是晚期，治疗难度巨大，因此，规范性治疗是卵巢癌诊疗中至关重要的问题。有些读者可能不知道"规范性治疗"是什么意思，简单来说，就是按照 NCCN 卵巢癌临床实践指南来治病。

可能有人好奇，难道还有医院不按照临床实践指南治病吗？这个问题问得很好，在 2011 年美国妇科肿瘤医生协会（SGO）年会上，Thrall 等根据美国国家癌症中心（NCI）的 SEER 数据，分析了 1995—2005 年 8211 例 Ⅲ / Ⅳ 期卵巢癌患者的治疗情况。结果显示，仅有 3241 例（39.5%）患者的治疗包括手术 + 至少 6 周期的化疗（不管手术与化疗的顺序如何）。

这个研究结果说明了什么呢？我们要清楚，晚期卵巢癌的规范治疗至少包括手术（肿瘤细胞减灭术）和 6 个周期的化疗，而这个研究结果意味着即便在美国这个医疗水平极为发达的国家，晚期卵巢癌患者规范治疗的比例也仅有 39.5%。

读者无须为美国人民的不幸而唏嘘，实际上，我们国内卵巢癌的治疗更加混乱，造成这种现象的原因是多样的，除了有大批的患者术后跑去吃"野药"之外，也有很多基层医院的水平亟待提高，如手术分期不全面、未采用指南一线化疗方案、药物剂量不足等。此外，一些高水平医院的医德医风也有待改进。

那么，究竟该如何选择医院和医生呢？我们老百姓习惯于看头衔，似乎医生的"帽子"越多，医术就越高，其实这种固有观念并不可靠。

比如有这样一位主任医生，他不仅是三级医院的副院长，还拥有着临沂市卫生领军人才、山东省未成年人保护杰出公民等众多荣誉称号。如果你看到这些头衔，会不会肃然起敬并对他言听计从呢？

而在互联网上，这位医生还有着其他一些"尊号"：电击狂人、磁爆步兵、百万伏特、雷霆萨满……

他，就是全国著名的"戒网瘾专家"，临沂市第四人民医院副院长杨永信。

关于杨永信的故事，相信很多人都不陌生，其独创的用于治疗"网瘾"的电刺激疗法（又称"电休克疗法"）在学界和社会上引起广泛质疑，由于这种治疗缺乏科学依据，他的"电击疗法"已被有关部门叫停，其创办的戒网瘾中心也早已关门大吉。

由此可见，医生的头衔多，并不代表他医术高。如果一个医生的职称最高、头衔最广、荣誉最多，那么往往代表着他的官最大，其放在临床上的精力反而可能有限，所以我们广大患者在就医前就需要提前做好功课，多从同一个科室的医生或资深病友的口中打听真实消息，避免误入歧途、走弯路。

一、患者就医需要注意哪些因素？

首先我们要明确，卵巢癌的治疗绝非一个医生能够搞定的事情，需要多学科的综合治疗。疗效不仅取决于主治医生的水平，也取决于整支团队乃至整个医院的综合实力。

（1）外科。手术效果是卵巢癌生存期的基石，但晚期卵巢癌的手术绝不局限于卵巢，病灶往往会侵犯肠、肝、脾、膈肌等部位，需要多个科室协同作战，比如侵犯肠道就需要胃肠外科，侵犯肝脏就需要肝胆外科，出现肺转移就需要胸外科。无论哪里的病灶没切干净，手术效果都会大打折扣，患者的总生存期也会受到严重影响。

总有病友手术前到处咨询，A教授怎么样、B教授水平是不是更高，而忽略了其他外科医生的重要性。请记住这句话：除极少数顶级妇瘤中心外，无论你的主刀医生水平有多高，都很难做到一个人"包打天下"。

（2）麻醉科。患者往往会忽略麻醉医生的重要性，认为只是"打一针麻药"那么简单。事实上，如果外科医生是为了给你切除病灶，那么麻醉医生除了让你无痛之外，更重要的是确保术中安全，让你能在手术后安全地醒过来。如果没有麻醉医生术中时刻监护患者的生命体征，出现问题及时补液、药物干预、调节麻醉深度等，那么手术就会充满风险和不确定性。特别是很多晚期卵巢癌患者病情极为复杂，手术风险巨大，如果麻醉科实力不济，那么外科医生就免不了会畏首畏尾，也就根本无法开展高水平的晚期卵巢癌肿瘤细胞减灭术。

（3）病理科。作为疾病诊断的"金标准"，病理的重要性同样不言而喻。比如同样是腺癌，肺腺癌和卵巢腺癌无论是化疗方案还是靶向治疗都截然不同，哪怕同样是卵巢癌，高级别浆液性癌和卵巢黏液性癌也具有完全不同的临床及生物学行为，治疗方式和预后也存在很大差异。若是一开始病理诊断就出现错误，那么后续治疗完全可能是南辕北辙。

其实，病理诊断的准确率绝非我们想象得那么高，一些病友手术后去上级医院做病理会诊，有时就会给出与地方医院截然不同的诊断结论。

（4）医学影像学相关科室。医学影像指的是通过 B 超、CT、磁共振等手段把人体内部的组织器官结构、密度等以图像的方式表现出来，供临床医生诊视，其在发现和诊断病变、评价疗效和随访等方面占据着极其重要的地位。比如是不是卵巢癌、早期还是晚期、适合直接手术还是先进行新辅助化疗再手术、治疗后病情是否好转、随访期间是否复发等，妇科医生都尤为依赖影像学检查所提供的信息。

很多患者都觉得影像科医生只是"看片子的"，实际上，医学影像学是很专业的学科，一张张片子的"黑白世界"直接影响着患者的临床决策。由于盆腹腔器官的复杂，不同医院的读片水平差距巨大，因此，影像学相关科室的实力同样对卵巢癌诊疗产生重要影响。

如果说病理是疾病诊断的"金标准"，那么影像学检查结果则是评价疗效的"金标准"，毕竟肿瘤标志物（CA125 等）的变化"仅供参考"，"最终解释权"还是要以影像学检查为准——无论肿瘤标志物如何变化，肿瘤增大就是病情进展、肿瘤缩小就是治疗有效。

除此之外，如果患者需要射频消融、放疗等局部治疗，那么介入科、放疗科的水平直接影响治疗效果；有时患者在治疗期间还可能会出现一些并发症，可能还需要请血液科、消化科、心内科等临床科室会诊，无论哪个科室出现纰漏，都有可能耽误病情。所以，尽管患者住的是妇科或妇瘤科的病房，但实际上整个医院都在为治疗出谋划策、提供支持，那些"幕后的英雄"并非不重要，而是我们往往不清楚他们的重要性。

卵巢癌是一个极为复杂的疾病，就医不仅要看主治医生的能力，更要看医院的综合实力，看各个科室精诚合作的水平。毕竟，有些医院虽然外科实力强劲，但治疗理念陈旧保守；有些医院虽然诊疗策略先进，但多学科存在短板；有些医院虽然名气大得吓人，但医德医风却有待提升，能在各个方面都让人满意的医院，实在是凤毛麟角。

从更广义的角度出发，我们选择医院和医生需要从诊疗理念、外科手术、科室协作、医德医风、患者口碑这5个方面进行综合评价可能更为恰当。

二、治疗卵巢癌哪家强？

现在，白兔结合广大卵巢癌病友的治疗情况，精挑细选了北京和上海地区最值得推荐的4家医院供读者参考，即北京协和医院、复旦大学附属肿瘤医院（上海市肿瘤医院）、北京大学人民医院、复旦大学附属中山医院。这4家医院医生不仅医术高超、医德高尚，而且久经考验，受到业内同行和广大患者的一致认可，卵巢癌诊疗水平全国领先。

下面，我用通俗的语言简要介绍一下这四大医院（数据均来自医院官方网站）。

1. 北京协和医院

近10年来，复旦大学医院管理研究所每年都会邀请国内著名同行专家，由这些最懂行的医生投票，评选并发布业内最具权威的复旦版《年度中国医院综合排行榜》和《年度中国医院专科综合排行榜》。在每一年的榜单上，北京协和医院都毫无悬念地蝉联"医院综合排名"榜首，以及"普通外科""妇产科""核医学科""放射科""重症医学科"等多个专科的第一名。

北京协和医院既有"中华医学圣殿"之美誉，也有"全国人民上协和"的口碑，是国内稳坐第一把交椅的"龙头老大"。建院百年来，曾培养出我国近代妇产科奠基人林巧稚、消化病学奠基人张孝骞、心胸外科学和生物学工程学奠基人黄家驷等一大批医学界泰斗，他们以执着的医志、高尚的医德、精湛的医术和严谨的学风为协和留下了宝贵而厚重的文化遗产。如今，虽大师远去，但风范长存，无论是医术还是医德，北京协和医院都堪称全国标杆，以至于如今有1000多家披着"协和"字样的"李鬼"医院遍布全国。

打个比方，北京协和医院在业内的地位比"世界杯"里的巴西队还要高，"五星巴西"大家都知道，那么协和完全可以称为"五星协和"。首先，其妇瘤科专家云集，特别是潘凌亚、吴鸣两位明星医生，广受患者的喜爱和追捧，被亲昵地称为"潘妈"和"吴咖"；其次是北京协和医院没有任何"短板"，无论是外科手术、诊疗理念、医德医风、历史传承、患者口碑，都在国内数一数二；更难能可贵的是，这么一家技术顶尖的医院，治疗费用甚至还没有许多县医院高。

我们有很多卵巢癌病友都曾在北京协和医院接受过治疗，大家亲眼所见的是，该院妇产科的治疗严谨规范，既不会用腹腔镜给晚期卵巢癌做肿瘤细胞减灭术，也不会用紫杉醇脂质体、奈达铂等所谓的"高级化疗药"，更不会用胸腺肽、华蟾素、消癌平、鸦胆子油等乱七八糟的"辅助药"，真正算得上德医双馨、杏林典范。

2. 复旦大学附属肿瘤医院（上海市肿瘤医院）

上海市肿瘤医院总是给人一种浓浓的国际范儿，或许是由于其开展了太多的对外交流活动，经常接待欧美、日本、新加坡等国家和地区的医生开展学术交流和人才培养，在肿瘤的诊疗方面始终站在时代的潮头。

像北京协和医院一样，上海市肿瘤医院的方方面面也没有什么短板，各科室的水平也都全国领先，特别是病理科，连续蝉联复旦版《年度中国医院专科综合排行榜》第一，肿瘤学也非常强悍，位列第二。

之所以推荐上海市肿瘤医院，除了综合实力"给力"外，还有两个更重要的原因：

一是学科带头人造诣高深。俗话说得好，"带头人强则学科强"。学科带头人的水平直接决定了整个科室的水平。该院妇瘤科主任吴小华教授拥有极为精湛的手术技艺和丰富的诊疗经验，让人值得以性命相托，甚至还有一些欧美国家的医院定期委派医生前往上海，现场观摩吴小华教授的手术，接受专科培训。另外，吴小华教授的年龄也是刚刚好，正处于事业的巅峰期，毕竟一台手术可长达七八个小时，年龄太大的医生可能撑不住，年轻的医生又经验不足，所以四五十岁的医生刚刚好。如果你在上海或者周边省市，个人非常推荐去上海市肿瘤医院找吴小华教授就诊。

二是傲人的诊疗数据。如同"好枪法都是子弹喂出来的"，手术量是决定医生手术水平至关重要的因素。上海市肿瘤医院每年通过手术治疗卵巢癌 1000 多例，是我国收治卵巢癌患者最多的肿瘤中心。除了庞大的病例数外，其手术质量也同样出类拔萃，初始手术治疗与新辅助化疗的 R0（手术无肉眼减瘤病灶）比例分别为 56.4% 及 60.8%，2008—2016 年收治的卵巢癌患者 5 年总生存率为 49.7%，均达到世界先进水平。

3. 北京大学人民医院

虽然北京大学人民医院的名气较以上两家稍稍有些逊色，但其各学科水平也是相当强劲的，最重要的是，该院妇科肿瘤中心拥有着一支虽锋芒内敛但技艺精湛的手术团队，特别是中心主任崔恒教授，不仅"刀法"老辣，而且医术和医德也能令人完全信赖，其主刀的晚期卵巢癌肿瘤细胞减灭术满意率（R1）可达 85%，卵巢癌 5 年生存率可达 54.7%，这是普通医院医生难以想象也无法企及的高度。

曾有大量病友在崔恒教授那里就诊，从任何一个角度评价，崔恒教授都称得上是大医精诚、妙手仁心。他既有专业上的严谨态度，又有为人的谦逊认真，为患者答疑解惑时，总是那么一丝不苟、不厌其烦，被病友们敬称为"崔爷"。白兔经常听到一些病患对某些专家满腹牢骚，但这么多年、这么多患者，从未耳闻谁对"崔爷"不满，就医生这个职业而言，崔恒教授真正做到了至善至美、至诚至真。

另外，我经常推荐外地的病友到北大人民医院就诊的一个重要原因是崔恒教授的号相对好挂，虽然他的团队医术高超，但相对低调，所以只要肯花上一些工夫，大多数人都能靠自己，在两周的时间内挂上崔恒教授的号，这一点对病患来说极为可贵。

4. 复旦大学附属中山医院

复旦大学附属中山医院也是一家综合实力非常强悍的医院，在历年复旦版《年度中国医院专科综合排行榜》上，普外科不是"榜眼"就是"探花"，而麻醉、超声、心血管病、心外、胸外、检验等学科也始终跻身前 5 名。

而对于卵巢癌这个疾病来说，之所以推荐这家医院，是由于该院妇产科有一位极为耀眼的"领军人"——臧荣余教授。

诚然，很多病友对臧荣余教授的印象并不好，主要是由于他面容严肃、不苟言笑，说话直来直往、毫不避讳，不讨患者喜欢。但即便如此，臧荣余教授依然拥有数量庞大的粉丝团，而且必须承认的是，他是妇瘤界公认的顶尖医生，无论是手术技艺还是诊疗策略都无可挑剔，他所率领的团队在初始手术治疗（未进行新辅助化疗）的晚期卵巢癌患者中，有 50% 以上能实现 R0（手术无肉眼减瘤病灶），晚期卵巢癌的 5 年总体生存率超过 50%，病友们盛赞臧教授为"中华臧神刀"。

所以，尽管由于他"敢爱敢恨"的性格使一些病友的就医体验并不好，但白兔也依然非常推崇臧教授和他的团队，毕竟我们去医院的目的是治病、活命，而不是为了享受服务。

以上4家医院均位于北京和上海地区，但好医生绝不仅限于此。在我国长江以南，同样有着诸多值得大力推荐的高水平医院和医生，比如中国科学院大学附属肿瘤医院（浙江省肿瘤医院）就给我们这些见多识广的老病友们留下了极为深刻的印象，特别是朱笕青教授，不仅德高望重、刀法惊艳，更以他那高明的医术、严谨的医风和细腻的人文情怀而广受病患赞誉。

不仅如此，中山大学附属肿瘤医院的刘继红教授、中山大学孙逸仙纪念医院的林仲秋教授、重庆市肿瘤医院的周琦教授等，同样都是在卵巢癌领域造诣非常高的医生。我们务必要牢记：在不同的医院、不同的医生那里，患者的生存结局大不相同！如果情况允许，我们应该尽量去好医院、找好医生，博取更大的生存可能。

三、患者就医的常见误区

卵巢癌是极为凶险的重疾，白兔始终倡导大家去有妇科肿瘤治疗实力的大医院看病，但在现实世界里，很多病友往往在本市医院甚至县医院接受治疗，原因无非是以下5点：①在大医院没有熟人；②怕花钱；③怕麻烦；④怕耽误病情；⑤畏惧心理。

需要指出的是，以上这些想法都是错误的。

（1）没熟人。中国是个熟人社会，很多人无论干什么事情都喜欢"找熟人"，但在看病这件事上，"熟人"的帮助实在不大，无论你有没有"熟人"，只要你适合手术，医生就都会收你住院，手术台上也都会尽心尽力，给出的治疗方案也不会有任何区别，最多是看在"熟人"的面子上和你多聊几句，帮助你了解病情，排遣心理压力。

（2）怕花钱。与西方资本主义国家不同的是，我国公立医院的医疗收费标准基本上都是全国统一的，而且白兔在书中推荐的这几家医院医生在治疗时非常严谨规范，总体治疗费用非但不高，反而偏低。从经济学的角度讲，哪怕算上路费和住宿费，这些医院也往往比省医院、市医院的治疗费用更低。更何况，高水平手术团队能让复发来得晚一些，甚至实现临床治愈、永不复发，这比什么都省钱。

（3）怕麻烦。去外地看病当然比在本地治疗麻烦得多，不仅路途遥远，还要租房、挂号、陪床，需要付出大量的时间和精力。但我们必须清醒地认识到，这是癌症，是会死人的重病！在最宝贵的初次治疗阶段，找到一位靠谱的好医生是对患者最大的帮助，比你号啕大哭、怨天尤人和衣不解带地日夜照料更有意义。

（4）怕耽误病情。很多人一经发现就是晚期，病情往往比较严重，于是大家恨不得今天确诊、明天就手术，一刻都不想耽误，生怕过两天癌细胞就"扩散"了。但请等一下，我们在手术之前务必要搞清楚手术的目的是什么？——是为了延长患者的生命，而不是为了越治越糟。

但现状是，我国只有30%左右的晚期卵巢癌患者能够实现满意减瘤（R1），这就代表着有70%左右的患者手术是不够成功的，甚至很多失败的初次手术酿成了不可挽回的悲剧，远不如等上一个月床位再接受高水平医生的手术更为稳妥。而且卵巢癌的手术还有个"时间优势"——初次手术无法实现满意减瘤的可先行新辅助化疗，这意味着如果病情严重，我们可以先打3次新辅助化疗再手术，期间有2个多月的时间可以慢慢等大医院的床位。哪怕退一步讲，如果耽误了一个月病情就"扩散"到了无可挽回的地步，那么这样的患者治了恐怕还不如不治。

（5）畏惧心理。我们有些病友在小地方长大，可能经济条件不太好，于是就总感觉自己矮人一等，觉得能到市里的医院治病就很不错了，去大城市看病连想都不敢想。但请你记住这句话——有钱不代表高贵，每个人都生而平等。

除此之外，很多病友还喜欢犯一种错误——在小医院匆匆做了手术，术后不放心又想跑到大医院找专家再看看，最好能在大医院住院化疗。

这是一件本末倒置的事情。在卵巢癌的治疗中，好医院能给你最大的帮助是手术，而同样的化疗方案在哪里执行区别都不大，毕竟北京协和医院的卡铂和县医院的卡铂没什么区别，这就好比你把东北铁岭的大酱带到海南三亚吃，吃到嘴里的依然是东北味道，而非海滩的味道。我们最好的就医方式是在大医院手术，术后带着化疗方案回本地严格执行，这样才是实现经济和便捷双赢的最佳途径。

四、共同维护良好的医患环境

近年来，我国医患纠纷事件频发，给医生和患者造成了极为不利的影响。

白兔深知，有一些患者有点儿小聪明，像防贼一样防着医生，动辄拍照、录音、录像留存"证据"，好方便自己随时"维权"，稍有不顺就大吵大闹，把菜市场的那股泼辣劲儿搬到医院里来，为自己争取最大的利益，殊不知这种小聪明就像朝自己开枪一样愚蠢。

我们去医院是为了治病，但无论任何医疗决策，都一定同时伴有风险和获益，而且治疗风险越大，其获益的可能性也往往越大。如果医生充分领教了你的"厉害"，那么对你的治疗不可避免地会偏向保守，而保守则意味着姑息，意味着无法争取更大的生存机会。

比如手术，晚期卵巢癌的手术是非常艰苦卓绝的，如果仅切除主要病灶，那么手术风险自然小，术后恢复也快，但残留病灶也多，会不可避免地为病情留下隐患；如果彻底切除所有病灶，那么患者的生存期自然会有更大的保障，但手术难度会陡然提升，稍有不慎就会让医患双方都下不了手术台，而且出现术后并发症的可能性也大大增加。试问，哪个医生愿意在付出大量的时间和精力后却被病患纠缠甚至被告上法庭？

究竟是选择姑息保守还是追求疗效的极致，每个医生的心里都有一杆秤。感情是相互的，只有你支持医生、信任医生，他才会不忍心辜负你的理解和信任，才能彻底放下思想上的包袱，心无旁骛地追求疗效最大化，为你博取更多的生存希望。

维护良好的医患环境绝不仅仅是为了保护医生，而是给医生一个冒险的理由，也给自己更多的生存希望！

五、如何正确地感谢医生

谈及如何感谢医生，相信很多人都会想当然地说："当然是送钱了！"

但问题是，虽然医生也喜欢钱，但实在不敢收，生怕治疗不顺利被你捉住痛脚；当然了，患者也不想送，谁愿意把自己辛辛苦苦赚来的血汗钱塞进别人的腰包呢？与其互相折磨，增加彼此的心理负担，倒不如换种感谢方式。

更何况，无论送不送礼，对治疗的区别都不大。但凡是正规医院的医生，都一定希望能把患者的病治好，送礼最多只是换个心安罢了。

那么，我们如何感谢医生比较合适？白兔推荐以下 3 种方式：

（1）送水果。送水果医生肯定收，而且也绝不会有心理负担。患者把水果送到医生办公室，从医生到护士，大家都会很高兴，人家一边吃还会一边问："是哪床患者送的？"建议每位病友最少给医生送一次水果，这是基本的礼貌。

（2）送锦旗和感谢信。正规三甲医院的医生都是高学历、高素质人才，起步都是硕士研究生，而北上广的大医院则更是清一水的医学博士，都属于知识分子，知识分子都是清高和有浪漫主义情怀的，那些高学历的医生不仅看重物质奖励，更看重精神满足，收到患者送来的锦旗或感谢信，医生心里会有一种辛苦付出后的精神满足，这是对他们工作的肯定，会产生一种情感上的升华，自然会更尽心尽力地为你诊治。

（3）送饭。送饭属于高级手段，但送饭的时间是有讲究的，主要分为两个时间段。一是手术前。你可以在手术前问一问参加手术的医生和护士人数，然后提前告诉他们手术后你会给大家送饭，让这些白衣天使能在辛苦手术后吃上一口热饭。二是夜班后。医生都要值夜班，但是值夜班的医生很少有机会吃早饭，越是大医院，医生夜班就越辛苦，能睡整宿觉都是一件很幸福的事情，大早上迷迷糊糊的还要查房，哪里有多少时间买早饭吃？这个时候，如果你能送上一份干净而又简单的早饭，再说上一句"辛苦了"，可以起到令人难忘的作用。在医生的职业生涯中，经常会遇到送钱、送水果、送锦旗、送土特产的患者，但几乎没有遇到过送早餐的。一份早餐，既饱含着对他们工作的充分肯定，也饱含着对他们的温暖和关怀，既有精神上的满足，又有感动和感激的情感交织。

当然了，除了送水果、送锦旗、送感谢信、送饭之外，也有很多其他"另辟蹊径"的方法，如送一束花、送一份蛋糕、送一盆绿植等。另外，把本书送给医生也是一种很恰当的感谢方式，还能方便你和医生一起探讨书中提到的各种治疗方案。

最后，让我们对本章的知识点进行回顾和总结，共有 10 点：

（1）卵巢癌规范治疗最重要。

（2）"头衔"并不能代表医生的真实水平。

（3）卵巢癌需要多学科的综合治疗，疗效取决于整个医院的综合实力。

（4）卵巢癌诊疗水平全国领先的医院有北京协和医院、复旦大学附属肿瘤医院（上海市肿瘤医院）、北京大学人民医院、复旦大学附属中山医院等。

（5）"找熟人"对治病的帮助有限。

（6）真正的好医院，治疗费用反而偏低。

（7）在普通医院手术远不如等上一个月床位再接受高水平医疗团队的手术更为稳妥。

（8）最好的就医方式是在大医院手术，术后带着化疗方案回本地医院严格执行。

（9）维护良好的医患环境，绝不仅仅是为了保护医生，也能给患者带来更多生存的希望。

（10）向医生表达感谢的方式多种多样，送水果、送感谢信、送锦旗和送饭可能比送钱更恰当。

"表里不一"的肿瘤标志物

以 CA125 为主的肿瘤标志物可能是卵巢癌患者最为熟悉的一项检查了，原因无它——数字表达也。我们众多阿姨们甭管是什么学历，都对数字比较敏感，否则上街买菜时很容易被小商小贩忽悠，这是我们秉承勤俭持家理念的中国女性们绝对不能容忍的一件事情。

于是，在长期的生活实践中，三位数以内的加减法几乎人人都能手到擒来，而肿瘤标志物这种数字表达的特性，就与我们的生活技能完美地契合起来了，拿到报告后掐指一算，CA125 比上次降了——心满意足、雄心壮志；比上次高了——辗转难眠、惶惶不可终日，甚至有一些情绪低落的病友都开始操心身后事了。

其实，肿瘤标志物"高了就是病情进展、低了就是治疗有效"的观点在多数情况下是没错的，但问题就出在无论是治疗还是康复期间，肿瘤标志物都始终处于波动状态，而每次指标的波动，都给我们的神经和治疗抉择带来了严峻挑战。

那么本章我们就来讲一讲以 CA125、HE4 为主的肿瘤标志物。

一、什么是肿瘤标志物

从定义上讲，肿瘤标志物是指肿瘤在发生和发展过程中，由肿瘤细胞表达释放，或者由机体对肿瘤细胞反应而异常产生或升高的一种物质。肿瘤标志物有很多种，主要有蛋白质类、糖类、脂类、酶类、激素类、多胺类、基因产物等，而我们最熟悉的 CA125 其实就是一类糖类抗原。

1981 年，Bast 等用卵巢浆液性囊腺癌细胞免疫小鼠，并与骨髓瘤细胞杂交得到了一种单克隆抗体，Bast 给它取名为 OC125，但直到 2001 年，用了差不多 20 年的时间，OC125 所识别的抗原，即 CA125 才被克隆出来，并应用于临床，其中的艰辛一言难尽。由于癌抗原的简称是 CA，所以该抗原就被命名为 CA125，这就是 CA125 的由来。自此以后，卵巢癌终于迎来了自己的专属肿瘤标志物，但 CA125 还远称不上是一个非常理想的肿瘤标志物。

什么是理想的肿瘤标志物？简单来说，就是特异性和灵敏度越趋近于 100%，这个肿瘤标志物就越理想。什么叫特异性？打个比方，我"发明"了一种卵巢癌的肿瘤标志物"CA007"，正常范围设定为 0~35，如果所有健康人的 CA007 都不超过 35，那么 CA007 的特异性就是 100%。什么叫灵敏度？就好比所有卵巢癌患者的 CA007 都超过 35，那么 CA007 的灵敏度就是 100%。

但可惜的是，特异性和灵敏度是一对相互矛盾的关系，就好像"多快好省"一样，"多"就不可能"快"，"好"就不可能"省"。而肿瘤标志物的特异性越高，灵敏度通常也就越差，所以到目前为止，没有任何一个肿瘤标志物堪称完美。

CA125 也是如此，它在这两方面表现得也同样都不够完美。特别是在灵敏度方面，CA125 在表现最好的高级别浆液性卵巢癌中，也只有 50% 左右的早期患者的 CA125 超出正常参考范围，阳性率只有一半，而且在晚期高级别浆液性卵巢癌中，也有 10% 左右的患者的 CA125 无异常。至于特异性，CA125 在 1% 的健康人群、3% 的良性卵巢肿瘤、6% 非卵巢相关的良性疾病也是可以升高的。

大家不要觉得 1%、3%、6% 是很低的数值，要知道，中国人口近 14 亿人，哪怕 1%，也近 1400 万人，而中国每年卵巢癌新发病例也不过 4 万 ~5 万而已，如果所有人都根据 CA125 水平去筛查卵巢癌，那将引起多大的社会恐慌？

不仅如此，CA125 在肺癌、肝癌、胰腺癌等恶性肿瘤中也可能会升高，所以在疾病诊断方面，CA125 测定值的高低不足以作为诊断卵巢癌的有效依据。

说到这里，白兔想到一个很有趣的故事。大概是在 2016 年的冬天，有位患者家属辗转联系到我，说他家人患癌，却始终无法确定原发肿瘤，肿瘤标志物中只有 CA125 异常升高，他怀疑是卵巢癌，让我帮忙出出主意。

由于曾经遇到过很多奇葩的情况，所以白兔从来不相信患者或家属的口述，于是我让他把相关检查报告发来看一看。结果这一看不要紧，果然有了惊人的发现。

只见报告单上赫然写着：张 ××，男，63 岁……

在反复确认这是他父亲的检查报告后，我耐心地告诉他，你父亲是男性，没有卵巢，怎么可能得卵巢癌呢？

然后人家告诉我，他查阅了大量的资料，发现他家的情况跟别的癌症都不相符，只有 CA125 跟卵巢癌才挂得上钩，虽然他父亲没有卵巢，但不代表着不能患上卵巢癌。他曾经发现一篇新闻报道，标题是《14 岁男孩竟然得卵巢癌 专家称男性也有患病危险》……

你瞧，有理又有据，还有媒体撑腰，是不是看起来很有说服力呢？多年来，有很多病友的"奇思妙想"源源不断地冲击着白兔的智商底线，实在是令人有苦难言。

所以，我们广大病友要尽量少看点网络或媒体的"伪科普"，多学点临床研究或专家讲座的"真经验"，少一点武断和偏执，多一些科学和理性，这样才能少走弯路，保障患者的生存期。

二、CA125 的六大要点

每个肿瘤标志物都有"共性"和"特性"，那 CA125 有哪些需要我们注意的要点呢？

（1）CA125 敏感才有意义。CA125 敏感怎么理解呢？简单来说，就是初次手术前 CA125 的数值要高于正常参考范围（0~35U/mL），并且 CA125 数值的变化能够代表病情，反应治疗效果。

我们有很多患者的 CA125 是不敏感的，确诊时可能只是个位数或者十几，还没有超过正常范围，这么低的数值自然算不上敏感，很多时候没有什么参考价值。其次，据白兔的经验来看，如果是明显晚期的高级别浆液性卵巢癌，CA125 起码要高于 65U/mL 才有意义，毕竟对 CA125 敏感的Ⅲ期及以上患者，在确诊时大多数都超过 200U/mL，如果晚期卵巢癌的 CA125 低于 65U/mL，那么这个数值很可能并不代表肿瘤负荷，而可能是由于病灶侵犯组织和器官导致的炎症从而造成 CA125 的异常升高，那么自然也就算不上敏感了。

比如之前提到的小院，她是卵巢透明细胞癌Ⅲ C 期，确诊时的 CA125 是142.7U/mL，理应视为敏感，但让人大跌眼镜的是，接下来无论病情怎么变化，她的 CA125 始终没有超过 10U/mL。既然无法反映病情，那么她的 CA125 自然就没有多少参考价值了。

其实，判断 CA125 敏感最靠谱的方法是观察几次治疗效果，如果 CA125 数值的高低与病情变化一致，那么就可以作为治疗反应评价与复发监测的重要参考。

比如下面这位患者（病例 1），其具体情况如表 2-7 所示。

表 2-7 病例 1 的具体情况

时间 （年.月.日）	治疗措施	影像学检查	CA125/ （U/mL）	备注
2017.5.5	手术	超声：子宫后方及右侧附件区见一个囊实性包块，范围约12.0cm×3.5cm×9.8cm，内回声杂乱，见不规则实性分隔，囊性部分透声差，周边及分隔见血流信号，提示盆腔内占位性病变	2552.1	病例诊断：高级别浆液性卵巢癌ⅢC期
2017.5.19	紫杉醇＋卡铂	—	135.2	第1次化疗前
2017.6.13	紫杉醇＋卡铂	—	72.5	第2次化疗前
2017.7.30	紫杉醇＋卡铂	—	32.7	第3次化疗前
2017.8.26	紫杉醇＋卡铂	—	14.3	第4次化疗前
2017.9.23	紫杉醇＋卡铂	—	12.1	第5次化疗前
2017.10.19	紫杉醇＋卡铂	—	11.7	第6次化疗前
2017.11.30	复查	—	11.5	第6次化疗后
2019.3.28	2019年1月起，CA125开始逐月上升	盆腹腔增强CT：右侧盆腔、骶前多发结节影，较大者2.2cm×1.7cm，部分明显增大，转移不除外	367.7	—

不知道这样的治疗表格大家能不能看懂，本书中引用的治疗表格都是病友提供的真实病历。以该治疗表格为例，我们从左向右看起。

第1列是时间。时间因素很重要，什么时候用的药、治疗效果怎么样、空窗期多久（无治疗的空白时间）、是否属于铂敏感等重要问题，都需要考虑到时间因素。

第2列是治疗措施。说白了就是这个病怎么治的、有没有手术、用过什么治疗。既往治疗情况会直接影响今后的治疗策略。

第3列是影像学检查。就是通过CT、磁共振、超声等影像学检查，来看一看肿瘤现在有多大、是变大了还是变小了、病灶位置在哪里等情况，为下一步治疗提供参考。

第4列是CA125等敏感肿瘤标志物的数值和变化情况。

第5列是其他有价值的信息。

从治疗表 2-7 中我们可以看到，2017 年 5 月，该患者经超声检查发现囊实性包块，确诊时的 CA125 为 2552.1U/mL，而且术后每次化疗 CA125 都有所降低。至 2019 年 1 月，CA125 开始逐月上升，到了 3 月升至 367.7U/mL，经影像学检查发现病灶，确认复发。

这名患者的治疗情况比较符合一般情况。卵巢癌患者的 CA125 通常都是这样——根据病情变化而变化、能够起到评估治疗效果与监测复发的作用。如果没有 CA125 这种敏感的肿瘤标志物作为参考，我们在治疗和随访期间就得频繁做超声、CT、磁共振等影像学检查，以确认治疗是否有效、病情是否复发。

（2）肿瘤标志物最重要的临床价值是比影像学检查更快地反映病情变化。NCCN 卵巢癌临床实践指南指出：从 CA125 升高到出现临床复发（出现可见病灶或临床症状）的中位时间是 2 ～ 6 个月。这句话是什么意思？简单来说，CA125 能比影像学检查（超声、CT、磁共振等）提前 2 ～ 6 个月发现病情变化。

（3）除卵巢癌之外，CA125 的异常升高受到多种因素的影响。其可能的升高原因如表 2-8 所示。

表 2-8　CA125 异常升高的原因

恶性肿瘤	良性肿瘤和其他因素	生理状态
上皮性卵巢癌	子宫内膜异位症	月经来潮
子宫内膜癌	子宫肌瘤	妊娠
宫颈癌	原发性免疫缺陷病	手术或腹部创伤
肺癌	卵巢良性肿瘤	放疗
肝癌	心衰	肿瘤细胞大量坏死导致的一过性升高
结直肠癌	糖尿病	—
胰腺癌	腹水	—
胆道癌	腹膜炎、结肠炎	—
乳腺癌	肝硬化、急性肝炎、酒精性肝病	—
口腔肿瘤	胰腺炎	—
甲状腺肿瘤	原发性干燥综合征	—
神经胶质瘤	肺炎、心包炎	—
急性白血病	肾功能不全和肾衰竭	—

从表 2-8 可以看出，导致 CA125 异常升高的原因至少有几十种。前面我们说过，CA125 低不一定没得卵巢癌（毕竟很多卵巢癌患者的 CA125 不敏感）；那么 CA125 升高了，就一定是罹患卵巢癌或者耐药了吗？

——这可不一定。从表 2-8 中我们可以看到，卵巢良性肿瘤的 CA125 也可以升高，各种炎症也可以推高 CA125，而且无论是在治疗或者康复期间，患者都有可能遇到这些干扰因素，那么问题来了，未明原因的 CA125 升高后，是否应更换治疗方案？

换方案——如果没耐药就换方案，把一线方案换为二线方案，可能影响患者的生存期；不换方案——万一是真的耐药了，却继续使用当前化疗方案，岂不是白白受罪？

所以，CA125 这个肿瘤标志物看起来简单，但实际应用起来却往往充满了迷幻的色彩，绝非我们想象的"加减法"那么简单。

（4）CA125 可能存在"失敏"和"复敏"的情况。有一些卵巢癌患者初治时 CA125 是敏感的，复发后却不敏感了——可以称之为"失敏"；或者初治时 CA125 不敏感，复发后却又敏感了——可以称之为"复敏"。这两种情况都有可能发生，需要我们尤为注意。

举个例子，某患者（病例 2）的具体情况如表 2-9 所示。

从病例 2 我们可以看到，该患者初治时 CA125 明显超出正常范围，应视为敏感，但 1 年后，经 PET- CT 检查确认复发，此时肿瘤标志物仅为 7.54U/mL，完全处于正常范围。

表 2-9　病例 2 的具体情况

日期 （年.月.日）	CA125/ （U/mL）	备注
2016.2.1	605.4	—
2016.2.22	—	腹腔镜探查术＋病检，病理诊断结果：卵巢高级别浆液性腺癌
2016.2.24	—	第 1 次化疗 化疗方案：紫杉醇＋卡铂
2016.4.6	25.06	—
2016.4.25	12.21	—
2016.4.30	—	3 程化疗后，行中间型卵巢癌肿瘤细胞减灭术。病理检查结果：高级别浆液性腺癌Ⅲ C 期

续表

日期 （年.月.日）	CA125/ （U/mL）	备注
2016.5.20	16.04	术后完成 6 程化疗，化疗方案：紫杉醇＋卡铂
2016.6.17	18.76	
2016.7.11	9.81	
2016.8.2	6.23	
2016.8.24	7.56	
2016.9.20	6.95	
2017.9.14	7.54	PET-CT 检查发现肝脏多发转移病灶

该患者就属于典型的初治阶段 CA125 敏感、复发后却"失敏"的病例。请大家注意，这种情况虽然发生概率不大，但在真实世界里广泛存在。因此，我们在治疗结束后的随访期间，除了要检查肿瘤标志物外，也一定不能忽略影像学（超声、CT、磁共振等）检查。

再举个例子，某患者（病例 3）的具体情况如表 2-10 所示。

表 2-10　病例 3 的具体情况

日期 （年.月.日）	CA125/ （U/mL）	备注
2016.5.8	19	盆腔囊实性包块 65mm×41mm×57mm
2016.5.11	—	行卵巢癌根治术。病理检查结果：高级别浆液性腺癌ⅠC 期
2016.5.27	7.01	术后完成 6 程化疗，化疗方案：紫杉醇＋卡铂
2016.6.24	8.56	
2016.7.18	6.95	
2016.8.13	9.36	
2016.9.6	8.23	
2016.9.29	6.71	
2018.12.17	23.01	—
2019.1.9	47.29	超声检查无明显异常
2019.2.16	114.2	PET- CT 检查发现腹膜后、盆腔内多发淋巴结，FDG 代谢活跃，考虑肿瘤淋巴结转移可能
2019.2.20	—	复发后第一次化疗：紫杉醇＋卡铂
2019.3.12	71.5	复发后第二次化疗：紫杉醇＋卡铂

续表

日期 (年.月.日)	CA125/ (U/mL)	备注
2019.4.5	42.1	复发后第三次化疗：紫杉醇＋卡铂
2019.4.12	—	再次肿瘤细胞减灭术
2019.5.4	7.27	术后继续化疗，化疗方案：紫杉醇＋卡铂

病例 3 的患者确诊时 CA125 仅为 19U/mL，处于正常范围内，一般情况下应视为 CA125 不敏感。但是初治结束 2 年多后，自 2018 年 12 月起，该患者的 CA125 开始逐月升高，直至 2019 年 2 月 16 日升高至 114.2U/mL，经 PET-CT 检查确认复发，而且在之后的治疗中，患者的 CA125 数值随着治疗有所降低。

该病例就属于典型的初治 CA125 不够敏感、复发后却又"复敏"的情况（CA125"复敏"在早期病例中更为常见）。因此，尽管初治阶段肿瘤标志物不敏感，但在治疗或者随访期间，坚持检测 CA125 也很有意义。

（5）确诊时 CA125 的高低与预后无关。经常有一些病友们喜欢开"比惨大会"，在病房里或病友群中，大家闲来无事，报一报自己的 CA125 数值。有的人说："我的'癌值'有 800 多呢，好可怕！"其他病友接过话茬："你这还算高？我家的手术前有 1 万多呢。"好像一个简简单单的 CA125 数字就能代表病情的严重程度。

需要注意的是，包括 CA125 在内的多数肿瘤标志物都只适用于患者自己跟自己的"纵向对比"——根据自己的 CA125 变化来判断自己的病情，而非用于跟其他病友的"横向对比"——哪怕你们是同样的分期、分型、分化也毫无意义，没有可比性。此外，初次手术前 CA125 的高低并不代表预后，比如两名患者确诊时 CA125 同样是 5000U/mL，但复发时间和总生存期很可能是天壤之别。

（6）非特异性肿瘤标志物的轻微变化多数无临床意义。什么叫非特异性肿瘤标志物？就是跟你这个病理类型的卵巢癌没有太大关系的肿瘤标志物。卵巢浆液性癌、透明细胞癌、子宫内膜样癌主要参考的肿瘤标志物是 CA125 和 HE4，其他的如 CA724、CA199、AFP、CEA 等，大多数情况下并不能反映病情，除非是连续几次检查，超过正常范围后，还有成倍的上涨，才需要特别关注。

我们有位江苏老大哥"非鱼"，他的妻子在治疗期间 CA724 就一直超出正常范围，而且持续超标了 2 年多，每次复查都提心吊胆，而且好几次上涨幅度还挺明显，前前后后做了很多次磁共振、CT 和胃肠镜检查，都没有发现什么问题。直到 2019 年 6 月，患者圆满度过 3 年"大考"（3 年未复发）后，这个折磨人的 CA724 才终于逐渐回归正常范围。我们很多患者在治疗和康复期间都可能出现 CA724、CA199、AFP、CEA 等肿瘤标志物的异常升高，除非涨得很离谱了，否则并不需要过度紧张。

其实，上皮性卵巢癌如果 CA125 或 HE4 敏感，则其他的肿瘤标志物基本上无临床意义，连测都不需要测；但黏液性癌则是例外，主要参考 CA199 和 CEA。

三、CA125 的临床应用

说完 CA125 的 6 个要点之后，接下来我们再来谈一谈临床应用。毕竟，知道 CA125 是怎么回事只需要 1 小时，但真正学会怎么用可能需要几年甚至十几年的临床经验。接下来，就让我们结合真实病历，来学习和掌握一下 CA125 在临床中可能出现的各种情况，也顺便了解一下别人的治疗经验。

咱们来看一个小白易犯的错误。某患者（病例 4）的具体情况如表 2-11 所示。

表 2-11 病例 4 的具体情况

时间（年.月.日）	治疗措施	CA125/（U/mL）	备注
2019.5.4	手术	354.4	术前
2019.5.15	紫杉醇＋卡铂	35.1	第 1 次化疗前
2019.6.5	紫杉醇＋卡铂	8.2	第 2 次化疗前
2019.6.27	紫杉醇＋卡铂	10.8	第 3 次化疗前
2019.7.18	紫杉醇＋卡铂	11.5	第 4 次化疗前

在医生或老病友的眼里，病例 4 的治疗表格根本看不出有什么异常，只会觉得治疗效果很好，手术后一次化疗 CA125 就降到正常范围（<35U/mL），预后看起来也不错。白兔完全同意以上观点，但问题是，一些小白病友会"敏锐"地发现经第二次化疗后，CA125 居然涨了，从 8.2U/mL 涨到 10.8U/mL，然后第三次化疗又涨到 11.5U/mL，从而开始揪心起来。

这是完全没有必要担心的事情。CA125 在 20U/mL 以内完全不值得紧张，尽管从 8.2U/mL 到 11.5U/mL 看起来是涨了，但是这么低的数值，增长幅度又这么小，完全应视作正常波动。很多病友恨不得 CA125 一直往下掉，掉到 0 才保险，但这几乎是不可能发生的一件事情，很多健康男性的 CA125 都超过 10U/mL。所以，我们不要过分紧张 CA125 数值在低位区间的波动。

CA125 的异常升高还受到手术刺激的影响，接下来咱们看看下面这个例子。某患者（例病 5）的具体情况如表 2-12 所示。

表 2-12　病例 5 的具体情况

时间 （年.月.日）	治疗措施	CA125/ （U/mL）	CA199/ （U/mL）	备注
2019.3.29	肿瘤细胞减灭术（无肉眼残留）	13.1	138.6	卵巢黏液性癌 ⅢC 期
2019.4.17	卡培他滨 + 奥沙利铂	——	——	第 1 次化疗前
2019.5.7	卡培他滨 + 奥沙利铂	57.7	33.1	第 2 次化疗前
2019.5.27	卡培他滨 + 奥沙利铂	59.4	23.7	第 3 次化疗前
2019.6.20	卡培他滨 + 奥沙利铂	9.8	11.2	第 4 次化疗前
2019.7.16	卡培他滨 + 奥沙利铂	7.2	10.4	第 5 次化疗前

我们需要注意的是，病例 5 的病理类型是卵巢黏液癌，黏液癌应主要参考 CA199、CEA。从表 2-12 中我们可以看到，该患者术前 CA125 仅为 13.1U/mL，而 CA199 则是 138.6U/mL（正常参考范围 ≤ 37U/mL），并且随着治疗有所降低，CA199 应视为敏感。那么问题来了，为什么敏感的 CA199 降得好好的，但不敏感的 CA125 却在术后化疗期间升高了呢？因为影响 CA125 的因素太多了，不排除患者出现了术后炎症的情况。

这种情况在浆液性卵巢癌中同样存在。我们一些病友手术做得很漂亮，直接做到了无肉眼残留（R0），术后短期内 CA125 将明显下降，但随后会轻度升高，若术后合并炎症或化疗迟迟未能跟进，CA125 升高的幅度可能还不小。所以，我们需要观察的并非 CA125 的一两次升高，而是治疗期间的动态变化趋势。

误判肿瘤标志物可带来错误的临床决策。咱们看看比较极端的病例 6，其具体情况如表 2-13 所示。

表2-13　病例6的具体情况

时间 （年.月.日）	治疗措施	影像学检查	CA125/ （U/mL）	备注
2013.11.26	确诊	左附件区见10.07cm×9.8cm×8.5cm囊性肿物。囊壁厚薄不均。内呈液性伴分隔及密集小点状回声。右卵巢大小约4.6cm×3.2cm，其内可见3.1cm×1.9cm囊肿，边界清，内呈液性伴1.3cm×1.1cm中等回声团	752	—
2013.11.28	腹腔镜下左侧卵巢切除术+右侧卵巢囊肿切除术	—	—	—
2013.12.6	补充卵巢肿瘤细胞减灭术（开腹）	—	—	术后病理：卵巢高级别浆液性癌ⅢC期
2013.12.17	紫杉醇+卡铂	—	—	
2014.1.22	多西他赛+卡铂	—	35.6	第2次化疗前
2014.2.18	多西他赛+卡铂	—	23.73	第3次化疗前
2014.3.19	多西他赛+卡铂	—	10.9	第4次化疗前
2014.4.23	多西他赛+卡铂	—	9.89	第5次化疗前
2014.5.22	多西他赛+卡铂	—	7.52	第6次化疗前
2014.6.25	多西他赛+奈达铂	—	48.34	第7次化疗前
2014.7.24	多西他赛+奈达铂	—	19.45	第8次化疗前
2014.8.22	多西他赛+奈达铂	—	12.65	第9次化疗前
2014.9.24	多西他赛+奈达铂	—	9.44	第10次化疗前

化疗结束后恢复正常生活，直至2016年9月复发

　　这位病友病史比较长，我们这里只截取了初治阶段的病历。由于初治是2013年，那个时期的NCCN指南仍推荐给予晚期病例6~8个周期的化疗。为了保险起见，当时国内多数医院都认为"化疗越多越受益"，坚持给晚期患者采用8个周期的化疗。

　　于是我们看到，2014年6月25日，患者在第6次化疗结束后、第7次化疗开始前，CA125突然上升了，从好端端的7.52U/mL一下子升到48.34U/mL，可能医生也不知道怎么回事，比较纠结到底是换药还是不换药，于是思来想去就换

了一半——把卡铂换成奈达铂。

这种操作是错误的，虽然有"卡铂与奈达铂不完全交叉耐药"的说法，但没有充分的临床证据，特别是奈达铂证据等级低，主要在亚洲地区（特别是中国）销售，从来没听说过在欧美治疗的卵巢癌病友用过奈达铂，而且NCCN指南里压根就没有奈达铂这个药，所以把卡铂换成奈达铂并不合适。而且如果耐药的话，一定是两个化疗药都耐药了，不会出现一半耐药、一半不耐药的情况，换一半又算怎么回事？所以这种换药方式其实并不正确。

但好在患者可能只是炎症等因素引起的CA125一过性升高，而随着诱因的消失，CA125又慢慢降了下来，但是显然医生也不能确定，于是为了保险起见，干脆又追加了两个化疗，一口气凑满了10个周期的化疗。

如今，我们都知道相较于6个周期的术后辅助化疗，8个周期并不能带来生存获益，而10个周期就更没有必要了，所以现在的临床实践指南都最多只推荐6个周期的术后辅助化疗。就该病例而言，正是由于CA125异常和医生临床判断的失误，导致患者多受了4次化疗的罪。

需要指出的是，该患者就诊的医院是一家省级医院，相较于普通地市医院，水平还是在线的，但由于卵巢癌是一个非常复杂的疾病，治疗的过程中往往充满了不确定性，经验再丰富的医生都有可能犯错。所以，我们在治疗的过程中如果遇到意外情况，一定要记得多请教几个医生再做决定。

另外，首次化疗后CA125升高代表耐药吗？我们来看看病例7的情况（表2-14）。

从病例7我们可以看到，患者确诊时的病灶非常广泛，直接手术很难实现R0，医生通常会建议患者先行新辅助化疗，以减少肿瘤负荷、降低手术难度。但是问题来了，为什么该病例的第一次化疗后，CA125从1511.8U/mL飙升至2711.4U/mL？患者是原发铂耐药吗？应如何处理？

答案很简单，稍微有些经验的医生都清楚，初次化疗有可能导致肿瘤细胞大量坏死进入血液，暂时推高了CA125，很多人第二次化疗就能降下去。况且病例的"备注信息"中提到，患者第一次化疗后腹水有所减轻——临床症状的缓解往往预示着治疗有效，否则恶性腹水一般不会无缘无故地减少。

表 2-14　病例 7 的具体情况

时间 （年.月.日）	治疗措施	影像学检查	CA125/ （U/mL）	备注
2018.5.23	确诊	CT：腹盆腔大量积液，大网膜呈饼状增厚，大网膜、腹膜、肠系膜及盆底筋膜可见多发斑片影及絮状结节影，大者约3.2cm×3.1cm，边界模糊，轻中度强化。双侧附件区软组织肿物影，左侧约 4.3cm×1.9cm，右侧约6.1cm×3.1cm，增强扫描呈不均匀强化。子宫直肠窝低密度影，边缘可见环形及结节状强化，与子宫后壁及直肠前壁分界不清。右侧髂骨血管旁明显强化结节影，与右侧附件分界欠清，大小约1.8cm×1.5cm，内部可见低密度区	1511.8	高级别浆液性卵巢癌Ⅲ C 期
2018.5.30	紫杉醇＋卡铂	—	—	术前第 1 次新辅助化疗前
2018.6.20	紫杉醇＋卡铂	—	2711.4	术前第 2 次新辅助化疗前（腹水减轻）

于是继续化疗，我们就看到下面（表 2-15）的治疗效果。

表 2-15　病例 7 的进一步治疗结果

时间 （年.月.日）	治疗措施	影像学检查	CA125/ （U/mL）	备注
2018.6.20	紫杉醇＋卡铂	—	2711.4	第 2 次新辅助化疗前
2018.7.14	紫杉醇＋卡铂	—	423.7	第 3 次新辅助化疗前
2018.8.5	紫杉醇＋卡铂	超声：双侧附件区见低回声肿物，右侧大小约3.6cm×1.9cm，左侧大小约 2.1cm×1.5cm，不规则，边界欠清。提示：双附件区实性肿物，少量腹水	72.1	—

经过两次化疗，患者的肿瘤标志物从最初的 1511.8U/mL 降至 72.1U/mL，效果非常明显。影像学检查同样也提示肿瘤明显退缩（尽管超声诊断没有 CT 那么准确），接下来患者就可以评估手术了。

实际上，肿瘤细胞大量坏死导致的 CA125 一过性升高是比较常见的一种临床现象，继续化疗往往效果出奇的好，因此临床上至少要 2~3 个疗程的化疗才能判断是否敏感。

我们试想一下，如果医生误认为该患者是原发铂耐药，直接就更换二线方案，自然会给患者的预后带来不利影响（哪怕二线方案同样可能会有效）：①铂敏感期，一线方案比二线方案的有效率更高、生存期更长，如果贸然换药可能会缩短患者的生存期；②如果将铂敏感患者误认为原发铂耐药，很可能会贻误后续的手术——毕竟铂耐药患者不适合手术，将一个能手术的病例误判为不能手术，可能会彻底断绝患者长期生存的机会。

CA125 如何波动我们才考虑耐药？接下来我们看看病例 8，其具体情况如表 2-16 所示。

表 2-16　病例 8 的具体情况

时间 （年.月.日）	治疗措施	影像学检查	CA125/ （U/mL）	备注
2017.6.28	确诊	CT：盆腔囊实性占位，考虑肿瘤性病变，来源于附件区可能性大，子宫、阴道穹隆、直肠、腹膜、网膜及系膜受侵可能；腹膜后、盆腔内及双侧腹股沟多发淋巴结转移可能，请结合临床。肝右下叶囊性密度影，考虑囊性转移瘤可能，囊肿待排。胸、腹及盆腔积液。部分胸腰椎椎体前缘、右侧髂骨骨质改变，转移待排，建议骨扫描检查	652.1	—
2017.7.8	手术	不完全减瘤	417.2	术后病理：卵巢浆液性腺癌ⅢC期
2017.7.28	紫杉醇＋卡铂	—	89.9	第 1 次化疗前

续表

时间 （年.月.日）	治疗措施	影像学检查	CA125/ （U/mL）	备注
2017.8.6	紫杉醇＋卡铂	—	62.8	第 2 次化疗前
2017.8.28	紫杉醇＋卡铂	—	75.3	第 3 次化疗前
2017.9.20	紫杉醇＋卡铂	超声：阴道残端低回声区及盆腔腹膜不均匀增厚。考虑复发	123.6	第 4 次化疗前

由于病例 8 的手术没有做到无肉眼残留，因此术后辅助的化疗效果并不好。通常情况下，如果治疗顺利的话，经 3 次术后辅助化疗，CA125 就会进入正常范围。

该患者前两次化疗虽然降低了 CA125，但很快就出现僵持，到了 2017 年 9 月 20 日，第 4 次化疗前的 CA125 从 75.3U/mL 升至 123.6U/mL，几乎翻倍，经超声检查，基本确认复发，而且严格意义上讲是未控。

耐药的患者可能会经历以上这种从僵持到反弹的过程。其实刚刚耐药时的反弹多数还算比较"客气"，如果多线方案耐药的患者，CA125 会像断了线的风筝一样，一个劲儿地往天上飘。

讲到这里可能有病友会问，CA125 这么复杂，超声又太粗糙，CT、磁共振也不能天天做，那我们该怎么办呢？接下来我们就来谈一谈这两年比较新的肿瘤标志物——HE4。

四、"四平八稳"的 HE4

如果说 CA125 像犬类中的"哈士奇"——极度热情甚至半疯（数值大涨大落）、间歇性神经病（可出现各种意外情况）、易受各种外界因素的干扰和影响（有几十种可导致 CA125 异常升高的因素），那么 HE4 就堪称"稳如老狗"——只要肯搭理你（敏感），那就全神贯注（特异性和敏感性更高）、踏实稳重（不易受到外界因素干扰）、警惕性强（可预测手术效果和总生存期）。

HE4 的全称是人附睾蛋白 4，最早由 Kichhoff 等在 1991 年发现，于 2008 年获得 FDA 批准用于卵巢癌检测。需要指出的是，直至 2015 年，我国才出炉多中心、大样本的"HE4 中国人群区间研究"结果。所以说，HE4 还是相对比较新的肿瘤标志物，别说患者了，很多医生都做不到熟练掌握 HE4，所以我们很有必要好好地聊一聊它。

相较于 CA125，HE4 有 6 项突出特点：

（1）特异性和敏感性更高。中华医学会妇科肿瘤学分会编写的《常见妇科恶性肿瘤诊治指南（第 4 版）》指出，HE4 单独检测的敏感性为 82.7%，特异性为 99%。

这是什么意思？这代表着有高达 82.7% 的卵巢癌患者的 HE4 高于正常参考范围，而且在所有 HE4 高于正常参考范围的人群中，有 99% 的可能性罹患卵巢癌。

我们可以通过表 2-17 和表 2-18，详细对比 HE4 和 CA125 的性能差异（注：不同的临床研究之间，统计数据可存在一定程度的差异）。

表 2-17　HE4 与 CA125 的性能差异（一）

项目	异常升高 /%	
	HE4>140pmol/L	CA125>35U/mL
健康人	1.1	9.9
良性疾病	12.3	37
肝脏疾病	4.5	45.5
肾衰竭或肌酐 >115 μmol/L	84.5	59
排除肾衰竭		
肺部疾病或肌酐 >115 μmol/L	10.3	24.1
妇科良性疾病	1.3	33.2
其他良性疾病	7.1	4.8

表 2-18　HE4 与 CA125 的性能差异（二）

名称	阳性率 /%	
	HE4>140pmol/L	CA125>35U/mL
卵巢癌	75.2	80
子宫内膜癌 / 内膜宫颈癌	28	50
宫颈鳞癌	0	16.7
乳腺癌	5.6	59
消化道恶性肿瘤	11.3	24.1
肝癌	16.3	33.3
非小细胞肺癌	29.3	83.3
小细胞肺癌	26.9	34.6
泌尿系统肿瘤	21.5	35.7

我们可以从两张表格中看到：

① HE4 的假阳性率为 1.1%，而 CA125 的假阳性率则高达 9.9%。这说明，若 HE4 超出正常范围，只有 1.1% 的健康人被误判为卵巢癌；但如果 CA125 超出正常范围，则有 9.9% 的健康人被误判为卵巢癌。两者的假阳性率相差 9 倍。

② HE4 也可在其他恶性肿瘤中升高，但是其阳性率都明显低于 CA125，HE4 对卵巢癌的指向性更强。

（2）同时检测 CA125 和 HE4 可以起到互补作用。CA125 和 HE4 是不同性质的蛋白，两者毫无相关性，尽管多数患者同时对 CA125 和 HE4 敏感，但也有部分卵巢癌患者仅有一个敏感的肿瘤标志物，或干脆一个都没有，且无论是 CA125 还是 HE4，都有可能出现"失敏"和"复敏"的情况。

病例 9 能够清楚地反映出这一点，其具体情况如表 2-19 所示。

表 2-19　病例 9 的具体情况

时间 （年.月.日）	治疗措施	CA125/ （U/mL）	HE4/ （pmol/L）	备注
2017.10.7	手术	235.1	—	术后病理：高级别浆液性卵巢癌ⅢC期
2017.11.12	多西他赛＋洛铂	154.2	816.8	第 1 次化疗前
2017.12.15	多西他赛＋洛铂	75.35	176.4	第 2 次化疗前
2018.1.8	多西他赛＋洛铂	35.13	130.8	第 3 次化疗前
2018.1.29	多西他赛＋洛铂	20.44	115	第 4 次化疗前
2018.2.20	多西他赛＋洛铂	15.81	97.38	第 5 次化疗前
2018.3.28	多西他赛＋洛铂	12.28	87.37	第 6 次化疗前
2018.5.2	空窗期，无治疗	14.13	98.26	第 1 次复查
2018.6.1	空窗期，无治疗	12.32	76.2	第 2 次复查
2018.8.2	空窗期，无治疗	12.91	132.2	第 3 次复查
2018.9.26	空窗期，无治疗	14.18	176.2	第 4 次复查
2018.12.26	空窗期，无治疗	23.46	459.8	第 5 次复查
PET- CT 诊断意见：左锁骨上、纵隔、盆腹腔及腹膜后多发淋巴结转移，肝转移、脾转移				
2019.1.6	紫杉醇＋卡铂＋贝伐珠单抗	22.95	488.6	复发第 1 次化疗前
2019.2.12	紫杉醇＋卡铂＋贝伐珠单抗	12.47	126	复发第 2 次化疗前

续表

时间 （年.月.日）	治疗措施	CA125/ （U/mL）	HE4/ （pmol/L）	备注
2019.3.9	紫杉醇＋卡铂＋ 贝伐珠单抗	11.26	106.4	复发第3次化疗前
2019.4.17	紫杉醇＋卡铂＋ 贝伐珠单抗	11.99	105.8	复发第4次化疗前

我们可以从表2-19中看到，患者术前CA125是235.1U/mL，第一次化疗前HE4是816.8pmol/L，两个肿瘤标志物的数值都随治疗有所降低，均应视为敏感。

但是在初始治疗结束后，CA125一直没有什么明显变化，哪怕到了2019年1月6日，复发后第一次化疗前的数值也仅为22.95U/mL，处于正常参考范围之内。该患者的CA125在复发后"失敏"了。

但是从HE4水平来看，自2018年8月起，患者的HE4已经攀升至132.2pmol/L，且在之后的4个月中逐渐攀升，并随着有效治疗的降低，其HE4始终处于敏感状态。如果该患者不测HE4而单看CA125，就有可能贻误病情。因此，同时检测CA125和HE4能够起到信息互补的作用。

尽管HE4"稳如老狗"，但也可能"撂挑子"。接下来我们来看看比较特殊的病例。病例10的具体情况如表2-20所示。

表2-20　病例10的具体情况

日期	治疗措施	CA125/ （U/mL）	HE4/ （pmol/L）	备注
2016.2.1	—	605.4	453.9	—
2016.2.24	紫杉醇＋卡铂	—	—	第1次化疗
2016.4.6	紫杉醇＋卡铂	25.06	59.04	第2次化疗
2016.4.25	紫杉醇＋卡铂	12.21	63.87	第3次化疗
2016.4.30	行中间型卵巢癌肿瘤细胞减灭术。病理检查结果：高级别浆液性腺癌ⅢC期			
2016.5	紫杉醇＋卡铂	16.04	41.55	—
2016.6.17	紫杉醇＋卡铂	18.76	42.47	—
2016.7.11	紫杉醇＋卡铂	9.81	41.92	—
2016.8.2	紫杉醇＋卡铂	6.23	41.11	—
2016.8.24	紫杉醇＋卡铂	7.56	42.86	—
2016.9.20	紫杉醇＋卡铂	6.95	39.95	术后完成6程化疗，化疗结束

续表

日期	治疗措施	CA125/ (U/mL)	HE4/ (pmol/L)	备注
2016.11.1	空窗期，无治疗	4.76	38.08	—
2017.3.20	空窗期，无治疗	4.15	36.93	—
2017.5.18	空窗期，无治疗	5.11	39.21	—
2017.7.27	空窗期，无治疗	6.13	41.06	—
2017.9.7	空窗期，无治疗	7.54	46.11	—
2017.9.14	PET-CT 诊断意见：肝内多发转移			
2017.11.9	—	10.02	47.02	—
2017.12.26	—	20.96	45.57	—
2018.1.24	多西他赛 + 顺铂	27.1	45.2	复发第 1 次化疗前
2018.2.21	多西他赛 + 顺铂	16.3	50.9	复发第 2 次化疗前

该患者术前 CA125 和 HE4 分别为 605.4U/mL 和 453.9pmol/L，并且随着治疗有所降低，均应视为敏感的肿瘤标志物。但是在治疗结束后，无论是 CA125 还是 HE4 都始终处于正常范围，甚至到了 2017 年 9 月 PET-CT 已经确认复发时，CA125 和 HE4 却始终没有太大变化，该患者是少见的 CA125 和 HE4 双"失敏"。

值得一提的是，当时医生也比较疑惑，特意对肝转移灶做了穿刺活检，免疫组化结果显示：符合卵巢转移性癌。

（3）尽管术前 CA125 水平的高低并不反映患者预后，但术前 HE4 可作为卵巢癌患者 PFS 和 OS 的独立预后因素。这句话很容易理解：如果 HE4 敏感（确诊时 > 140pmol/L），那么术前的数值越高，预后也就越差。

一项纳入 198 例接受初始细胞减灭术治疗患者的前瞻性研究显示：术前 HE4 水平如果小于 250pmol/L，中位 PFS 达 42 个月，OS 达到 85 个月；HE4 水平大于 1000pmol/L 时，中位 PFS 仅为 12 个月，OS 为 26 个月。该研究证实了初始肿瘤细胞减灭术前 HE4 水平与化疗敏感性、PFS 和 OS 有高度相关性。

（4）HE4 受年龄和绝经因素影响。我国绝经前后妇女 HE4 的截断值（cut-off）分别为 68pmol/L 和 114pmol/L。因此，我们在临床应用中要考虑患者的年龄和绝经因素。

（5）在治疗结束后的随访期间，若 HE4 升至 140pmol/L 则通常代表着复发（肾功能异常除外）。由于不同的医院采用的 HE4 测定试剂盒不同，参考值存在一定差异，而且我国 HE4 参考值也略低于国外水平。但无论从任何一个角度来看，140pmol/L 都可作为复发与否的重要界限。

（6）HE4 对卵巢黏液性癌不敏感，不适合用于该病的监测。另外，也有大量的卵巢透明细胞癌患者对 HE4 不敏感。

（7）由于特异性较强且受到外界干扰因素较小，HE4 能够在一定程度上反映肿瘤负荷、预测手术效果。就白兔经验来看，多数卵巢癌患者术前 HE4 水平一般都在 500pmol/L 以内，所以如果术前 HE4 高于 1000pmol/L，一定要提高警惕，这个水平的数值提示我们病情可能比想象中要严重，尽量不要在普通医院随便接受手术了。

比如病例 11，其具体情况如表 2-21 所示。

表 2-21　病例 11 的具体情况

影像学检查	CA125/（U/mL）	HE4/（pmol/L）
盆腔、上腹、下腹、胸部、颈部增强 CT：腹盆腔大量积液，大网膜呈饼状增厚，大网膜、腹膜、肠系膜及盆底筋膜可见多发斑片影及絮状结节影，大者约 2.3cm×2.1cm，边界模糊，轻中度强化。双侧附件区软组织肿物影，左侧约 3.0cm×1.8cm，右侧约 4.7cm×2.3cm，增强扫描呈不均匀强化。子宫直肠窝低密度影，边缘可见环形及结节状强化，与子宫后壁及直肠前壁分界不清。子宫不大。膀胱充盈欠佳。右侧髂骨血管旁明显强化结节影，与右侧附件分界欠清，大小约 2.0cm×1.8cm，内部可见低密度区。双侧颈部、纵隔、肺门、腹腔、腹膜后及双侧腹股沟区未见明显肿大淋巴结。右肾囊肿。肝脏、胆囊、胰腺脾脏、左肾及双侧肾上腺未见明确肿物。双肺多发小结节影，大者约 0.8cm，边界尚清。未见胸水及心包积液。双侧甲状腺密度不均，可见多发低密度灶，大者约 1.2cm×1.1cm，边界欠清。咽喉部及涎腺未见明确异常。前下腹皮下可见多发斑片条索影。胃腔及肠腔扩张差，肠内容物较多，影响观察。扫描范围内部分椎体骨质密度不均	2083.4	1657.3

该患者确诊时的 CA125 为 2083.4U/mL，属于一般情况，但 HE4 却达到了 1657.3pmol/L，明显比一般患者要高（白兔见过的 HE4 最高纪录为 8000 多 pmol/L）。而且从影像学检查可以看到，虽然没有发现明显的远端转移灶，但盆腹腔种植转移相当广泛，手术切净难度很大。

（8）尽管 HE4 看起来具备诸多优势，但是并不意味着能取代 CA125，而且 HE4 与 CA125 一样，也可能会在正常范围内出现一些"任性"的波动。

比如病例 12，其具体情况如表 2-22 所示。

表 2-22 病例 12 的具体情况

时间 （年.月.日）	治疗措施	CA125/（U/mL）	HE4/ (pmol/L)	备注
2017.10.9	手术	672.3	290.1	术后病理：高级别浆液性卵巢癌ⅢC期
2017.11.15	紫杉醇+卡铂	78.2	91.0	第1次化疗前
2017.12.15	紫杉醇+卡铂	42.3	52.1	第2次化疗前
2018.1.12	紫杉醇+卡铂	21.1	53.3	第3次化疗前
2018.2.2	紫杉醇+卡铂	14.2	82.2	第4次化疗前
2018.2.26	紫杉醇+卡铂	7.4	77.4	第5次化疗前
2018.3.29	紫杉醇+卡铂	6.5	52.1	第6次化疗前

我们可以从表 2-22 中看到，该病例的治疗过程其实是很顺利的，CA125 和 HE4 都敏感，而且手术后 3 次辅助化疗使 CA125 进入了正常范围。但有意思的是，HE4 在第 3 次和第 4 次化疗之间出现过一次较为明显的波动，从 53.3pmol/L 升高到了 82.2pmol/L，这就容易给我们带来紧张，毕竟 HE4 是那么靠谱的一个肿瘤标志物，这种反弹会不会预示病情的反复？

白兔曾经看到过很多 HE4 在正常范围内的波动情况，有些波动幅度不小，少数甚至能达到翻倍的程度，但大多最终被证实是虚惊一场。其实就白兔个人的经验而言，绝经后患者的 HE4 在 100pmol/L 以内的波动通常意义不大。

小结

每个肿瘤标志物都有各自的"脾气秉性"，CA125 和 HE4 同样如此。CA125 虽然正常范围的数值低（< 35U/mL），但是"发起飙"来"地动山摇"，特别是当出现腹水等临床症状时，数值可明显升高。但是 HE4 则不同，虽然正常参考范围高（< 140pmol/L），但是上升和下降的幅度往往能忠实地反映病情变化，不过一旦回归正常范围后，HE4 就可能变得"不正经"起来，一次又一次刺激我们脆弱的神经。

最后请大家切记，无论是 CA125、HE4 还是其他的肿瘤标志物，都只能作为临床参考，病情进展与否，最终还是要以 CT、磁共振、PET-CT 等影像学检查为主。

临床试验那些事儿

为什么大宅院里秘不示人的"祖传秘方"、山洞或古墓里挖出来的"中药秘籍"、田间地头口口相传的民间偏方始终不能光明正大地走进药店、走上市场、惠及百姓，却只能屈居于电线杆子上和厕所蹲坑旁打广告？为什么在欧美发达国家，任何一个药物在上市销售前都一定要做临床试验？

这一章我们就讲一讲临床试验那些事儿。

一、什么是临床试验

为什么要搞临床试验呢？让白兔给大家举一个小例子。

小红感冒发烧了，她没有吃药，5 天后自己就痊愈了。

而小白也同样是感冒发烧，但她每天都坚持吃药，同样也是 5 天后痊愈。

我们能说这药管用吗？毕竟谁也不知道小白究竟是吃药治好了感冒发烧，还是不药而愈。

所以，验证一个药物是否有效，最简单的方法是找一批感冒发烧的患者，一半吃药、一半不吃药，然后比一比，是不是吃药的患者痊愈得更快。

这就是临床试验。

从定义上来说，临床试验是指任何在人体（患者或健康志愿者）进行药物的系统性研究，以证实或揭示试验药物的作用、不良反应和（或）试验药物的吸收、分布、代谢和排泄，目的是确定试验药物的疗效与安全性。

说白了就是通过临床试验，找到比现在更安全、更有效的治疗方法。

事实上，临床试验堪称医学进步的阶梯，我们今天的任何一个标准治疗方案，之前都曾经历过无数个临床试验的验证和演变，如今的临床实践指南，乃至整个现代医学，都建立在临床试验的基础上。在那些多如繁星的临床试验中，既有成功也有失败，但无论成功也好失败也罢，都为人类医学的发展进步提供了宝贵的经验。

从最朴素的道理来讲，一款新车在投入市场前都要做花样繁多的汽车试验，对车辆的性能、效率、安全性、可靠性、耐久性和环境适应性等方面进行测试，那么人命总该比汽车要金贵吧？如果一款新药未经过充分的临床试验就上市销售，将会给大众的健康和生命安全带来巨大的隐患。

所以，一款药到底管不管用，得拿出令人信服的证据才行，光靠嘴说可不够，否则就成了"开局一粒药，内容全靠编"的江湖骗子。

那么，临床试验主要用来确定新药物或新技术的哪些问题呢？主要包括以下4点：

（1）适应证。说白了，就是这个药的适用范围和标准。就好比靶向药奥拉帕利，是治疗感冒发烧的，还是治疗癌症的？是治疗肺癌的，还是治疗卵巢癌的？是对所有卵巢癌患者都有效，还是只针对卵巢癌中存在某种基因突变的患者才有效？以上这些问题，都需要临床试验来验证。药不是稀里糊涂乱吃的，每个临床试验都有严格的入选标准，在招募受试者前会精确划分出受试者类型和疾病特征。

有人可能会问，研发药物的科学家难道不知道自己的药能治啥病？答案包括两个方面：一是科学家自己知道，但需要临床试验进行验证；二是科学家自己觉得自己知道，但实际上并不知道。

比如俗称"伟哥"的"枸橼酸西地那非"。制药企业研发"伟哥"的初衷是治疗心绞痛，但临床试验却惨遭失败，但当研究者想要回收销毁那些剩余的药品时，几乎所有的男性受试者们都不愿意交出"失败品"，甚至还有人想索要更多的药物，于是所有人都开始觉得这件事不简单。经调查，原来这玩意虽然无法治疗心绞痛，但是对勃起功能障碍有帮助，于是，经过充分的临床研究，1997年，一款名为"Viagra"的药物走上市场，并迅速火爆全球，这就是"伟哥"的由来。

（2）剂量。说白了，就是要吃多大的药量。这是一个十分谨慎且关键的问题，毕竟是药都有副作用，虽然在人体试验之前，科学家会提前通过动物实验推算出适合人体的用药剂量，但药物在动物和人体上的毒副作用很可能不同。为了避免临床试验出现灾难性的意外，药物从动物实验过渡到人体试验之前，要谨慎选择一个安全的起始剂量，避免被寄予厚望的新药过早夭折。

但光顾着安全可不行，毕竟只有不吃药才真正安全，但是不吃药又治不了病，想不冒任何风险就治好病是不可能的一件事情，因此，取得安全剂量和最佳疗效的平衡点是临床试验中非常关键的问题，其中包括起始剂量、剂量递增方案、最大耐受剂量和剂量调整等。

在一期的临床试验中，往往要设计剂量递增方案，即"剂量爬坡"。比如一个新药，通过动物实验推算人类的最低有效剂量是 1g，最高安全剂量是 5g，那么研究者就可能设定 1g、3g、5g 3 个"坡"，然后招募一些受试者分为 3 个组，第一组从 1g 试起，如果没有明显问题就换第二组试试 3g 的剂量，依此类推，以探索患者的最大耐受剂量，为后续的二期、三期临床试验设计和给药方案提供依据。

（3）安全性。这个就很容易理解了，通过临床试验揭露药物存在哪些副作用。毕竟能杀死癌细胞的物质有很多，但是在杀死癌细胞的同时却杀不了人的物质就很少了，比如硫酸肯定能杀死癌细胞，但如果用硫酸治疗癌症，人肯定死的比肿瘤更早，因此，药物安全性的问题至关重要。在临床试验期间，研究者会定期为受试者进行生命体征、体格检查和其他评估，并监控、收集、上报和处理可能出现的毒副作用。

（4）有效性。这一点是患者最关注的部分，毕竟吃药是为了治病。恶性肿瘤的有效性评估主要包括能否延长患者的总生存期、能否缩小病灶、能控制多久病情等，而不是很多病友所普遍认为的吃了药后身上更有劲儿了、能多吃两碗饭了、睡得更香了、癌值（CA125 等）降低了等，特别是所谓的癌值降低了，有时候挺能迷惑人的。药物的有效性评估非常科学严谨，一个药有没有效果，不看个人的主观感受，而需要确凿证据。

二、患者对临床试验常见的认知误区

很多病友比较畏惧临床试验，认为参加临床试验就是把自己当成小白鼠，很多人在花光了积蓄或者常规治疗失败后，宁愿等死也不愿意参加临床试验，接受免费治疗。

这是一个天大的误会。

在 NCCN 卵巢癌临床实践指南中，反复提到"鼓励患者参加临床试验"，这并不是为了撺掇我们当"小白鼠"，而是因为最好的治疗往往是参加临床试验。

首先，临床试验有非常严格的伦理审查和资格准入制度，不是谁都可以做，而且临床试验遵循着一条准则——"患者的利益高于一切"。通常情况下，即使临床试验最终失败，也往往不会耽误患者宝贵的治疗时机，而且一旦出现危害患者的情况，无论临床试验开展到什么阶段都会被立即叫停。

不仅如此，参加临床试验的患者无论出于任何主观或者客观原因，包括但不限于治疗无效、副作用大等，都可以随时随地退组，不用承担任何责任。

大多数临床试验都很有诚意，甚至一些多种药物联合治疗的临床试验堪称诚意满满。比如白兔曾经看到过某三期临床试验，对比紫杉醇＋卡铂＋贝伐珠单抗＋PD-L1 单抗和紫杉醇＋卡铂＋贝伐珠单抗的疗效。

不知道大家能否看懂这些文字，其实说起来很简单，晚期卵巢癌患者在接受手术后都要完成 6 个周期的术后辅助化疗，这是标准治疗流程。除此之外，NCCN 指南推荐初治患者可在化疗的同时联合贝伐珠单抗，但贝伐珠单抗这个药比较贵，一般是 21 天用一次，一次就要约 1 万元人民币，能负担得起的患者不多，而且在卵巢癌治疗中也未纳入医保，所以在现实世界里，大多数患者未使用贝伐珠单抗。

那么好消息来了，上述的临床试验为我们提供了免费用药的机会，哪怕运气不好进了对照组，也能免费享受紫杉醇＋卡铂＋贝伐珠单抗治疗，而且 6 次标准治疗结束后，如果疾病未进展且患者能耐受，那么患者还可选择最多 20 个周期的贝伐珠单抗维持治疗。

而治疗组在免费享受紫杉醇＋卡铂＋贝伐珠单抗治疗的同时，还能免费用上 PD-L1 单抗。PD-L1 单抗是什么还用介绍吗？它为一些不可治愈的晚期患者提供了治愈可能。而且 6 次标准治疗结束后，如果疾病未进展且患者能耐受，那么患者可以继续享受最多 20 个周期的贝伐珠单抗联合 PD-L1 单抗维持治疗。

读者可能会问，这可是 4 种药的联合治疗呀，我们的身体能不能扛得住？

这个问题问得很好，也很关键，但白兔要说，虽然 4 种药一起用看起来很恐怖，但实际上它们的副作用主要还是集中在紫杉醇和卡铂上，贝伐珠单抗和 PD-L1 单抗毕竟是大分子单抗，体感良好，副作用通常也可控。实事求是地说，这个临床试验还是相对安全的。

那么，这一套紫杉醇＋卡铂＋贝伐珠单抗＋PD-L1 单抗的 4 种药物的治疗组合，如果自掏腰包需要花多少钱呢？

就目前的市场价格来看，每 3 周约 5 万元人民币。20 个治疗周期算下来，那可是货真价实的 100 万元 / 人！而且除了药价之外，住院费、检查费、交通费……通通都由制药企业承担，你说值不值？

现在，你还觉得自己是"小白鼠"吗？而且三期临床试验可不只招募你一个人，而是一口气招募好几百人，付出如此海量的资金，你觉得研究者会胡搞乱搞吗？

可惜的是，这个临床试验只招募初治患者。大家都知道初治患者的特点——对医学一无所知。于是白兔看到，当年有大量符合入组条件的病友义无反顾地放弃了这个临床试验，其中不乏一些家庭条件困难的患者，他们的理由很简单——"我不能拿自己 / 自己的亲妈当小白鼠！"

不知道这些患者和家属在得知事实真相后，会不会后悔地直跺脚？

白兔总结了一下，对于患者而言，参加临床试验的好处如下：

（1）享受免费医疗，减轻经济负担；

（2）享受普通患者没办法享受的新疗法；

（3）会得到一支医疗团队的指导、关注和随访；

（4）二期，特别是三期临床研究，多数对癌症的治疗有一定帮助，只是与标准治疗之间可能存在优劣之分；

（5）如果临床试验的研究者包括北京协和医院、上海市肿瘤医院、中山医院、北大肿瘤医院等两家以上的知名医院，那么参加临床试验多数利大于弊，毕竟知名医院不会随便砸自己的"招牌"；

（6）某些在国外已经成功，但为了在国内上市而进行重复性试验的三期临床研究，其疗效和安全性都已基本确定，风险很低，是最值得参加的临床试验；

（7）尽管一些临床试验会将患者分为标准组和治疗组等，其中只有治疗组才能享受到新疗法，但标准组也能免费享受标准治疗和（或）定期接受免费的医学检查；

（8）参加临床试验不仅能帮助到你，而且还能惠及更多患者，说不定就包括你的子孙后代。

当然了，参加临床试验也存在风险，对于患者来说，参加临床试验最大的坏处是可能出现的毒副作用。

三、临床试验的流程和评价标准

临床试验一共分为 4 期，在发达国家，一款新药从研发到上市，大多都要经历一期、二期、三期的完整流程。

一期临床试验，主要是验证药物剂量、安全性和给药方案。毕竟是药就有副作用，总不能病没治好，人先治死了，这种结果是患者不能接受的。在临床试验中，一期临床试验的风险最大，失败很常见，偶尔也有副作用致死的情况发生。

二期主要是初步评价药物疗效，为三期临床试验设计提供参考。由于三期临床需要投入海量的人力、物力、财力，一旦搞砸了，哪怕是制药巨头也免不了伤筋动骨，所以在开展三期临床试验前，研究者都会非常谨慎，要通过二期临床对药物疗效和安全性进行再次验证。

三期临床试验是为了全面验证药物的疗效和安全性，是发达国家任何一款新药上市之前的必经之路。由于二期临床研究招募的患者数量较少，不足以充分证明新药的疗效可靠、安全可控，所以三期临床试验必须扩大研究样本，对药物的适应证、疗效、用法、用量和疗程等进行全面、科学、严谨、系统的分析评价，为新药的上市销售提供确凿证据。

一款新药能最终通过三期临床验证、实现上市销售的凤毛麟角，概率之低远超一般人想象。但与之对应的是，每个药物在开展一期临床试验之前，都一定有充分的理论支撑和动物实验，否则厂家根本不会费时费力地去搞临床招募。

请大家记住，"理论"在没有经过充分的实践验证之前永远都是纸上谈兵。医学是一门科学，科学就要经得起批判和检验。无论是科学界还是医学界，都曾经有无数个理论和观念最终被证实是错误的。科学本身就在失败中不断成长，无论事先我们抱有多大的希望和期盼，真理永远是少数。

在经过充分的理论研究后，研究人员开始着手动物实验。

说起来有趣，近30年，世界各国的科研人员在癌症的动物实验中取得了几十次"惊人成功"，比如肿瘤100%消失、小鼠到死也未见复发迹象等，结果拿到人体试验中通常连水花都没砸出来一个，实在是令人感叹：如果癌症仅局限于动物实验，我们人类已经攻克了癌症近百次。

失败的原因也很简单，不要说小鼠了，哪怕同样是身患卵巢癌的两个患者，哪怕分期、分型、分化一模一样，但她们的病灶分布、生长速度、侵袭能力、药物敏感性和预后等情况也是千差万别，而基因突变、肿瘤微环境等微观层面上的差异则更为巨大。

怎么可能有一种药能在所有患者身上都发挥出一模一样的疗效？单从肿瘤异

质性的角度考虑，经过多次治疗或复发转移的患者，其体内癌细胞的特征就充满了不确定性，哪里是纯净单一的小鼠模型所能模拟的？

三期临床试验往往还需要满足前瞻性、随机对照、双盲、多中心等要求。

前瞻性是以现在为起点追踪到将来的研究方法，需要提前确定好研究对象和研究方式，并将相关的影响因素纳入统计范围。简单地说，就是在开展临床研究前，要提前讲清楚你的临床设计。

就好比你自称枪法好，但围观群众不信，纷纷要求你开枪证明，你在开枪前自然要事先说清楚要打哪棵树上的哪片树叶，做到"指哪打哪"，而不是"打哪指哪"，这样大家才信服。前瞻性研究可以弥补回顾性研究在选择研究对象和干扰因素等方面的先天缺陷。

随机对照是将参加临床研究的患者随机分成两组，一组用新药，另一组使用标准治疗方案（或安慰剂），两组患者比一比，谁的效果更好，谁活的时间更长，用事实来说话，而不是靠自卖自夸。新药想要跻身一线方案，往往要开展这种与标准治疗的"头对头"比较研究，证明至少要与标准治疗方案的疗效大体持平，才有资格成为一线方案。倘若新药还不如老药，其价值就非常有限了。

双盲是指医生和患者都不知道两组受试者用的是新药还是老药，这主要是为了避免医生和患者主观因素的影响。道理很简单，很多医生对新药感兴趣，可能对使用新药的患者更加用心，这称为"观察者偏爱"；而患者在参加临床试验前通常也对新药有一定程度的了解和信任，在心理因素的影响下，一些患者在治疗后免不了自我"感觉有效"，从而使试验结果产生主观偏差，这称为"安慰剂效应"。双盲就是为了纠正这些主观因素对临床研究的影响。

多中心是由多位研究者按同一试验方案在不同地点和单位同时进行的临床试验。为什么要选择不同的地点和单位？一是由于患者数量的原因，在多个地方同时招募受试者能够加快研究进程；二是证明药物的普遍适应性——东北的患者和海南的患者是不是吃了这药都管用？癌症村村民得癌症是因为村头有家化工厂、长寿村村民得癌症是运气不佳，病源不同，疗效能一样吗？非洲人吃了这药管用，亚洲人也一定有效吗？多中心就是为了排除这种地域、环境、遗传和人种等方面的差异，从而证明药物的疗效更具有普遍性和指导性。

在癌症患者的临床试验中，有 3 项最重要的疗效评价标准必须提一提，分别是总生存期（OS）、无进展生存期（PFS）和客观缓解率（objective response, rate,

ORR）。

OS 即患者能活多久。这是一项最权威也最重要的疗效评价标准——无论采取什么新药、新技术、新方案，最终的目的是延长患者的生命。

PFS 是指控制病情的时间，但 PFS 延长绝不代表 OS 也能延长。卵巢癌中能延长 OS 的药物或技术手段凤毛麟角，大多数卵巢癌的研究终点都是 PFS，而且截至 2020 年，还没有哪个三期临床研究能成功延长铂耐药卵巢癌的中位 OS。尽管未能延长 OS，能够延长 PFS 也非常有意义，毕竟癌症患者往往伴随着一些痛苦的症状，比如卵巢癌中常见的腹水、梗阻、疼痛等，延长了 PFS 就等同改善患者症状、提高生活质量。

ORR 是指肿瘤体积至少缩小 30%，并至少持续 1 个月以上。这是一个测量数据，体现的是肿瘤本身对药物的反应。ORR 由 CR（完全缓解，没有肿瘤了）和 PR（肿瘤最少缩小 30%）组成，而疾病控制率（disease control rate, DCR）则在 ORR 的基础上增加了病情稳定（stable disease, SD）的患者比例。

为什么一定要有疗效评价标准呢？患者什么情况自己还不知道吗？还用别人说三道四、指手画脚吗？

——当然用得着。如果单从患者的体感来判断一个药有没有效，那么止痛药、糖皮质激素（甲泼尼龙、地塞米松等）甚至毒品都能成为患者的治疗方案。很多江湖骗子就利用这一点来兜售"神药"——吃了我的药后，身上不疼了、有精神了，甚至都能大口吃饭了……止痛药当然能止痛，糖皮质激素当然能提高食欲、提升精神状态，毒品甚至还能让人飘飘欲仙，但是它们能控制病情、延长生命吗？

不能，不当使用它们甚至还会加速死亡。

关于手术，你必须知道的事儿

你或许听过这样的坊间传闻——晚期癌症千万不要手术，一动刀子癌细胞就会大爆发。

但事实上，卵巢癌最大的失误是不手术。

诚然，某些卵巢癌病例手术后确实不如不手术，但这多数是由患者属于原发铂耐药或者手术未切净导致的，并不能成为不手术的借口。

站在患者的角度而言：卵巢癌不手术是没有前途的。

下面，让我们结合 NCCN 卵巢癌临床实践指南、大数据和患者的真实世界，来好好地讲一讲关于卵巢癌手术，你必须知道的那些事儿。

一、早期卵巢癌的手术治疗

首先我们要明确概念，卵巢癌手术主要分为 4 种：全面病理分期手术、肿瘤细胞减灭术（又称"减瘤术"）、探查术和姑息手术。

（1）全面病理分期手术。全面病理分期手术主要是针对早期病例，目的是在根除肿瘤的基础上确保分期的准确性，毕竟只有实现准确分期，才能知道是早期还是晚期，才能有效评价预后并给出合适的治疗方案。

（2）肿瘤细胞减灭术。肿瘤细胞减灭术主要针对晚期病例，晚期卵巢癌的手术目标是最大限度地减瘤，所以又称"减瘤术"。

（3）探查术。探查术本质上是一种检查，主要包括剖腹探查和腹腔镜探查，由于剖腹探查对患者的伤害较大，因此现在主要以腹腔镜探查为主。探查术的目的是明确病灶范围及累及情况，说白了就是看看能不能直接把肿瘤切干净，如果评估能实现满意的肿瘤细胞减灭术（残留病灶 ≤ 1cm）则应当场转开腹手术；如果发现切不干净，那就先取一些肿瘤组织做病理诊断，然后进行 1~3 次化疗再评估手术。需要注意的是，如果没有病理学证据，医生是不会贸然进行化疗的。

（4）姑息手术。姑息手术指的是当患者丧失手术根治的机会时，为了解决一些危急情况、缓解患者症状、提高生活质量而做的姑息性质的手术。比如卵巢癌铂耐药后可能会出现肠梗阻，医生为了解决患者的排便问题，可能考虑手术造瘘。姑息手术通常不能延长患者生命。

如果经影像学检查（CT、磁共振、PET-CT等）发现是疑似早期的病例，那就没有什么好说的了，直接做全面的分期手术即可。根据 NCCN 指南要求，肿瘤局限于卵巢或盆腔的手术步骤包括：①抽吸腹水或腹腔冲洗液进行细胞学检查。②全面探查，可疑的腹膜或粘连组织都要切除或病理活检；对腹膜随机活检（至少包括双侧盆腔、双侧结肠旁沟、膈下）。③切除子宫和双附件（注意要完整切除肿瘤并避免肿瘤破裂）。其中需要保留生育功能的患者，在符合适应证的前提下可考虑进行单侧附件切除术或双侧附件切除术。④切除大网膜。⑤行腹主动脉旁淋巴结切除术（上界至少达到到肠系膜下动脉水平，最好达到肾血管水平）。⑥完整切除盆腔淋巴结。

可能有读者会问，直接把肿瘤切掉不就行了，何必做这么大范围的手术？这是因为肉眼看起来没有转移的地方，并不代表真的没有转移，那些看起来是早期的病例，淋巴结转移率却高达 25%~30%，如果手术范围不够，很可能会留下隐患、降低治愈率，并且给预后估计和后续治疗带来不必要的误判。我们要记住，越是早期，盆腹腔淋巴结清扫更要全面，就是为了不留隐患，争取一次性治愈。

另外，对于那些还未生育却有强烈生育需求的患者，如果是肿瘤局限于一侧卵巢输卵管（附件）的早期病例，可以保留子宫和对侧附件。如果肿瘤累及双侧附件，由于现代辅助生育技术可通过捐卵完成，因此仅保留子宫也可完成生育。其他手术范围则必须符合全面分期要求，以排除更晚期的情况。

但需要提醒的是，有些明明没有生育需求的晚期病友觉得切了子宫和卵巢会导致早衰、更年期提前，而不愿意切除。事实上，若没有生育要求，哪怕早期的卵巢癌也不建议保留卵巢（交界性卵巢癌与生殖细胞、性索间质肿瘤除外）。希望这些病友端正态度，这是癌症，不是感冒发烧，癌症治疗容不得讨价还价。

对于早期患者来说，手术要点有两项：①手术范围要足够；②完整地切除肿瘤并尽可能避免肿瘤破裂。

二、晚期卵巢癌的初次肿瘤细胞减灭术

早期病例手术相对简单，但晚期病例则截然不同。

由于多数患者一经发现基本上都是晚期，因此在谈及晚期卵巢癌的手术之前，白兔想先谈一谈个人感受。

这些年来，白兔曾接触过很多卵巢癌患者和家属，接触得越多越深深地感觉到，抗癌路上最痛苦的事不是治疗失败，而是我本可以。

如果把这些"本可以"排个名，高居榜首的是初次手术的遗憾。

毕竟，其他的错误我们或许可以想方设法地弥补，但初次手术的遗憾却永远无法挽回了。即便少数幸运的患者初次手术未能实现满意减瘤，但在后续的治疗中成功地切净残留病灶，可效果无论如何也比不了初次手术就直接切净。

大家不要觉得这是危言耸听。一方面，手术在卵巢癌治疗中的地位就像高楼的地基，地基打得有多扎实，就决定了患者能活多久；另一方面，能胜任复杂晚期卵巢癌手术的妇科或妇瘤科医生凤毛麟角。在现实世界里，有大量晚期患者的手术充满了遗憾，所以能否找到靠谱的医院和医生，是性命攸关的大事。

在 2020 年 NCCN 卵巢癌临床实践指南中，晚期卵巢癌初次减瘤术的步骤如下：①尽量切除所有肉眼可见病灶，最好实现无肉眼残留（R0），满意的肿瘤细胞减灭术为残余肿瘤病灶直径 <1cm（R1）。②抽吸腹水或腹腔冲洗液进行细胞学检查，切除肿瘤累及的所有大网膜。③切除能够切除的肿大或者可疑淋巴结；临床阴性的淋巴结不需要切除。④盆腔外肿瘤病灶 ≤ 2cm 者（即 Ⅲ B 期）必须进行双侧盆腔和腹主动脉旁淋巴结切除术。⑤为达满意的减瘤术，可根据需要切除肠管、阑尾、脾脏、胆囊、部分肝脏、部分胃、部分膀胱、胰尾、输尿管及剥除膈肌和其他腹膜。⑥部分上皮性卵巢癌或腹膜癌的患者经过减瘤术后残余小病灶，可以考虑在初次手术时放置腹腔化疗导管以便术后进行腹腔化疗。

通过以上描述我们可以了解到，晚期卵巢癌手术的终级目标是术后无肉眼残留病灶（R0）。由于很多客观因素的限制，很多患者无论如何都无法实现 R0，因此，满意的肿瘤细胞减灭术（R1，残留病灶 < 1cm）也是可以接受的次选目标。

为了实现无肉眼残留病灶，我们可以根据需要切除或者部分切除病灶所累及的几乎任何一个脏器。但坦率地讲，很多脏器都不是普通妇产科医生能切的，除少数大中心的妇瘤科医生可以独立完成这些手术外，往往需要联合多个科室

协同作战，特别是肝脏、胰腺等，手术难度巨大，非妇产科医生所能染指。但是外科医生的手术理念与妇瘤科医生存在差异，如妇瘤科医生会尽量不予患者永久性肠造瘘，而外科医生则不同。因此，卵巢癌应由妇产科医生，最好是妇瘤科医生主刀，外科医生则应按照妇瘤科医生的要求来协助手术，从而达到满意减瘤的目标。

晚期卵巢癌的手术是一场团队作战，手术效果就像"木桶原理"一样：一只木桶由许多块长短不一的木板箍成，这只木桶的盛水量多少并不取决于最长的那块木板，而取决于最短的那块；晚期卵巢癌的手术能否实现 R0，并不仅仅取决于主刀的水平，同样也要看外科医生的手艺。

另外，白兔特别讲解一下关于"临床阴性淋巴结不需要切除"的问题，这是 2019 年 NCCN 卵巢癌临床实践指南的重要更新。该更新基于 LION 研究结论：ⅡB~Ⅳ期卵巢癌无论系统性清扫或者不清扫（盆腔和腹主动脉）淋巴结，PFS 和 OS 都没有统计学意义的区别，而且做淋巴结清扫还会增加术后并发症发生率和围术期死亡率。

具体情况如表 2-23 所示。

表 2-23　LION 临床研究的具体情况

LION 临床研究	淋巴结清扫组	非淋巴结清扫组
入组人数 / 例	323	324
中位无进展生存期（中位 PFS）/ 个月	25.5	25.5
中位总生存期（中位 OS）/ 个月	65.5	69.2
术后并发症	发生率更高	发生率低于清扫组
研究结论	晚期卵巢癌患者，术中达到无肉眼残留病灶（R0）且临床评估淋巴结阴性的，可以不进行盆腔 / 腹主动脉旁淋巴结清扫	

关于 LION 临床研究有 3 点需要特别注意：

（1）清扫组平均每名患者切除了 57 个淋巴结，代表淋巴结清扫得非常彻底，国内一般做不到这个数量。

（2）清扫组平均有 55.7% 的患者存在淋巴结转移，代表有超过一半的晚期患者，淋巴结看起来没问题，实际上却存在淋巴结转移。

（3）淋巴结看起来就有明显问题的患者，不符合临床入组条件。

大家会有很明显的疑问：为什么这些淋巴转移灶留着不切，却对生存期没有影响呢？坦诚地讲，目前这个问题在医学界仍没有一个很好的解释。个人认为，淋巴结作为重要的免疫器官，切除后可能对人体免疫系统造成一定程度的打击，对肿瘤免疫可能也有一定程度的影响。但无论真相是什么，我们必须尊重临床试验结果。

当然了，尽管晚期的患者可以不做淋巴结清扫，并不代表早期患者也不需要。另外，可疑、增大或者经诊断有潜在转移可能的淋巴结，是需要切除的——不能明知道可能存在转移，却故意留着不切。

另外，2020 年的 NCCN 卵巢癌临床实践指南特别提出：盆腔外肿瘤病灶 ≤ 2cm 者（即Ⅲ B 期）必须进行双侧盆腔和主动脉旁淋巴结切除术，这就代表着Ⅲ B 期及以下的卵巢癌仍需进行系统性淋巴结清扫。

上面谈了现实和挑战，接下来我们讲一讲医患双方对待手术的态度。

大家可以回想或者想象一下家属在手术室外焦急等待时的场景。不知等了几个小时，身体已经僵硬了，灵魂好像被抽离，好不容易等医生出来后，问的第一句恐怕都是："怎么样，手术成功吗？"大多数情况下，医生都会脱口而出："手术很成功！"

但是，医生眼里的成功是这样的：只要手术还算顺利，出血也不多，最大程度地切除了肿瘤，患者平平安安地下了手术台，后期也没有什么并发症，那就算是成功的手术。很多医生眼里的手术成功是——安全。

但是放眼长远，从患者生存期的角度来说，真正的成功手术是什么？是实现了对肿瘤的完全切除——无肉眼残留（R0）。据临床数据统计，能够实现肉眼无残留的卵巢癌患者，平均总生存期可达 68 个月（5 年 8 个月）；而术后残留小于等于 1cm 的，平均总生存期则在 40 个月左右（3 年 4 个月）；当大于 1cm 时，则只有 33 个月（2 年 9 个月）。如果卵巢癌Ⅳ期患者的术后残留大于 2cm，那么总生存期还不如不接受手术的患者。手术效果直接决定了患者还能活多久，但目前国内晚期卵巢癌患者能实现满意的肿瘤细胞减灭术（残留病灶 ≤ 1cm）的有 30% 左右。

实事求是地说，晚期卵巢癌手术非常艰苦卓绝，很多患者开腹后，病灶密密麻麻，就像一把沙子撒进去了一样，想要把肿瘤完全切除干净，对医生的技术、经验、团队、体力、意志都是巨大考验。虽然手术步骤和过程都差不多，主要包括暴露、切开、游离、结扎、止血、缝合六大基本操作，但不同的医生在手术时都有一些个人习惯和技巧，怎么设计入路？怎么切除病灶？怎么保护组织？怎么处理意外情况？这些手术细节的不同往往会导致手术效果和患者生存期的巨大差异。

另外，很多患者的病灶还会侵犯肠、肝、脾等器官，甚至包裹住动静脉，这种情况下，如果只草草地切除了主要病灶，当然手术时间短、安全性高，手术后恢复得也快，但残留病灶自然就会大一点、多一些，患者的生存期也会相应缩短。如果想完全切除所有的肿瘤组织，那手术风险就会大大增加，手术时间也会大大延长，家属心里会着急，如果术后出现并发症，或者患者器官功能和生活质量受到了影响，家属们还会怨气冲天，找医生麻烦、找医院索赔，甚至有的还会威胁医生的人身安全。

更何况在现实世界里，当面对广泛转移的晚期卵巢癌病例时，很多妇科或妇瘤科医生手术做得胆战心惊，为了避免收拾不了残局、下不来台，往往残留大量病灶，手术没有达到理想目标就草草收官，给患者留下诸多隐患和祸根。

白兔深知，一些医生存在侥幸心理，觉得切不干净也没关系，反正手术后还有化疗，化疗耐药了还可以选择靶向、介入、免疫治疗……反正现在药很多，治疗手段也多，一线方案耐药了就换二线，二线耐药了就联合靶向，靶向药不行就让患者去放疗，所有治疗都耐药了就把患者转到姑息治疗科或中医科，或者干脆赶回家。毕竟这是癌症，全世界都没办法我又能怎么办？

但这些医生可能不知道，尽管当前各种新药、新技术风起云涌，但一旦化疗耐药（铂耐药），哪怕这些治疗短期有效，也很难延长患者生命。截至 2020 年，历数国际上铂耐药卵巢癌的三期临床研究，迄今从未取得 OS 阳性结果！

于是，很多患者术前化疗明明很敏感，术后化疗却耐药了，或者治疗结束没多久就复发了，可能就与手术没做干净有关。

从表 2-24 中可以看出，该患者是一个明显的晚期病例，但初始化疗还是很敏感的，3 个周期的新辅助化疗后，CA125 直接从 900U/mL 降至 50U/mL，但可惜的是，医生采用了腹腔镜手术。

于是我们看到，在初始治疗看似很顺利的情况下，2018 年 5 月，末次化疗结束后仅仅 2 个月患者就复发了，而且属于铂难治复发。

表 2-24　患者 1 的治疗情况

时间	治疗措施	诊断结果	CA125/ （U/mL）
影像诊断：累及大网膜、左侧宫骶韧带、腹膜、子宫浆肌层、双侧输卵管 基因检测：BRCA1 胚系突变			
2017.10	紫杉醇＋卡铂	—	900
2017.11	紫杉醇＋卡铂	—	700
2017.12	紫杉醇＋卡铂	—	50
2017.12	腹腔镜下全子宫＋双附件＋左侧骶韧带 ＋ 腹膜病灶＋大网膜切除术	卵巢高级别浆液性癌 Ⅲ C 期	
2018.1	紫杉醇＋卡铂	—	30
2018.2	紫杉醇＋卡铂	—	12
2018.3	紫杉醇＋卡铂	—	6
2018.5	—	PET-CT：卵巢癌术后，肝包膜及盆腔腹膜返折处腹膜增厚，FDG 代谢增高，考虑肿瘤腹膜播散，腹膜后、右膈前及食管旁淋巴结转移	45

实事求是地讲，该患者存在 BRCA 胚系突变，按理说是一个预后相对较好的病例，如果手术实现 R0（无肉眼残留），哪怕 R1，都难以在短短 2 个月的时间里复发，何况是这么广泛的爆发。初次手术的重要性可见一斑！

三、中间型肿瘤细胞减灭术

鉴于新辅助化疗（术前化疗）能让病灶缩小，降低手术难度，减少术中创伤和术后并发症。因此，对于手术困难的晚期患者，多数医生往往都先考虑 1~3 个周期的化疗，让病灶缩小，再行肿瘤细胞减灭术。

美国妇科肿瘤协会（Society of Gynecologic Oncology，SGO）和美国临床肿瘤协会（American Society of Clinical Oncology，ASCO）对 4 项有关卵巢癌新辅助化疗的三期临床研究进行了系统性回顾，认为新辅助化疗和中间型肿瘤细胞减灭术效果并不亚于初始肿瘤细胞减灭术。换句话说，直接手术与先化疗再手术，患者的 OS 没有统计学意义上的区别。

但这只是受试者总体的数据。2017 年的一项回顾性研究（总计纳入 263 例患者，其中 127 例接受新辅助化疗，136 例接受初始肿瘤细胞减灭术）发现，在 Ⅲ C 期患者中，如果直接手术就能够实现 R0（完全切除），比起新辅助化疗后才实现 R0 的，直接手术的患者 OS 得到了显著改善，中位 OS 分别为 106 个月（8 年 10 个月）和 71 个月（近 6 年），总生存期整整相差近 3 年！要知道，晚期卵巢癌患者一般才能活三四年而已。

这个数据是非常惊人的，毕竟在我们的真实世界里，有几个 Ⅲ 期卵巢癌患者能活到第 8 个年头？能活八九年的，都是当地小有名气的"抗癌明星"，需要现身说法，登台讲述自己的康复心得；如果还没办病退，所在单位还得写上一篇"战胜癌症、重返岗位"的人物通讯稿件，大张旗鼓地对外宣传；如果这个患者曾经吃过某某草药等，还会在周围的病友中掀起一轮又一轮的模仿热潮。

很多病友很奇怪，我事先进行两次化疗控制一下病情，怎么会导致这么严重的后果？答案在于，单纯化疗无法根治肿瘤。新辅助化疗确实能让病灶缩小和退缩，但是病灶曾经侵犯过的地方大多数情况下会有恶性肿瘤细胞残留，每一个我们肉眼可见的病灶，其肿瘤细胞的数量级都是以亿为单位，在这么庞大的群体里，必然会存在一些对化疗不敏感的肿瘤细胞，新辅助化疗后再手术，无论多高明的医生都难以准确判断已退缩后的肿瘤边界，也无法用肉眼看清那些残留肿瘤细胞，手术根除就无从谈起，从而不可避免地给病情留下了隐患。

不仅如此，每多进行一次化疗，都可能诱导患者往铂耐药的方向更近一步，一旦化疗耐药，患者的病情将完全走向另一个局面。所以，新辅助化疗一定要控制好程数，最好不要超过 3 个周期，否则将直接影响预后。

简单来说，新辅助化疗后的手术 R0（无肉眼残留病灶）大概相当于直接手术的 R1（肉眼残留病灶＜ 1cm）。

高水平医生凭借老辣的刀法，无须新辅助化疗的助力，一次性将所有病灶切除、剥离干净，为患者博取更多生的希望。而初次手术实现满意减瘤的比例是衡量一家医院卵巢癌治疗水平最重要的指标，所以越是水平高的医院，5 年、10 年不复发的患者也就越多。

因此，NCCN 卵巢癌指南推荐：晚期卵巢癌患者，如果评估直接手术就能完全切净，那就应直接手术，无须新辅助化疗；如评估手术不能实现残留病灶 ≤ 1cm，推荐先新辅助化疗（一般为 3 个疗程），再考虑手术。Ⅰ 期、Ⅱ 期患者手术相对简单，无需新辅助化疗。

那么，我们如何做好术前评估？医生会根据 CT、磁共振检查结果来做初步判断，如果经济条件允许，术前最好做个 PET-CT 检查，比起普通 CT 检查，它的优势在于能够利用肿瘤细胞代谢活跃的特点，将一些微小的肿瘤细胞（＞5mm）精准地显示出来，而且一些高水平医生还会根据 PET-CT 的代谢值（SUV），对患者的肿瘤免疫和预后做初步预判。此外，腹腔镜探查是一种更为直接的评估手段，可以直接观察到病灶情况，顺带还能取病理样本，毕竟病理结果才是"金标准"，没有病理证据是不能进行化疗的。

以上谈的是初次手术，相信大多数看到本书的病友都已经做过手术了。我们总说"开腹无悔"，既然事情已经发展到这一步了，我们只能对后续的治疗更加严谨慎重。

鉴于大部分晚期卵巢癌患者在地方医院进行初次手术，往往不能实现满意减瘤，对于这部分患者，如果术后化疗有效，可以在 1~3 个疗程的化疗后，转至更高级别的医院，经充分评估后再进行彻底手术，这一手术方式被称为"间歇性肿瘤细胞减灭术"。

请注意，对于那些初次手术残留大于 2cm 的卵巢癌患者，有相当一部分再次复发时间小于 6 个月（铂耐药复发），基本上永远丧失了再次手术减瘤的可能，因此，间歇性肿瘤细胞减灭术或许是这类患者唯一的补救机会。

四、微创手术需高度警惕

在卵巢癌的手术中，有一项技术需要我们尤为警惕——腹腔镜手术。

一些医生觉得，微创手术是未来的发展趋势，需要跳出传统的"剖腹"窠臼，跟上"微创"的迭代步伐。

但手术不是炫技，患者也不是用来给医生练手的"一次性试验品"。尽管微创手术具有创伤小、恢复快、切口美观等"卖点"，但实际上大部分卵巢癌，特别是晚期病例不适合腹腔镜、达芬奇机器人这种所谓的"微创手术"。

NCCN 指南关于微创手术的阐述是：微创手术应由有经验的医生施行，可考虑用于经选择的早期疾病、评估初治和复发患者能否达到满意减瘤术、经选择的中间型减瘤术，减瘤术不理想者须中转开腹。

我们可以看到，NCCN 指南对微创手术在卵巢癌中的应用有极为严格的要求。对于早期患者而言，由于微创手术在体表打孔较小，而患者体内的肿瘤却往往较大，难以完整地切除肿瘤并安全取出，如果医生的技巧和经验相对不足，缺乏"无瘤理念"，以至于分期不全面，甚至直接在腹腔中戳破肿瘤，导致分期由ⅠA变成ⅠC，由原本不需要化疗变成必须化疗、原本不会复发变成搞不好会复发，这会给无数患者带来了巨大的隐患和伤害。所以，术前怀疑恶性的卵巢肿瘤需谨慎采用腹腔镜手术。

为什么微创手术不适合晚期病例？相比开腹手术（开放性手术），腹腔镜必然会存在术野暴露和视觉偏差的先天局限，不仅一些隐蔽病灶不易被发现，而且手术操作不便、缺乏触觉感（触觉感在手术中也非常重要）、无法第一时间处理大出血等，进而牺牲了"最大限度切除肿瘤"的手术原则。

医生应该充分考虑晚期卵巢癌能有多少比例达到满意减瘤。开腹切还切不干净呢，更何况腹腔镜？白兔亲眼所见的是，很多晚期卵巢癌患者仅从手术前的影像学检查来看，腹腔镜手术根本就没有机会做到满意减瘤，但仍然接受了腹腔镜手术。我们要切记，如果做不到满意减瘤却继续用腹腔镜进行减瘤手术，就是违背临床指南，就是未遵守微创手术的适应证及禁忌证。

一个大切口总比一个小墓碑要好。我前面列举的卵巢癌四大推荐医院，北京协和、上海肿瘤、北大人民、中山医院，罕有使用腹腔镜给卵巢癌患者做减瘤术的，不是这些医院医生水平不行，而是用腹腔镜给晚期卵巢癌患者做肿瘤细胞减灭术是一种不负责任的行为。

更可怕的是，白兔发现某些小有名气的医院，虽然实际水平不怎么样，却已经几乎彻底摒弃了开放性手术，无论卵巢癌是早期还是晚期，通通都不经筛选地采用腹腔镜手术，这是令人十分震惊却客观存在的事实，导致无数患者术后化疗耐药和预后不良，这些都是广大病友需要极度重视的惨痛教训。

在此，白兔特别提醒，在未充分了解医院及医生的能力前，卵巢癌患者尽量不要采用微创技术做分期手术，更不能做晚期卵巢癌的减瘤术！

五、复发性卵巢癌的手术治疗

尽管卵巢癌患者初次治疗缓解率可达 60%~70%，但大多数患者都会在两年内复发，而且每次治疗后，再次复发的时间间隔都会大幅缩短，直至进入"生命不息、化疗不止"的持续治疗阶段。

尽管医学界始终强调要对复发性卵巢癌进行个体化治疗，但就现状而言，复发性卵巢癌的治疗相当混乱。一方面，大量适合二次手术的患者仅进行了姑息化疗，永远失去了再次手术的机会；另一方面，也有相当一部分铂耐药或者无法达到无肉眼残留病灶的患者贸然进行了二次减瘤术，导致手术价值有限，甚至严重缩短生命。

坦率地讲，卵巢癌一旦复发，只有那些做过二次手术的患者才有更大的机会实现长期生存，但在现实世界里，化疗常常作为复发性卵巢癌的首选，手术反而是其次。所以面对复发，老病友哭着喊着求专家给做手术，而新病友则要么CA125一升高、病灶还未出现就急不可耐地跑去化疗，要么心存侥幸或者以鸵鸟心态，采取姑息化疗的方式延缓病情进展。

而且还总有病友天真地问："我这个2cm的瘤子能不能化掉？"

怎么可能化得掉呢？化疗永远只是以一定比例杀伤肿瘤细胞，就算极少数患者对化疗超级敏感，化疗到了影像学检查上不可见，但是顽强的肿瘤细胞依然会像野火燎过的草原，春风吹又生。

那么问题来了，什么样的患者适合二次肿瘤细胞减灭术？

这个问题目前没有确切答案。NCCN指南对二次减瘤术的要求是：①初次化疗结束后6～12个月后复发；②病灶孤立可以完整切除或病灶局限；③无腹水。同时满足上述3个条件的适合再次进行肿瘤细胞减灭术。

关于卵巢癌二次减瘤术，有两个非常关键的三期临床研究，分别是AGO-DESKTOP Ⅲ和GOG-0213。

AGO-DESKTOP Ⅲ研究的初步结果显示，对首次复发、无铂治疗间隔超过6个月、腹水≤500mL、第一次手术完全切除的卵巢癌患者（4个条件需同时满足），相比单纯二线化疗组，再次手术可延长PFS 5.6个月。

关键数据如表2-25所示。

表2-25　AGO-DESKTOP Ⅲ研究的关键数据

AGO-DESKTOP Ⅲ研究	非手术组 （单纯化疗）	手术组 （手术＋化疗）
主要入组条件	①病理证实为卵巢癌；②初次复发，且无铂间期大于6个月；③AGO评分好（腹水≤500mL，初次手术满意减瘤）	

续表

AGO–DESKTOP III 研究	非手术组 （单纯化疗）	手术组 （手术 + 化疗）
入组人数 / 例	203	204（67% 实现完全切除）
中位无进展生存期（PFS）/ 个月	14	19.6
至下次治疗开始的中位时间 （TFST）/ 个月	13.9	21
	$p < 0.001$ HR=0.66（95% CI）	

　　从表 2-25 中我们可以看到，单纯化疗对比手术 + 化疗，无进展生存期分别为 14 个月和 19.6 个月。因此，对于适合再次手术的患者，二次减瘤术能推迟 5.6 个月的中位复发时间和 7.1 个月的中位再次治疗时间。

　　该研究还发现，术后有任何残留病灶的患者都没能从二次肿瘤细胞减灭术中获益。这意味着如果再次手术不能实现完全切净（R0），那还不如不手术。

　　尽管 AGO-DESKTOP III 研究推荐手术，但研究时长超过 10 年的 GOG-0213 研究却发现，二次减瘤无法延长卵巢癌患者的 OS。

　　关键数据如表 2-26 所示。

表 2-26　GOG-0213 研究的关键数据（一）

GOG–0213 研究	手术组 （手术 + 化疗）	非手术组 （单纯化疗）
主要入组条件	①有可测量病灶、铂敏感复发、研究者认为可切除；②初治 ≥ 3 次含铂化疗且完全缓解	
入组人数 / 例	240 （67% 实现完全切除）	245
中位无进展生存期 （中位 PFS）/ 个月	18.9	16.2
3 年无进展生存比例 /%	29	20
中位总生存期 （中位 OS）/ 个月	50.6	64.7
	HR=1.29（95% CI） $p = 0.08$	

　　GOG-0213 研究显示，虽然再次手术相比单纯化疗能够延长无进展生存期 2.7 个月（18.9 个月和 16.2 个月），但无法改善总生存期（中位 OS 分别为 50.6 个月和 64.7 个月）。

当然，接受再次手术的患者既有切净肿瘤的也有未切净肿瘤的，那么当我们对临床亚组进行分析时，情况如何？

关键数据如表 2-27 所示。

表 2-27 GOG-0213 研究的关键数据（二）

GOG-0213 研究	手术组完全切除	手术组未完全切除	非手术组（单纯化疗）
中位无进展生存期（中位 PFS）/ 个月	22.4	13.1	16.2
中位总生存期（中位 OS）/ 个月	56	37.8	64.7

我们可以看到，该研究提示我们：

（1）如果铂敏感复发性卵巢癌再次手术未能实现完全切除（R0），会缩短患者生命（未完全切除的中位 OS 仅为 37.8 个月）。这一点与 AGO-DESKTOP Ⅲ 研究结论完全相同。所以，复发性卵巢癌如果手术无法做到完全切除（R0），就不要强行手术了，对患者没有好处。

（2）当对比手术完全切净和单纯化疗的两组患者时，GOG-0213 研究彻底颠覆了我们以往观念：尽管手术能推迟中位复发时间 6.2 个月，但无法延长生命（中位 OS 分别为 56 个月和 64.7 个月）——这意味着即便铂敏感复发且手术完全切净，都不比单纯化疗的效果更好。

该研究结论非常震撼，但实事求是地说，与临床观察不符。

该研究中，单纯化疗组患者的中位 OS 居然达到了 64.7 个月，超过了 5 年。要知道，哪怕在欧美发达国家，卵巢癌的 5 年生存率也不超过 50%，而铂敏感复发性卵巢癌的中位 OS 则通常在 2 年左右。这代表了在 GOG-0213 研究中，那些已经复发且单纯化疗的患者，居然比真实世界里刚确诊患者的生存期更长。当然，单纯化疗无法实现这样的数据，毕竟化疗已经在全世界应用了几十年，OS 更长的关键可能在于化疗结束后患者所接受的其他治疗，如 PARP 抑制剂、抗血管生成靶向药等。

因此，在白兔看来，GOG-0213 研究数据很可能受到了受试者后续治疗的影响，铂敏感复发性卵巢癌的二次手术意义仍无法明确。因此，2020 年 NCCN 卵巢癌临床实践指南并未参照 GOG-0213 研究结果对复发性卵巢癌二次减瘤术的适应证做出修改。

但该研究至少提示我们，随着 PARP 抑制剂、抗血管生成靶向药、PD-1 抑制剂的广泛应用，再次减瘤术对患者生存结局的影响已呈弱化趋势，"化疗不息、生命不止"的传统治疗策略应得到及时纠正。

另外，以上两项研究还有一些细节需要我们注意：入组患者都完全符合再次手术指征，且均由高水平团队执行手术，特别是 GOG-0213 研究中的病例来源单位均为所在国家前 5 名的医疗机构（手术水平高），医生术前评估均认为可完全切除，且 55% 的患者转移部位数量 ≤ 2 个，但两项研究的完全切净率均只有 67%。

这意味着哪怕高水平医生，评估二次手术时依然可能存在"我觉得我能行"的错觉，致使比例高达 1/3 的患者手术未能实现 R0，客观上严重缩短了这一部分患者的总生存期。

所以，亲爱的病友们，当我们在考虑二次手术前一定要做好充分的术前评估，初次手术最宝贵，但复发后的手术要求更高。坦诚地说，由于我国妇产科医生在手术技能训练方面的欠缺，复发性卵巢癌很难有机会做到完全减瘤，而且很多病友即便初次手术实现了所谓的"无肉眼残留"，术后却由于各种原因跑到高水平医院"二进宫"（再次手术），术中探查经常还能发现残留病灶，普通三甲医院的主任医生和顶级医生眼中的 R0 并不总是一致的，两者的差距真的非常大。

因此白兔建议，二次减瘤术需由国内顶级手术团队评估和执行，否则可能还不如直接化疗。

举个例子，某患者的具体情况如表 2-28 所示。

表 2-28　某患者的具体情况

时间 （年.月.日）	治疗措施	CA125/ （U/mL）	HE4/ （pmol/L）	备注
2018.5.7	手术	1057.1	954.1	术后病理：高级别浆液性卵巢癌ⅢC 期
2018.6.12— 2018.11.25	紫杉醇＋卡铂 （6 周期）	332.2 −10.3	326.5 −80.7	—
2018.12— 2019.4.29	空窗期，无治疗	15.5 −451.4	94.7 −559.2	随访观察

PET- CT 诊断意见：左锁骨上、纵隔、右侧心膈角肿大淋巴结代谢增高，考虑转移；盆腔右侧、盆腔肠系膜区软组织密度团块，代谢增高，考虑转移

时间 （年.月.日）	治疗措施	CA125/ （U/mL）	HE4/ （pmol/L）	备注
2019.5.7	再次肿瘤细胞减灭术	—	—	不完全减瘤
2019.5.30	多西他赛＋奈达铂	277.3	261.5	复发第 1 次化疗前
2019.6.25	多西他赛＋奈达铂	357.1	482.8	复发第 2 次化疗前
2019.7.22	脂质体阿霉素＋贝伐珠单抗	773.3	590.4	复发第 3 次化疗前
2019.8.17	脂质体阿霉素＋贝伐珠单抗	581.2	540.4	复发第 4 次化疗前
2019.9.10	脂质体阿霉素＋贝伐珠单抗	670.9	836.7	复发第 5 次化疗前
2019.10.9	脂质体阿霉素＋贝伐珠单抗	1103.5	1249.7	复发第 6 次化疗前

以上是一个典型的病例。初治没什么好说的，和大家一样接受了手术和 6 个周期的术后辅助化疗，末次化疗时间为 2018 年 11 月 25 日。但到了 2019 年 4 月 29 日，经 PET-CT 检查诊断患者复发，不仅病灶非常广泛，且距离上次治疗未满 6 个月（铂耐药），不符合再次减瘤术的指征。但不知道医生出于何种考虑，竟然为患者选择了再次手术。

于是，在经历了不完全减瘤术后，患者的病情急转直下，多西他赛＋奈达铂的化疗方案无效，更换了脂质体阿霉素＋贝伐珠单抗的治疗方案也仅略微迟滞了一下病情，但紧接着又再次失控，就如同一辆刹车失灵的列车，无可挽回地奔向绝望的深渊。

在该病例中，失败的二次手术非但没有让患者获益，反而让本来就"不安分"的癌细胞呈爆发性进展，客观上严重缩短了患者的生存期，这种错误的临床决策十分令人痛心。

除了失败的二次手术外，还有一些肠梗阻的患者在进行手术造瘘的时候，外科医生出于好心，造瘘之余还力所能及地切除了一些大块病灶。这也是非常可怕的事情——任何一种恶性肿瘤，绝不是切一点就能好一点，如果是单纯的姑息手术，就不要随便切那些超出手术范围的肿瘤，否则客观上就变成了不完全减瘤术，而卵巢癌二次手术不完全减负会导致灾难性的后果。这涉及肿瘤免疫（后文会详解肿瘤免疫），绝不能想当然、主观臆断。

什么样的患者适合二次手术呢？白兔谈一些个人浅见，仅供参考。

（1）2 年以后复发。鉴于复发时间超过两年的患者再次化疗的有效率相当高，因此，这样的患者只要能够做到术后无肉眼残留病灶，都有很大的再次手术价值。2 年以后才复发的患者，不积极手术很可惜。

（2）1~2 年复发。复发时间超过 1 年且病灶孤立的患者也适合再次手术，但如果病灶数量较多，则应慎重对待手术。上述 GOG-0213 研究提示，此类的患者可能无法通过手术延长生命，因此需与主治医生充分沟通，权衡利弊再做考虑。

（3）初次手术残留病灶 ≥ 2cm，但 6~12 个月后病情才再次进展，且病灶局限无腹水。有些患者经历了失败的初次手术，但属于铂敏感复发（≥ 6 个月），如果复发后病灶相对局限，能做到完全切净（R0），也具有一定的手术价值，甚至部分患者二次手术后，再次复发的时间可能还比初次手术后更长。此类患者先天性肿瘤免疫识别较强（所以才能够坚持 6~12 个月后才复发，否则病情早就进展了），并且给残留病灶和对化疗不敏感的肿瘤细胞留出了增殖生长的时间，二次减瘤术既解决了残留病灶，又清除了对化疗不敏感的肿瘤细胞，有助于使病情进入更为漫长的缓解期。

（4）6~12 个月复发、初次手术满意减瘤、当前最大病灶 ≥ 3cm 且病灶局限无腹水。这样的患者需个体化对待，毕竟初次手术已实现满意减瘤，但复发时间仍未超过 1 年，即便再次手术完全切净也未必能够获益。因此，这样的患者如果只有一个孤立病灶，白兔倾向手术，否则应由业内专家谨慎评估，再考虑是否进行二次肿瘤细胞减灭术。毕竟病灶孤立与否，患者预后大不相同。

至于说为什么需要最大病灶 ≥ 3cm，有两点原因：一是单从手术价值的角度来讲，剖一个大刀口，仅仅是为了切除一个 1~2cm 的小病灶，创伤和获益不成比例；二是如果复发后最大病灶还不到 3cm，很可能其他位置还有肉眼看不到但却即将生长出来的隐匿病灶，即便切掉那 1~2cm 的肿瘤，隐患依然没得到根除。

可能有读者会产生疑问：最大病灶 1cm 的时候不手术，结果等到长成 3cm 了，会不会出现了许多不可切除的转移灶，从而失去了手术机会？这其实是一个很简单的逻辑关系，如果最大病灶才 3cm，患者体内就到处有不可切除的转移灶了，这恰恰证明了不手术是明智的选择——如果当初盲目地选择了二次减瘤术，结果恐怕会更糟。

当然，如果是孤立淋巴结转移（由于血供原因，淋巴转移灶化疗效果不佳），无须 ≥ 3cm，观察 2 个月未出现新发病灶，应及时手术切除。

（5）小于 6 个月复发、淋巴结广泛转移且超出腹腔范围、大量恶性腹水、有不可切除病灶。存在以上任何一个条件的通常都不适合再次进行肿瘤细胞减灭术。

- 小于 6 个月复发是铂耐药复发，铂耐药不仅仅代表对铂类耐药，更提示肿瘤免疫逃逸，铂耐药后原则上不再考虑二次减瘤术。

- 有些患者初次手术做得非常漂亮，结果复发后淋巴结广泛转移，甚至淋巴结从盆腔一路转移到锁骨，这类患者 PET-CT 的 SUV_{max} 多数大于 12，肿瘤免疫往往较弱，这种情况下不仅手术范围需要做得很大，而且也很难切得干净。

- 大量恶性腹水多是腹膜表面病灶广泛种植刺激腹膜毛细血管，导致其通透性增加，使大量液体及蛋白质渗透入腹腔，这种情况病灶很难切净，即便经治疗腹水得到控制，多数情况下也不适合再次手术减瘤。

- 若二次手术无法实现无肉眼残留病灶（R0），非但不会获益，反而会缩短患者的生命。

无论是否适合二次肿瘤细胞减灭术，都请不要一看到敏感肿瘤标志物（如CA125）异常升高，就急急忙忙进行化疗，或者自作聪明吃靶向药、口服化疗药，这么做很难延长生命。NCCN 卵巢癌临床实践指南明确指出：生化复发（CA125等敏感肿瘤标志物异常升高）就进行化疗，比起出现临床症状（腹水、梗阻等）后再治疗，总生存期没有区别。我们要起码等到出现病灶后再考虑下一步治疗。

现在，让我们对本章进行一次总结，共十大要点。

（1）手术是决定卵巢癌患者生存期的关键因素。

（2）早期卵巢癌手术的注意事项是手术范围要足够、完整地切除肿瘤并避免肿瘤破裂。

（3）晚期卵巢癌的手术存在相当难度，须由高水平手术团队执行。

（4）晚期卵巢癌手术的终极目标是 R0（无肉眼残留病灶）。

（5）晚期卵巢癌可以不进行淋巴结清扫，但需切除肿大或可疑淋巴结。

（6）初次手术不彻底的，可在 1~3 次化疗后，经充分评估后再进行彻底的肿瘤细胞减灭术。

（7）卵巢癌患者尽量不要采用腹腔镜等微创技术做分期手术或减瘤术。

（8）铂敏感复发且病灶孤立的患者，应首先评估再次肿瘤细胞减灭术的可能。

（9）不恰当的二次肿瘤细胞减灭术可能会缩短生命。

（10）复发性卵巢癌若手术无法实现病灶无肉眼残留，则手术价值十分有限。

3

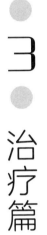

治疗篇

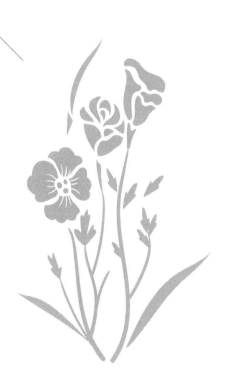

癌症治疗极简史与卵巢癌的一线化疗

癌症虽然是一个古老的疾病，但是囿于科学水平低下的原因，在19世纪之前，我们始终没有有效的手段去控制它。

但到了21世纪的今天，我们会被放疗、化疗、介入、靶向、免疫等五花八门的治疗手段"亮瞎眼"。那么这些治疗手段究竟是怎么诞生的，卵巢癌的治疗又经历了什么样的演变过程？现在，让我们追溯历史，好好地讲一讲人类抗击癌症的艰辛历程。

一、癌症治疗极简史

癌症治疗史与癌症治疗的三次革命如图3-1所示。

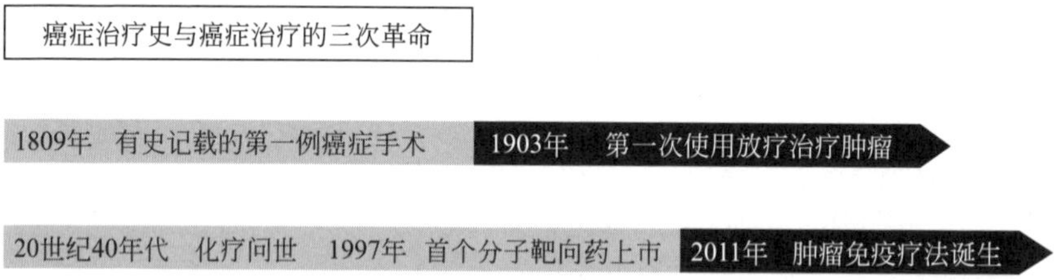

癌症治疗史与癌症治疗的三次革命

1809年 有史记载的第一例癌症手术　1903年 第一次使用放疗治疗肿瘤

20世纪40年代 化疗问世 1997年 首个分子靶向药上市　2011年 肿瘤免疫疗法诞生

图 3-1　癌症治疗史与癌症治疗的三次革命

不止癌症，古时候的人类对大多数疾病的病因、治疗和预防方法基本一无所知，但为了对抗它们，古人突发奇想、大开脑洞，琢磨出了各种千奇百怪、荒谬无知的"自杀式"治疗，如水银治梅毒，砒霜治胃病，红硝治疗不孕不育，灌肠、放血、催泻治百病……这些如今在我们看起来荒诞愚昧、不可思议的医疗手段，都曾在人类历史上真实存在并广泛应用。

癌症也不例外。最初人们对恶性肿瘤的认识很浅薄，只是发现身体里的某个地方长了个奇怪的肿块，于是，除了一些稀奇古怪、毫无价值的"治疗"外，自然也会有人想，把它切了不就行了？但是切了之后却发现，肿块是切下来了，但是人也很快就死了。

至于说为什么，原因很简单——古时候没有成熟的麻醉、消毒和输血技术。如果没有这三大技术为外科手术铺平道路，人免不了会因疼痛、感染或失血致死。所以，白兔始终对历史上那些"神医"成功实施开腹、开颅手术的史料记载抱有很大质疑，别说那些创伤巨大的手术了，就连流传上千年的太监阉割技术，直到清朝年间，死不死也基本听天由命。

1809 年，美国人伊夫莱姆·麦克道尔（Ephraim McDowell）通过外科手术的方式切除卵巢肿瘤，这是有史记载的第一例癌症手术。而随着麻醉、消毒和输血技术的广泛推广与应用，直到今天，手术依然是癌症最基础的治疗手段之一。

但手术就能万事大吉了吗？显然不可能。医生们发现，有的患者手术后痊愈了，但有的患者很快又复发了，有些人甚至手术后活不了几个月。由于当时还没有完善的病理学，人们对肿瘤的认知仍停留在肉眼观察的基础上，于是当时的医学界有一种流传很广泛的说法：那些术后痊愈的不是真癌症。

科学就像树干，医学就像藤蔓，医学的发展依托于科学技术的进步。随着 X 射线和镭的发现，1903 年，人类历史上第一次使用放疗治疗肿瘤。在两次世界大战期间，人类发明了包括芥子气在内的众多化学武器，20 世纪 40 年代，研究证实氮芥（通过对芥子气的硫变换为氮而得到）可以杀死快速增长的癌细胞，化疗自此登上了癌症治疗的历史舞台。

虽然化疗和放疗一样，都是从细胞水平上杀死癌细胞，但化疗的重大意义在于人类对癌症认知的变革——发现癌细胞增长速度很快。后来，随着人类又发现 DNA 双螺旋结构，逐步认识到癌细胞是基因突变的产物，然后成功研制出分子靶向药物。到了今天，人类又发现癌细胞除了基因突变之外，还需要实现肿瘤免疫逃逸，于是又开发出免疫疗法。因此，化疗、靶向和免疫疗法被称为癌症治疗的"三次革命"。

纵观癌症治疗史，随着生命科技的不断进步，人类对癌症产生、发展的认知也越来越深刻，对抗手段也越来越多样化、精准化。从束手无策到第一例癌症手术，人类用了几千年的探索时间，但从手术到放化疗，再到靶向和免疫治疗，人类耗费的时间越来越短，患者的生存期也越来越长，虽然期间也曾历尽坎坷，一度徘徊不前，但从来没有像今天这样逼近治愈的希望。我坚信，随着科学研究的不断突破，让癌症变成像高血压、糖尿病一样的慢性病，不再是梦想。

二、什么是化疗

受影视剧和坊间谣言的影响，老百姓都极度畏惧化疗，而且总有一些亲朋对化疗持坚决反对的态度，他们会掰着手指——列举身边的案例，比如："我家隔壁老王得了肺癌后去医院化疗，身体饱受摧残，最后化得都不成人样了，不到1年就死了。"然后郑重其事地谆谆叮嘱患者："千万不要化疗！"

其实，这些关于化疗的误会都源于普通人对医学的一无所知。

实际上，"老王们"最终大多数都死于癌症，而非化疗。在现代医学的监护下，真正死于化疗副作用的只是很小一部分。就好比人临死前都躺在床上（家里或者病床）一样，但死因都是生老病死，而非在床上睡觉的缘故。

诚然，化疗确实会给患者带来这样或那样的不适，但实际上患者应该感谢化疗。

虽然卵巢癌号称是妇科肿瘤中死亡率第一的癌症，但是其5年生存率还是明显优于肺癌、肝癌、食管癌、胃癌、胰腺癌这些发病率更高的大癌种。之所以预后相对较好，最直接的原因是卵巢癌对化疗非常敏感，有效率超过80%，是化疗有效率最高的癌症之一。

所以，我们不要痛恨化疗，它能延长患者的生命，是真正的灵丹妙药。

化疗主要分为两种给药方式：全身静脉化疗和局部化疗。

（1）全身静脉化疗就不用多说了，给药方式是将化疗药物通过静脉滴注输入体内，从患者的角度来看其实就是"打点滴"。全身静脉化疗的优点是可以让药物通过血管流通全身，对体内几乎所有的病灶都产生作用。

（2）局部化疗主要包括腔内化疗、鞘内化疗和血管介入化疗，在卵巢癌中主要采用的是腔内化疗——向腹腔或胸腔直接注射或灌注药物，优点是化疗药物与肿瘤的接触浓度更大、接触时间更长，至于说缺点就比较多了，咱们之后的章节再详谈。

现在，让我们先结合卵巢癌治疗药物的进展演变史，来谈一谈化疗在卵巢癌中的地位。

图3-2是美国FDA批准治疗卵巢癌药物的时间图谱。我们可以看到，自

1959 年起，在整整 55 年的时间里，卵巢癌的治疗始终以化疗为主，直到 2014 年，FDA 才开始批准靶向药贝伐珠单抗、奥拉帕利等用于卵巢癌的治疗，而且其适应范围还是相对较窄的。时至今日，化疗仍是卵巢癌治疗的基石，地位没有被丝毫撼动。

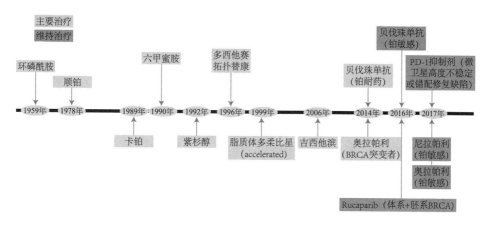

图 3-2　美国 FDA 批准治疗卵巢癌药物的时间图谱

其中有 3 个里程碑需要我们尤为关注：

第 1 个里程碑是顺铂。随着 20 世纪 70 年代顺铂的诞生，第一次极大地延长了卵巢癌患者的生存期，直到今天，全世界的医生和制药企业依然谈及卵巢癌铂耐药而色变——铂耐药阶段，不仅医生没有什么好办法了，就连各大制药巨头都不敢跟铂耐药"硬碰硬"。这里的"铂"指的就是顺铂和卡铂。

第 2 个里程碑是紫杉醇。自 20 世纪 90 年代紫杉醇上市以来，紫杉醇联合卡铂（TC 方案）这个最为经典的化疗方案自此占据卵巢癌药物治疗的"榜首"，直到 30 年后的今天也不动摇，原因无他——令人望而生畏的疗效。我们绝大多数的卵巢癌患者都逃不过该方案的"摧残"。

第 3 个里程碑是 PARP 抑制剂。PARP 抑制剂是第一款专门为卵巢癌量身打造的分子靶向药，奥拉帕利、尼拉帕利、雷卡帕利都属于 PARP 抑制剂，目前主要用于化疗结束后的维持治疗，能让超过 50% 的卵巢癌患者生存期得到显著延长，具有划时代的意义。

至于其他抗癌药物的地位，尽管比不了上述 3 个里程碑，但也极大地丰富了我们的"武器库"。其中脂质体多柔比星、吉西他滨是 TC 方案耐药后首先要考虑的化疗药；贝伐珠单抗虽然不能延长卵巢癌患者的总生存期，但能够提高近期疗效，迅速缓解胸腹水等症状，是化疗的好帮手；PD-1 抑制剂尽管获益比例相对较小，只有 10%~15%，并不能起到扭转大局的作用，但能让少数卵巢癌患者"起死回生"……

因此，尽管癌症的治疗已经踏入靶向和免疫治疗的新时代，但化疗依然是绝大多数卵巢癌患者无法迈过的那道坎儿。PARP 抑制剂和 PD-1 抑制剂只能起到锦上添花的作用，绝不能替代化疗。

三、卵巢癌的一线化疗

前文我们谈了手术，但卵巢癌绝不是做了手术就万事大吉，毕竟手术做得再干净，体内一定会有残留的癌细胞。对于绝大多数卵巢癌患者而言，如果后续的辅助化疗没有跟上，那些残留的癌细胞就像永不熄灭的火种，一旦时机成熟，就会再次引爆复发的炸弹。

白兔经常遇到患者因忍受不了化疗的痛苦，而放弃正规治疗。殊不知，这是在拿自己的生命开玩笑。

那么可能有人要问了，化疗这么难熬，我究竟要做多少次才行？

——不同分期和不同分型，都有各自严谨规范的化疗程数要求。

在 2020 年 NCCN 卵巢癌临床实践指南中，卵巢癌各病理类型的化疗要求如表 3-1 所示。

表 3-1　卵巢癌各病理类型的化疗要求

病理类型		IA 或 IB 期	IC 期至 IV 期
浆液性癌	低级别	观察随访	化疗或内分泌治疗
	高级别	6 个疗程化疗	
透明细胞癌		6 个疗程化疗 （I 期患者 3~6 个疗程化疗，IA 期可选择观察随访或化疗）	
子宫内膜样癌	G1 （高分化）	观察随访	化疗或内分泌治疗
	G2-3 （中、低分化）	6 个疗程化疗 （I 期患者 3~6 个疗程化疗）	

续表

病理类型		IA 或 IB 期	IC 期至IV期
黏液性癌		观察随访	6 个疗程化疗 （Ⅰ期患者 3~6 个疗程化疗）
交界性肿瘤	有浸润性种植	可观察随访或按照低级别浆液性癌处理	
	无浸润性种植	观察随访	
癌肉瘤		6 个疗程化疗 （Ⅰ期患者 3~6 个疗程化疗）	

　　虽然表 3-1 洋洋洒洒写的内容挺多，但实际上，大多数卵巢癌患者都是高级别浆液性卵巢癌，大多都需要进行 6 个疗程化疗。其他病例类型，基本上一旦分期到了Ⅱ期及以上，同样也需要进行 6 个周期的化疗。只有Ⅰ期患者或者交界性肿瘤患者，化疗程数才有所区别。

　　其中需要特别要指出的是，自 2016 年起，NCCN 卵巢癌临床实践指南已将化疗最高程数由 6~8 次改为 6 次。8 次化疗相比于 6 次，并没有带来生存期获益。

　　至于说具体的化疗方案，经白兔整理后的卵巢上皮癌一线化疗方案如表 3-2 所示。

表 3-2　卵巢上皮癌一线化疗方案

方案	剂量	时间	适应证	注意事项
紫杉醇＋卡铂	紫杉醇 175mg/m²，卡铂 AUC 5 ~ 6	每 3 周 1 个疗程	Ⅰ期至IV期卵巢上皮癌	最经典、最常见的化疗方案
多西他赛＋卡铂	多西他赛 60~75mg/m²，卡铂 AUC 5 ~ 6	每 3 周 1 个疗程	Ⅰ期至IV期卵巢上皮癌	更适合化疗后易发生神经系统毒副作用的患者，如糖尿病
脂质体阿霉素＋卡铂	脂质体阿霉素 30mg/m²，卡铂 AUC 5	每 4 周 1 个疗程	Ⅰ期至IV期卵巢上皮癌	最易耐受的一线化疗方案，不脱发
紫杉醇＋顺铂（腹腔化疗）	第 1 天紫杉醇 135mg/m²（静脉化疗），第 2 天顺铂 75~100mg/m²（腹腔化疗），第 8 天紫杉醇 60mg/m²（腹腔化疗）	每 3 周 1 个疗程	Ⅱ期、Ⅲ期卵巢上皮癌，手术残留肿瘤 ≤1cm	毒性最大的一线化疗方案，仅适用于Ⅱ期、Ⅲ期术后实现满意减瘤的患者用于术后辅助治疗
紫杉醇＋卡铂（紫杉醇周疗）	第 1、8、15 天紫杉醇 80mg/m²（剂量密集型），3 周一次卡铂 AUC 5 ~ 6	每 3 周 1 个疗程	Ⅱ期至IV期卵巢上皮癌	日本妇癌学会推荐的首选方案之一，但毒性相对较大

方案	剂量	时间	适应证	注意事项
紫杉醇＋卡铂（减量方案）	紫杉醇 135mg/m², 卡铂 AUC 5	每 3 周 1 个疗程	Ⅰ期至Ⅳ期老年人（70岁以上）卵巢上皮癌和（或）合并症	剂量不能再低了，特别是卡铂，若 3 周疗剂量低于 400mg 或 AUC ＜ 4，则疗效微弱
紫杉醇＋卡铂（双药周疗方案）	紫杉醇 60mg/m², 卡铂 AUC 2	每周 1 次，共 18 次		尽量按时化疗，Ⅱ度骨髓抑制也可化疗
卡铂（单药化疗）	卡铂 AUC 5	每 3 周 1 个疗程		单药方案疗效劣于联合方案，仅针对化疗耐受性极差的患者

紫杉醇＋卡铂 3 周疗方案可联合贝伐珠单抗 7.5mg/kg 或 15mg/kg，但化疗结束后务必进行贝伐珠单抗的维持治疗，否则使用贝伐珠单抗无意义

虽然表 3-2 主要根据 NCCN 指南整理而来，但"注意事项"部分非常宝贵，完全清楚这部分内容的医生并不多。

从表 3-2 中我们可以看到，2019 年 NCCN 卵巢癌临床实践指南中仅有 5 个一线化疗药，分别是紫杉醇、多西他赛、脂质体阿霉素和卡铂、顺铂。

而我们国内医院常用的紫杉醇脂质体、白蛋白紫杉醇、奈达铂、洛铂、奥沙利铂，都不是 NCCN 指南的一线药。

从道理上讲，几乎所有恶性肿瘤的一线治疗都不应该存在任何争议，大家按照 NCCN 指南来治就可以了，不同的情况有非常详细且具体的规定。但可悲的是，目前我国卵巢癌一线治疗的现状非常令人担忧，能做到规范治疗就很不容易了。

有些医生认为奈达铂、洛铂、奥沙利铂的疗效优于卡铂和顺铂，毕竟顺铂是一代铂、卡铂是二代铂，而洛铂和奥沙利铂都是三代铂，自然看起来好像"升级换代"了，而且目前大多数妇科医生都认为紫杉醇脂质体、白蛋白紫杉醇是"高级紫杉醇"，也属于 NCCN 指南一线药。这里需要特别指出的是，根据 NCCN 指南要求，如果患者对传统紫杉醇过敏，可考虑使用白蛋白紫杉醇。看清楚这其中的逻辑关系：白蛋白紫杉醇并非一线药，而是备选药。就连白蛋白紫杉醇都是卵巢癌治疗的备选药，紫杉醇脂质体又凭什么跻身一线方案？

紫杉醇脂质体、洛铂、奈达铂在 NCCN 指南中则根本没有提及，目前只有一些回顾性或者小样本的研究，缺乏前瞻性、大样本、多中心、随机分组的三期临

床研究证据。前文我们曾谈到前瞻性和回顾性研究的区别——"指哪打哪"和"打哪指哪"。那些"打哪指哪"的回顾性研究不能作为一线用药的证据。

更何况这些"自创"TC方案的价格是比较贵的，而且多数省份未纳入医保，在疗效不确定的情况下，患者还得多花很多钱，对患者非常不公平。

当然，我并非否认紫杉醇脂质体、白蛋白紫杉醇、奈达铂、洛铂、奥沙利铂在卵巢癌中的疗效，但医学毕竟是一门科学，科学就必须要经过验证。纵观卵巢癌全治疗周期，初治是患者最宝贵的治疗时机，任何一个不当操作都可能导致复发或缩短患者的生存期。

我们为什么要坚持正规的一线方案？就是因为一线方案的有效率最高、生存获益最大。在FDA历史上，第一个批准用于卵巢癌的化疗药物是环磷酰胺（1959年），但根据GOG-111等研究结果表明，紫杉醇＋顺铂对比环磷酰胺＋顺铂，卵巢癌患者中位生存期能够延长14个月，而多西他赛、脂质体阿霉素都曾经过严谨充分的临床研究，证实其有效率和生存期基本等同于紫杉醇，所以才能够跻身NCCN指南一线。

这两年来，国内外开展了很多卵巢癌的临床试验，"铂敏感"往往是患者的入组条件之一，需要患者在一线化疗方案后实现ORR（肿瘤缩小30%以上），但如果我们使用了紫杉醇脂质体、奈达铂、洛铂、奥沙利铂等，往往是不符合入组条件的。很难相信那些组织临床研究的制药企业会允许使用这种"自创"TC方案的患者入组，从而导致临床研究出现重大漏洞，为研究结论带来铺天盖地的质疑声。

如果把医生比作运动员，把治疗卵巢癌当作一项体育运动，那么紫杉醇＋卡铂的"含金量"完全等同于世界纪录，而且是保持几十年无人打破的"世界纪录"。你能想象一个市级、省级"运动员"轻而易举地突破人类极限吗？

而且需要注意的是，一代铂、二代铂耐药后，奥沙利铂凭借其独有的二氨环己烷（DACH）基因与顺铂、卡铂不产生交叉耐药，但如果我们初始治疗就用了三代铂，耐药后是不可能再换回一代铂、二代铂的，治疗回旋空间将会严重受限。在总生存期无法延长的大前提下，提前使用三代铂就好比"自废武功"、自断退路。

因此，从尊重科学、尊重生命的角度，对于初治患者应严格按照指南选择治疗方案。

要知道，无论一个医生的水平有多高，其个人的诊疗经验与NCCN指南相比都实在太渺小了，毕竟指南是从浩如烟海的临床研究中收集、分析、评价出的最佳治疗路径。一个医生的能力再强，也强不过全世界同行的集体智慧，病不是想怎么治就怎么治的，治疗方案的选择必须要以科学为基础。

　　尽管都是一线方案，但是具体用药选择也是有考量的。根据 SCOTROC 研究：紫杉醇＋卡铂对比多西他赛＋卡铂，两者的 ORR、PFS 和 18 个月生存率无差异，但多西他赛感觉神经病变（2%：8%）、运动神经病变（1%：3%）相对较少，过敏反应（11%：4%）和骨髓抑制较重（4 度粒细胞减少：12%：1%）。所以综合评价，一般情况下首选紫杉醇。但有些患者化疗后易发生神经系统毒副作用（如糖尿病患者），这时候就可考虑选择多西他赛＋卡铂方案。

　　根据 GOG158 的研究：紫杉醇＋卡铂对比紫杉醇＋顺铂，两者之间疗效无差异，顺铂"高效高毒"的理论在卵巢癌中不成立。老病友都知道，卡铂骨髓抑制较重，而顺铂的消化道反应和肾毒性明显，因此，从患者耐受的角度来说，卡铂体感要优于顺铂，而且为了降低肾毒性，使用顺铂需要大量水化，因此多数病友面对顺铂时依从性较差，所以一般情况下我们首选卡铂。但另一方面，当我们用卡铂导致骨髓抑制（主要是白细胞或血小板减少）非常严重的时候，就有必要考虑将卡铂换为顺铂。

　　正是因为以上因素，TC 方案能够牢牢占据卵巢癌"江湖霸主"的地位几十年不动摇。仅从这一点我们就可以认识到，在癌症的治疗中，任何一个"流行方案"都有其内在原因。

　　目前，一线使用 AC 方案（脂质体阿霉素＋卡铂）的病友很少，但特别值得一提。根据 MITO2 研究：TC 方案生存获益与 AC 方案基本相当，但 AC 方案的数据略优于 TC 方案。PFS 为 19 个月：16.8 个月；OS 为 61.6 个月：53.2 个月。但无统计学差异（p=0.58 和 p=0.32）。因此，自 2017 年起，NCCN 指南将 AC 纳入一线化疗方案。

　　AC 方案的优势在于：①耐受较好，一般不痛苦；②4 周进行一次化疗，休息时间长；③九成患者不脱发（这一点女性患者比较介意）；④骨髓抑制、过敏反应、神经病变和消化道反应较轻；⑤一定程度降低复发风险（大于 6 个月复发患者较TC 方案降低 18%；6~12 个月复发患者降低 27%）。但多数省份目前未将脂质体阿霉素纳入医保，并且其血小板减少和贫血的不良反应发生率高于 TC 方案。

　　现在，我们对一线化疗方案进行总结，白兔随手编了个顺口溜："自创"TC

不要选，没钱就选真 TC（紫杉醇＋卡铂），有钱就用"豪"AC（脂质体阿霉素＋卡铂），血象总是上不来，快把卡铂换顺铂。大家清楚了吗？

细心的朋友可能会发现，在 NCCN 指南中，一线化疗方案还包括腹腔化疗。Ⅱ期、Ⅲ期患者如果实现满意减瘤（术后残留肿瘤 ≤ 1cm），既可以选择静脉化疗也可以选择腹腔化疗，但是Ⅰ期和Ⅳ期患者就必须进行静脉化疗了。

腹腔化疗是个坎儿，不要说广大病友了，就连很多专业医生都搞不明白，或自以为明白什么样的患者适合静脉化疗、什么样的患者适合腹腔化疗。

前文我们谈到了腹腔化疗的优势：可以产生比静脉化疗高几百倍的浓度和更长的滞留时间，让小病灶和癌细胞直接浸泡在化疗药物中，产生更强的杀伤效果。

但腹腔化疗的劣势也很明显，主要包括以下几点：

（1）仅适合 ≤ 1cm 的微小病灶。毕竟病灶越大，化疗药物的渗透能力越差——俗称"泡不透"。有研究显示，仅 1~2mm 的表层肿瘤组织能够暴露在高浓度化疗药物中，且病灶越大，血供也就越丰富。毕竟肿瘤细胞也是需要血管运输氧气和营养的，而静脉化疗同样是通过血管来运输化疗药物，所以，病灶越大越适合静脉化疗。

（2）腹腔化疗不适合存在远处转移的患者。毕竟腹化属于局部化疗，如果患者有超出腹腔范围的远处转移（Ⅳ期），腹腔内的化疗药是"够不着"的。

（3）腹腔化疗很难耐受。毒性大、并发症多、生活质量低、住院时间长……不是那么容易扛得住。

为什么Ⅱ期、Ⅲ期适合腹化，Ⅰ期和Ⅳ期就不行呢？因为卵巢癌有个特点：易发生广泛的盆腹腔腹膜种植，上至膈肌，下到盆腔底部，范围内所有器官表面都可能出现种植转移。Ⅱ期，特别是Ⅲ期患者术后就往往存在微小病灶残留，所以切得越干净，越适合腹腔化疗，可以通过加大局部药物的浓度，以更强的杀伤作用对付那些残留病灶或者肉眼看不见的微小病灶。但如果残留病灶 ≥ 1cm，由于腹腔化疗"泡不透"，所以还是静脉化疗更佳。因此，在 NCCN 指南中，腹腔化疗的适应证为：Ⅱ期、Ⅲ期卵巢上皮癌，术后残留肿瘤 ≤ 1cm。

Ⅰ期患者预后较好，没有必要进行腹腔化疗；Ⅳ期患者已经存在超出腹腔范围的远处转移了，光进行腹腔化疗可不够。

需要特别指出的是，新辅助化疗不推荐采用腹腔化疗的方式——术前不要搞腹腔化疗。一是由于腹腔化疗可能导致腹腔粘连；二是缺乏术前腹化的前瞻性研究证据。

当然，以上都是理论，那么，真实的临床疗效怎么样？国际上共有 7 项大型三期随机对照研究，其中 4 项临床研究显示腹腔化疗和静脉化疗效果差不多，而另外 3 项研究则显示腹腔化疗能够带来显著生存获益。

（1）GOG104 研究表明，腹腔化疗较静脉化疗能延长 8 个月的 OS；

（2）GOG114 研究表明：腹腔化疗较静脉化疗能延长 6 个月的 PFS 和 11 个月的 OS；

（3）GOG172 研究表明：腹腔化疗较静脉化疗能延长 5.5 个月的 PFS 和 16 个月的 OS（PFS：23.8 个月：18.3 个月；OS：65.6 个月：49.7 个月）。

但是所有的临床研究都至少表明：若Ⅱ期、Ⅲ期患者能够达到满意减瘤（R1，残留病灶 ≤ 1cm），腹腔化疗的生存获益至少不会弱于静脉化疗。

究竟应该选择腹腔化疗还是静脉化疗？临床数据和选择权一并交给患者，由患者亲自决定。但是一般情况下，医院不会主动推荐患者进行腹腔化疗，毕竟腹腔化疗伴有较多的副作用和并发症，易导致医疗纠纷。

最后提一提 2019 年 NCCN 卵巢癌临床实践指南的重大更新：推荐患者在 IDS（中间肿瘤细胞减灭术，即先化疗再手术）实现满意减瘤后进行"腹腔热灌注化疗"。

这项更新是基于 2018 年 1 月发表在 *NEJM* 的一项前瞻性、多中心、随机对照的三期临床研究。该临床一共入组了 245 名患者，分为两组，都是在做完新辅助化疗后接受手术。一组手术后正常进行辅助化疗，其实就是标准治疗流程；另一组趁着麻药劲儿还没过，在手术室直接来一次"腹腔热灌注化疗"，之后再回病房进行标准治疗。在经过了 4.7 年的长期随访后，两组的 PFS 分别为 10.7 个月和 14.2 个月，"腹腔热灌注化疗"组的 PFS 延长了 3.5 个月；OS 分别为 33.9 个月和 45.7 个月，"腹腔热灌注化疗"组延长了 11.8 个月，延长了近 1 年的生命。

这个数据是非常不错的，仅仅是在患者昏迷状态下进行了一次腹腔热灌注化疗，生命就差不多延长了 1/3，价值很大。但可惜的是，目前国内能进行正规腹腔热灌注化疗的医院不是很多，而且这项治疗医保不报销。

最后，让我们对本章的知识点进行回顾和总结，共有 10 点：

（1）医学的发展依托于科学技术的进步。

（2）化疗、靶向和免疫疗法被称为癌症治疗的 3 次革命。

（3）化疗能够延长卵巢癌患者的生命，是真正的灵丹妙药。

（4）化疗是卵巢癌治疗的基石，一线治疗绝不能用靶向或者免疫治疗替代化疗。

（5）相比于6次化疗，8次化疗并没有为卵巢癌患者带来生存期获益。

（6）化疗尽可能按时、按量、足疗程，否则影响生存期。

（7）要坚决拒绝某些医院的"自创"TC方案，严格执行NCCN指南一线方案。

（8）腹腔化疗的优势和劣势都相当明显，仅适用于Ⅱ期、Ⅲ期实现满意减瘤的卵巢癌患者。

（9）脂质体阿霉素＋卡铂的化疗方案相对易耐受，且不脱发。

（10）腹腔热灌注化疗"性价比"极高。

卵巢癌的抗血管靶向治疗

靶向药和化疗药是药理完全不同的两类药。

化疗指的是化学治疗，它是在细胞水平上，针对细胞增殖的不同环节发挥杀伤作用，因此特别善于杀伤比较活跃的细胞。癌细胞就很活跃、增殖快，所以能够被化疗所抑制。但是化疗是一种非选择性的"无差别"杀伤，只要生长快的细胞通通都会受到影响。由于消化道黏膜细胞、骨髓细胞和毛囊细胞等正常细胞的生长速度也很快，所以患者化疗后可能会出现恶心呕吐、骨髓抑制、脱发等副作用。

而靶向药则不同，它是在分子水平上，针对特定的异常蛋白或基因的治疗药物。如果把化疗当作"地毯式"轰炸，那么靶向药就是具有制导系统的精准导弹，会特异性地选择致癌位点发挥疗效，导致肿瘤细胞特异性死亡而不波及正常组织细胞，所以靶向药的副作用一般要小于化疗。

在卵巢癌中，靶向药主要有两种：① VEGF/VEGFR 抑制剂；② PRAP 抑制剂。

本章先说 VEGF/VEGFR 抑制剂——抗血管生成靶向药。

VEGF/VEGFR 是血管生成的重要通路。恶性肿瘤的生成、生长和转移都有赖于新血管的生成，毕竟癌细胞同样需要新陈代谢所必需的氧气和营养。如果肿瘤处于最初的萌芽阶段，可以单靠摄取周围组织弥散的营养生存，但直径却无法超过 2mm。

这就好比你如果没有稳定的收入，光靠讨饭过日子，很难养活一大家子人。肿瘤想要发展壮大，就一定要想方设法地"引诱"血供的形成；否则，没有血管 = 没有营养和氧气 = 肿瘤细胞死亡。

而抗血管生成靶向药就是针对肿瘤的这一特性，通过抑制血供的方式实现"饿死"肿瘤细胞的目的，病友一般简称其为 V 靶。贝伐珠单抗、雷莫芦单抗、乐伐替尼、索拉非尼、帕唑帕尼、西地尼布、阿帕替尼、安罗替尼、恩度等都属于抗血管生成靶向药。

V 靶是个"万金油"，肺癌、肝癌、肠癌、宫颈癌……任何实体瘤都可以用，也不需要做基因检测，毕竟所有实体瘤都会有血供存在。在卵巢癌的治疗中，大多数医院的"看家本领"就是化疗耐药后，换药理不同的化疗药，然后联合贝伐珠单抗或者阿帕替尼。

"万金油"有 3 个特点：见效快、耐药快、很难延长总 OS。

（1）见效快。比如有很多卵巢癌病友伴有明显的胸腹水，如果初次使用抗血管生成靶向药，如贝伐珠单抗联合化疗，一般情况下胸腹水很快就会缓解，肿瘤退缩的也可能比较明显。如病例 1，其具体情况如表 3-3 所示。

表 3-3　病例 1 的具体情况

时间	治疗措施	诊断	CA125/（U/mL）	备注
2017.5—2017.11	手术 +6 次术后辅助化疗	病理诊断：高级别浆液性卵巢癌 Ⅲ C 期	由术前的 1420.1 降至 13.2	—
自 2018 年 10 月起，CA125 开始逐月上升				
2018.12.27	紫杉醇＋卡铂＋贝伐珠单抗	PET- CT 诊断：腹膜不均匀增厚，心膈角、盆腹腔多发淋巴结肿大，伴 FDG 摄取增高	271.2	确认复发
2019.1.30	紫杉醇＋卡铂＋贝伐珠单抗	—	52.1	一化后
2019.2.21	紫杉醇＋卡铂＋贝伐珠单抗	—	12.5	二化后
2019.3.13	紫杉醇＋卡铂＋贝伐珠单抗	—	10.7	三化后
2019.4.2	紫杉醇＋卡铂＋贝伐珠单抗	—	12.1	四化后
2019.4.30	紫杉醇＋卡铂＋贝伐珠单抗	—	11.2	五化后
2019.5.25	贝伐珠单抗维持治疗	—	9.8	六化后
2019.6.18	贝伐珠单抗维持治疗	—	10.8	—

从病例 1 我们可以看到，患者初始治疗结束后，约 1 年后复发。虽然属于铂敏感复发，但由于复发后病灶比较广泛，手术没有机会做到病灶无肉眼残留，于是选择了一线化疗联合贝伐珠单抗治疗。

尽管没有手术，但该患者的治疗效果不错，仅仅是经过两次 TC 方案联合贝伐珠单抗，CA125 就从 271.1U/mL 迅速降至 12.5U/mL。

当然，效果好的原因是多方面的，主要因该患者 1 年后才复发，属于完全铂敏感复发，如果单纯使用紫杉醇＋卡铂的一线化疗，同样大概率有效，但通常没有联合贝伐珠单抗见效快。

（2）耐药快。带瘤状态下，一般 3~8 个月就会耐药。如果多线治疗失败再使用抗血管生成靶向药，比如一些卵巢癌患者连续 2~3 个化疗方案都无效，这时再使用 V 靶，能够控制病情的时间是很短的，有些患者两三个月也就耐药了，甚至干脆不起效。如病例 2，其具体情况如表 3-4 所示。

表 3-4 病例 2 的具体情况

时间	治疗措施	诊断	CA125/（U/mL）	备注
2016.3 — 2016.9	手术＋6 次术后辅助化疗（方案为紫杉醇＋卡铂）	病理诊断：高级别浆液性卵巢癌ⅢC 期	由术前的 153.5 降至 8.1	初始治疗
2017.12.10	未按时复查，直至出现癌性肠梗阻后才入院治疗			
2017.12 — 2018.6	梗阻缓解后化疗（紫杉醇＋卡铂 6 个疗程）	CT（2017.12）：盆腔见软组织密度影，直径约 7cm，与直肠及乙状结肠分界不清，腹膜后、两侧腹股沟多发结节灶	265.3 -45.2	—
2018.9.14	紫杉醇脂质体＋奈达铂	CT：盆腔见软组织密度影，直径约 5cm，与直肠及乙状结肠分界不清，腹膜后、两侧腹股沟多发结节灶	71.5	—
2018.10.8	紫杉醇脂质体＋奈达铂	—	84.1	一化后
2018.10.31	紫杉醇脂质体＋奈达铂	—	135.7	二化后
2018.11.24	紫杉醇脂质体＋奈达铂＋贝伐珠单抗	—	215.8	三化后
2018.12.15	紫杉醇脂质体＋奈达铂＋贝伐珠单抗	—	69.1	四化后
2019.1.8	紫杉醇脂质体＋奈达铂＋贝伐珠单抗	—	35.9	五化后
2019.1.31	紫杉醇脂质体＋奈达铂＋贝伐珠单抗	—	45.2	六化后

续表

时间	治疗措施	诊断	CA125/ （U/mL）	备注
2019.2.27	紫杉醇脂质体＋奈达铂＋ 贝伐珠单抗	CT：盆腔见软组织密度影， 直径6.5cm，与直肠及乙 状结肠分界不清，腹膜后、 两侧腹股沟多发结节灶	95.4	七化后

病例2患者在治疗中犯了一个重大错误——未按时复查，直至2017年12月出现肠梗阻才入院接受治疗。要知道，癌性肠梗阻是卵巢癌非常危险的并发症，一半以上的卵巢癌患者最终死于肠梗阻，但幸运的是，经对症支持治疗，患者的梗阻得到缓解，但并不是每个人都能这么幸运。

鉴于患者距离上次化疗已经1年多了，属于对铂类敏感，因此医生继续使用紫杉醇＋卡铂的一线化疗方案。

但是患者的主病灶直径达7cm，带着这么大的瘤子进行化疗，效果是好不到哪去的。复发后经6次化疗，患者的CA125也只是勉勉强强从265.3U/mL降至45.2U/mL，而且化疗药一停，病情立马进展，在3个月的时间内CA125又涨到71.5U/mL。雪上加霜的是，医生错误地为患者选择了紫杉醇脂质体＋奈达铂的化疗方案。

毕竟化疗耐药后，再次化疗要选择与之前药理不同的化疗方案，而紫杉醇脂质体＋奈达铂和紫杉醇＋卡铂，两者之间的药理没有多少区别。

由于用药有误，3次化疗后，CA125从71.5U/mL升至215.8U/mL，紫杉醇脂质体＋奈达铂的化疗方案没有起到作用。眼看又快梗阻了，这个时候，医生开始考虑联合抗血管生成靶向药。

但是此次用药依然有误——只是在原方案的基础上联合贝伐珠单抗。使用贝伐珠单抗没有问题，但化疗方案有问题，既然紫杉醇脂质体和奈达铂无效，为什么还要继续使用这两个化疗药呢？

于是我们看到，在错误的治疗下，患者的CA125尽管从215.8U/mL降至35.9U/mL，但不到2个月的时间就耐药了。耐药后抱着侥幸心理又用了一次该方案，结果发现CA125反弹得更快了，直接翻倍。

尽管该患者耐药快的原因在很大程度上归咎于治疗错误，但到了铂耐药阶段，抗血管生成靶向药的有效时间确实比较短，铂耐药后即便采用了正确的治疗，化

疗 +V 靶也很难控制病情 10 个月以上。

（3）很难延长总 OS。截至目前，没有任何一个三期临床研究证实抗血管生成靶向药能够延长卵巢癌患者的总生存期，绝大多数的卵巢癌临床研究都表明——抗血管生成靶向药仅改善 PFS，不改善 OS。

比如第一个获得 FDA 批准的抗血管生成靶向药贝伐珠单抗，在卵巢癌中的证据等级最高，临床研究最充分，在著名的三期、随机双盲、安慰剂对照的 OCEANS 研究中，评估了贝伐珠单抗 + 吉西他滨 + 卡铂对比吉西他滨 + 卡铂的疗效和安全性，但最终结论也只是改善了 PFS（12.4 个月：8.4 个月），而 OS 无统计学差异。

贝伐珠单抗的东家——国际制药巨头罗氏制药公司也挺有本事，后来又搞了个 GOG-0213 的卵巢癌三期临床研究，终于做出来了 OS 阳性结果（42.3 个月：37.3 个月），但是这个临床研究的 p 值存在问题：初始 p 值是 0.056，经灵敏度分析后的修正为 0.0447。学过统计学的朋友都知道，p 值指的是统计学意义，是代表结果真实程度的一个指标，p 值越小，结果越可靠，而 0.05 是 p 值的可接受错误的边界水平，只有当 p 值小于 0.05 时才被认为有显著的统计学差异。所以 GOG-0213 的研究结论并不被医学界普遍承认，贝伐珠单抗事实上无法延长卵巢癌患者的总生存期。

说到这里，白兔就要提一提病友们关注的焦点——经济毒性。

我们普通人每个月的工资也不过 5000 元左右，除去饮食、住宿、交通、水电、人情来往等生活必需外，可支配收入往高了算也就是两三千元，而使用一次贝伐珠单抗多少钱？每 3 周需要 8000~10 000 元，如果再加上白蛋白紫杉醇、脂质体阿霉素等"高级化疗药"和其他杂七杂八的住院费，治疗 21 天就需要大概 3 万元。

而且，这并不延长总生存期。

有的病友很有钱，去欧美最好的医院，每月开销几十万元而面不改色；而有的病友很拮据，去医院拍个 CT 还要踟蹰不前、犹豫再三。家属中有很多非常孝顺的子女，借钱看病就不用多说了，当看到别人用某种昂贵的药物，治疗效果非常好的时候，脑海里立刻开始盘旋起卖房的念头。但白兔从来不建议卖房看病，因为卵巢癌一旦到了需要卖房看病的时候，多数已经是铂耐药了，这个时候哪怕你卖了房，也很难延长患者的生命。

不仅仅是铂耐药。

在卵巢癌的治疗中有一条真理，只有真正的高水平医生才能在长达几十年的临床实践中模模糊糊地意识到，在传统治疗模式下（不考虑 PARP 抑制剂或 PD-1 抑制剂），"患者从推出手术室的那一刻起，生命的长度就已经定好了。"

卵巢癌治疗中，能够有效延长总生存期的手段太匮乏。像 PARP 抑制剂、PD-1 抑制剂这种"神药"，只对某些特定的患者群体有效，不当使用很难有效延长 PFS，更不要说 OS 了。而且，不要说普通病友了，很多专业医生都对某些新药缺乏正确的理解和认识，知其然却不知其所以然，知道临床研究数据却不清楚临床设计，在复杂多变的临床实践中，很难做到效果最大化。

除了见效快、耐药快、很难延长总 OS 的特点外，抗血管生成靶向药还有一个特性——和化疗是对儿"好兄弟"。

我们正常器官的血管是非常规律，甚至是充满美感的，但肿瘤则不同，它是一个邪恶、混乱的组织，血管系统长得随心所欲、杂乱无章，自然会导致血流紊乱、供血不均匀。因此，部分区域的肿瘤细胞处于缺氧状态，所以手术切下肿瘤后经常会发现里面有缺血坏死的部分，这就是肿瘤血管混乱造成的。

既然肿瘤内血管系统杂乱，化疗就难以抵达病灶深处，无法使每一个肿瘤细胞充分接触药物，自然也就限制了化疗的效果。

而抗血管生成靶向药则能在退化肿瘤现有血管系统和抑制新血管生成的同时，改善和促进肿瘤血供一过性正常化，这个时候再联合化疗，一方面有助于化疗药物的递送，再加上 V 靶本身的抗肿瘤作用，自然能取得"1+1 > 2"的效果。所以，在多数情况下，制药企业在开展卵巢癌的抗血管生成靶向药的临床研究时，通常会联合化疗——数据好看、鼓舞人心、利于销售。

需要提醒的是，由于抗血管生成靶向药并不能完全摧毁肿瘤，一旦停止抗血管治疗，肿瘤血供会重新恢复，因此在化疗 +V 靶的治疗策略中后续的 V 靶维持治疗就显得尤为重要。特别是在既往化疗 +V 靶的临床研究中，受试者在化疗结束后都采用了 V 靶维持治疗，但依然难以延长 OS，所以，化疗结束后如果不考虑靶向维持治疗，则之前使用的 V 靶则作用不大。

最后，我们再谈谈副作用。抗血管靶向药主要分为两种：①大分子单克隆抗体；②小分子激酶抑制剂。

大分子单克隆抗体包括老药贝伐珠单抗和新药雷莫芦单抗，较小分子靶向药易耐受，什么叫"易耐受"？就是用了没那么难受。大分子单抗类药物都是静脉注射的。

小分子激酶抑制剂包括乐伐替尼、帕唑帕尼、西地尼布、索拉非尼、阿帕替尼、安罗替尼等。除乐伐替尼体感尚可外，其他副作用尽管各有特色，但都不易耐受，能吃得人飘飘欲仙、欲生欲死。小分子靶向药都是口服的。

无论大分子还是小分子，抗血管生成靶向药的常见副作用主要集中在以下 3 个点：

第一是肠穿孔。尽管无明显禁忌证的患者肠穿孔发生率不高，但致死率高，并且一旦肠穿孔，由于 V 靶自身的抗血管生成作用，经外科紧急手术后伤口也不易愈合，因此手术后至少 6 周后才能用 V 靶，否则会影响伤口愈合。**郑重提醒：任何原因导致的肠梗阻都是抗血管生成靶向药的绝对禁忌。**

第二是尿蛋白。1 级或 2 级蛋白尿可以继续用药；对于 ≥ 3 级蛋白尿应暂时停药，直到不良反应恢复到 1 级及以上；肾病综合征需永久停用 V 靶。

第三是高血压。V 靶引起的高血压多数是可控的，但一定要做好血压监测和控制，若高于 160/100mmHg（21.28/13.3kPa），需暂停 V 靶并及时降压治疗。

其他的副作用还包括出血、手足综合征、肝毒性、血栓、心力衰竭、食欲下降、腹泻等。鉴于绝大多数病友没有足够的医学基础和临床经验，因此，请尽量寻求有经验的肿瘤科医生指导治疗。

此外，靶向药的购买渠道不同，副作用也可能存在一定差异。

靶向药可根据价格的不同分为正版药（原研药）、仿制药和原料药。目前，仅有口服的小分子靶向药才有仿制药和原料药，像贝伐珠单抗这种大分子单克隆抗体药物难以被轻易仿制——单抗作为一种生物制剂，无法通过化学合成的方式获得，仿制过程需强大的技术力量和资金支持，不是普通制药公司可以完成的。

之所以正版靶向药（原研药）会卖出"天价"，是由于其一般至少需要 10 年以上的研发、临床试验和注册过程，耗资巨大，且成功率低得可怜，如果不卖出"天价"，药企就收不回成本，将会导致未来没有人愿意再研发新药。新药通常都有 20 年的专利保护期，在此期间，其他企业不允许仿制，否则就是侵犯知识产权。

但以印度为首的一些东南亚国家却是例外，这些国家对抗癌药实行药品专利"强制许可"——无论专利保护期是否结束，都允许药物被直接仿制。比如在《我不是药神》这部电影中，主角徐峥在印度购买的低价"格列宁"就是仿制药。狭义上的"仿制药"特指这些东南亚国家所生产的仿制品。

原研药、仿制药和原料药三者的关系就如同正版电影、高清盗版和在影院里偷录的"枪版"，从风险方面来说，正版药最大的风险是贵；仿制药的风险则相对较小，而且也需注意购买渠道是否靠谱，毕竟有些不良药贩会拿原料药冒充仿制药，另外仿制药还往往缺乏"药物一致性评价试验"（药物在人体的吸收、分布、排泄和代谢等情况），因此也不排除在疗效方面与原研药存在一定差异；原料药由于在生产过程中存在太多不可控因素，其风险在三者中最大，而且有些无良药贩为了追求经济利益，可能会在灌装时多掺了辅料（多为淀粉），从而导致疗效有限，或者胶囊里干脆填充的都是淀粉——完全无效，但也正因如此，原料药的副作用一般不大于正版药。

从价格方面来说，根据药物和购买渠道的不同，仿制药一般只有正版价格的 1/10~1/3，原料药则只有仿制药价格的 1/10~1/2。以各癌种患者广泛使用的"仑伐替尼"（又名"乐伐替尼"）为例，若按照 8mg/d 的剂量服用，目前正版药的价格超过 3 万元 / 月，仿制药（孟加拉国碧康制药公司）价格约为 3000 元 / 月，但原料药普遍仅需 300 元 / 月。正版药和原料药的价格相差百倍。

抗血管生成靶向药有极为鲜明的自身特色，既有其广泛性又有其局限性，令人又爱又恨。关于 V 靶的临床研究铺天盖地，但基本上都是联合用药，联合化疗、联合 PARP、联合 PD-1……很少有单药使用的情况——单药使用恐怕是不合理的，浪费了其应有的潜力和疗效。

在卵巢癌中，V 靶究竟能不能延长 OS？白兔认为一定是可以的，关键在于如何合理应用。

现在，让我们对本章的知识点进行一次总结：

（1）恶性肿瘤的生成、生长和转移都有赖于新血管的生成。

（2）抗血管生成靶向药的药理是通过抑制血供的方式实现"饿死"肿瘤细胞的目的。

（3）抗血管生成靶向药具有见效快、耐药快、很难延长总 OS 的特点。

（4）抗血管生成靶向药和化疗是一对"好兄弟"。

（5）抗血管生成靶向药的副作用包括肠穿孔、尿蛋白、高血压等，需在医生的指导下用药。

PARP 抑制剂和基因检测

近年来，随着 PARP 抑制剂（奥拉帕利、尼拉帕利、卢卡帕利）临床数据的出炉，妇科医生和卵巢癌患者们沸腾了，盛赞其为"卵巢癌近 30 年来前所未有的重大突破"。

往前追溯 30 年，紫杉醇上市；30 年后的今天，PARP 抑制剂走上"神坛"。

但纵观广大病友们的"亲身实践"，毫不客气地说，大多数卵巢癌患者都正在错误地使用 PARP 抑制剂。

一、什么是 PARP 抑制剂？

PARP 全称为"聚腺苷二磷酸核糖聚合酶"，从 2014 年起，FDA 针对卵巢癌先后批准了 3 种 PARP 抑制剂，分别是奥拉帕利（olaparib）、卢卡帕利（rucaparib）、尼拉帕利（niraparib），该药物的原理是"合成致死"。

什么是"合成致死"呢？

这要从 DNA 损伤修复机制说起。鉴于 DNA 损伤修复理论能写成一本书，我尽量以通俗易懂的语言向大家做简要概述。

我们碳基生物能够存活在宇宙中其实是很不容易的一件事情。任何一颗星球每时每刻都在遭受大量宇宙射线的"洗礼"，对于碳基生命来说，这些宇宙射线是致命的，其中的高能粒子会与细胞中的 DNA 分子相互作用，从而导致生物机能瘫痪乃至死亡。幸运的是，地球拥有强大的磁场和大气层，隔绝了绝大多数宇宙射线。

但毕竟也有"漏网之鱼"，而且 DAN 损伤可以来自各种内源和外源因素，如紫外线、电离辐射、环境化学因素等，甚至就连复制错误都可能引起 DAN 损伤。

于是，生物在漫长的进化中形成了一套"DNA 损伤修复机制"——在多种酶的作用下，会修复受损的 DNA，如果 DNA 损伤太严重的话，DDR（DNA 损伤反应和修复）检查点就会诱发细胞凋亡。

如果我们的 DNA 损伤修复功能存在缺陷会怎样？

——随着未修复或错误修复的 DNA 的积累，基因组的稳定性会被破坏，进而可能导致癌症和其他疾病的发生。

而包括卵巢癌在内的很多恶性肿瘤都可能存在 DNA 损伤反应和修复缺陷（DDR 缺陷），PARP 是在 DNA 修复通路中起关键作用的修复酶，如果这个时候我们再使用 PARP 抑制剂，肿瘤细胞的 DNA 错误就会越积越多、"错上加错"，进而导致肿瘤细胞的凋亡。

有两张图可以很形象地解释 PARP 抑制剂的"合成致死"原理。

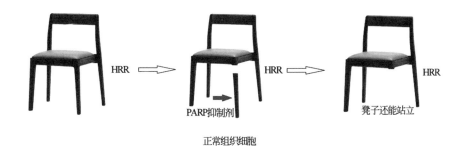

图 3-3　PARP 抑制剂的原理（一）

图 3-3 是什么意思呢？如果我们用四腿俱全的凳子来形容正常组织细胞，那么我们用 PARP 抑制剂打断了一条凳子腿，但由于正常细胞的同源重组修复（HRR）没问题，所以哪怕断了一条腿，凳子还是能站的——正常细胞不会因 PARP 抑制剂死亡。

而存在同源重组修复缺陷的肿瘤细胞就好像是天生残废的"三腿"凳子，如图 3-4 所示。

由于这种肿瘤细胞先天就是"三条腿"的残废，那么这个时候如果使用 PARP 抑制剂再打断凳子的一条腿，那么只剩两条腿的凳子就会倒下——肿瘤细胞也就特异性死亡了。

这就是"合成致死"的原理，是不是听起来很简单？

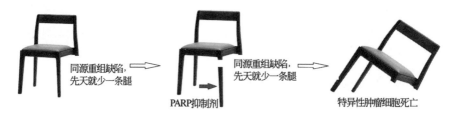

同源重组缺陷，先天就少一条腿 ⟹ 同源重组缺陷，先天就少一条腿 ⟹ 特异性肿瘤细胞死亡

PARP抑制剂

包括BRCA1/2在内的同源重组修复缺陷（HRD）肿瘤细胞

图 3-4　PARP 抑制剂的原理（二）

至于说妇科医生和卵巢癌患者所熟知的 BRCA1/2 胚系和体细胞突变，是被包含在同源重组缺陷（HRD）内的。仅目前研究发现的同源重组修复通路基因就包括 BRCA1/2，ATM，ATR，CHEK1/2，BARD1，BRIP1，Mre11，RAD50，NBS1，RAD51C，RAD51D，MRE11A，PALB2、FANC 家族以及其他目前人类尚未发现的相关基因（图 3-5）。

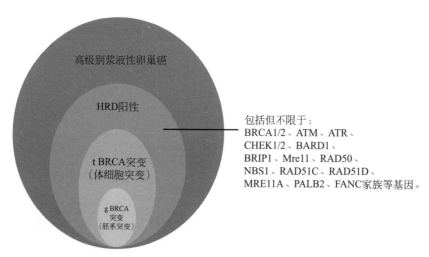

高级别浆液性卵巢癌

HRD阳性

t BRCA突变
（体细胞突变）

g BRCA
突变
（胚系突变）

包括但不限于：
BRCA1/2、ATM、ATR、
CHEK1/2、BARD1、
BRIP1、Mre11、RAD50、
NBS1、RAD51C、RAD51D、
MRE11A、PALB2、FANC家族等基因。

图 3-5　同源重组修复通路基因

据癌症和肿瘤基因图谱（TCGA）研究：超过 50% 的高级别浆液性卵巢癌存在 HRD（但相关检测方法目前尚不成熟），其中包括 BRCA1/2 胚系突变（15%），BRCA1/2 体细胞突变（6%），表观遗传改变的 BRCA1 启动子甲基化（11%），EMSY 扩增（8%），PTEN 突变（7%），RAD51C 甲基化（3%），ATM 或 ATR 突变（2%）及其他 HRD 基因突变（5%）。

不仅是卵巢癌，同源重组缺陷广泛存在于 13% 的肿瘤中，除了卵巢癌外，常见的突变谱系还包括膀胱（9.7%）、乳腺（8.0%）、子宫内膜（7.4%）、前列腺（7.1%）和胰腺（6.5%）等。

PARP 抑制剂的应用范围十分广泛，堪称广阔天地、大有作为。当然了，PARP 抑制剂最主要还是针对卵巢癌的治疗。

二、为什么说 PARP 抑制剂具有划时代的意义?

之所以称 PARP 抑制剂具有划时代的意义，是由于其改变了晚期卵巢癌传统的治疗模式，极大地改善了特定患者群体的生存期和生活质量。

晚期卵巢癌传统的治疗模式如下：①新辅助化疗（能实现满意减瘤的可直接手术），降低肿瘤负荷，为手术创造机会；②卵巢癌肿瘤细胞减灭术或间歇性减瘤术，最大限度地切除肉眼可见病灶；③术后辅助化疗；④专心致志等复发（少数患者不复发）；⑤复发后的治疗以化疗为主（少数患者具备二次手术条件），或参加临床试验。

直至目前，国内很多医院仍然坚持这样的传统治疗模式，卵巢癌患者的生存期 30 年来没有明显变化。

在这种传统治疗模式下，卵巢癌患者的生存期如图 3-6 所示。

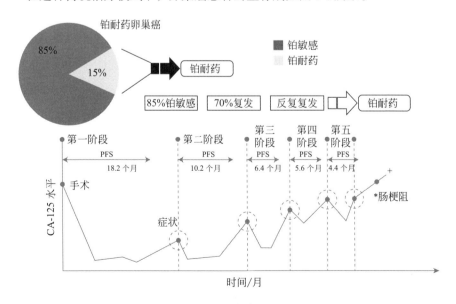

图 3-6　卵巢癌患者的生存期

图 3-6 是什么意思呢？这是一个坐标图，纵向是 CA125 水平，横向是时间轴。从中我们可以看到：

第一阶段治疗：卵巢癌初治的 PFS 是 18.2 个月，也就意味着从初治到复发的时间是 18.2 个月，其中还要减去 6 次辅助化疗的时间（一般是 5 个月左右），18.2-5=13.2（个月），所以说初治结束后，一般 1 年左右就复发了。

第二阶段治疗：卵巢癌第一次复发后的 PFS 大概是 10.2 个月，这就意味着初次复发后一般只能控制 10.2 个月的病情。由于我们复发后无论手术与否，一般也要完成 6 次化疗（同样是大概 5 个月的治疗时间），10.2-5=5.2（个月），所以第一次复发治疗结束后，只有 5~6 个月的无治疗"空窗期"。

第三、四阶段治疗：卵巢癌第二次复发后的 PFS 大概只有 6.4 个月，而第三次的 PFS 就更短了，仅有 5.6 个月，基本上陷入了"化疗不息、生命不止"的死循环，直至最后无药可救。

看起来是不是很悲观？说实在的，这么算来算去，卵巢癌患者的 OS 大概是4 年时间，其实已经比我们现实世界里卵巢癌患者的一般情况要好，能达到图中这种治疗效果的，已经算是没走弯路、比较顺利了。

那么 PARP 抑制剂能在其中起到什么作用呢？首先我们看一看著名的SOLO-1 研究。

1. 奥拉帕利一线维持治疗

SOLO-1 研究是一项国际多中心、随机双盲、安慰剂对照的三期临床研究，共纳入了 391 名携带 BRCA1/2 突变的Ⅲ期和Ⅳ期卵巢癌患者，评估奥拉帕利对初诊晚期卵巢癌患者的维持治疗效果。

这些患者都携带 BRCA1/2 突变，在完成手术＋含铂化疗后，按照 2∶1 的比例随机分组，分别接受奥拉帕利（300mg，每天 2 次，一直用到疾病复发或用满 2 年）和安慰剂的维持治疗。在经过中位数为 41 个月的随访后，研究者发现，安慰剂组的中位 PFS 为 13.8 个月，而奥拉帕利组由于很多患者迟迟不复发，中位PFS 尚未达到，经敏感性分析，估计奥拉帕利组的中位 PFS 可能是 51 个月，即 4 年 3 个月后才复发。

在该研究中，同样是Ⅲ期、Ⅳ期存在 BRCA1/2 突变的卵巢癌患者，完成手术和化疗后，用或不用奥拉帕利维持治疗，复发时间至少相差 3 年！要知道，目前国内晚期卵巢癌患者的 5 年生存率始终徘徊在 30% 左右，而奥拉帕利居然能让特定的患者群体在 4 年后才复发，这样的研究数据在卵巢癌治疗史上前所未有，具有划时代的重大意义！

可能有人会产生顾虑：既然奥拉帕利效果这么强，那么我一直吃到复发，再想治疗的话是不是就很艰难，会不会无药可用了？

SOLO-1 研究中的次要终点 PFS2（奥拉帕利耐药后，采取其他治疗所获得的第二次无进展生存期）就这一问题给出了答案——奥拉帕利组较安慰剂组有显著获益。这意味着使用奥拉帕利维持治疗的患者，既能推迟 3 年以上的复发时间，又能让后续治疗更顺利。我们可以由此得出结论：恰当地使用奥拉帕利，不仅可以大幅推迟复发时间，同时也能显著延长生命。

当然，并不是每个卵巢癌患者使用奥拉帕利都能推迟 3 年复发。需要注意的是：

（1）纳入研究的 391 名患者均存在 BRCA1/2 基因突变，其中有 388 名为胚系突变，仅有 2 名为体系突变——没有 BRCA1/2 胚系突变的患者使用奥拉帕利效果就不会这么好了；

（2）患者需要满足手术 + 含铂化疗后完全或者部分缓解的入组条件——如果化疗耐药的患者使用奥拉帕利效果也不行；

（3）在该研究中，奥拉帕利是用于第一次治疗结束后的维持治疗——这代表着若未经手术 + 化疗直接吃奥拉帕利，或者复发后再吃奥拉帕利，效果都不会有这么好。

我们必须看懂 SOLO-1 研究，奥拉帕利需要特定的患者群体（BRCA1/2 胚系突变）、在特定的治疗阶段（初次治疗且化疗未耐药）、采取恰当的使用方法（维持治疗、而非替代手术 + 化疗），才能取得如此惊人的疗效，而不是看个文章标题就自作聪明地胡吃、乱吃。

很多病友都存在侥幸心理，怕麻烦或者怕花钱，化疗结束后不想吃药，直至复发甚至铂难治后才想起来吃奥拉帕利，这个时候哪怕有 BRCA 致病性突变，治疗效果也是较差的。于是很多人都质疑 PARP 抑制剂："不是说能保 3 年吗，怎么我们吃了不管用？靶向药都是骗人的！"

讲道理，这个"锅"不应该甩给 PARP 抑制剂，效果不好是因为没用对药或者用药用晚了，而不是药不行。

2. 尼拉帕利一线维持治疗

继奥拉帕利的 SOLO-1 研究后，尼拉帕利也通过著名的 PRIMA 研究，雄心勃勃地冲击卵巢癌一线维持治疗。下面让我们看一看尼拉帕利的"研"值如何。

与 SOLO-1 研究只招募 BRCA1/2 致病性突变患者不同，纳入 PRIMA 研究的患者群体更加广泛，是世界上第一个无论 BRCA 和 HRD 状态、都将 PARP 抑制剂作为卵巢癌一线维持治疗的国际三期随机、双盲、安慰剂对照的临床研究。

那么研究结果是怎么样的呢？ PRIMA 研究从总人群和 3 个分子亚组给出了答案。经白兔整理后的具体数据如表 3-5 所示。

表 3-5 PRIMA 研究的具体数据

分组及对比	总人群	BRCA1/2 突变	HRD 阳性（非 BRCA 突变）	HRD 阴性
治疗组（中位 PFS）/ 个月	13.8	22.1	19.6	8.1
对照组（中位 PFS）/ 个月	8.2	10.9	8.2	5.4
与安慰剂相比，降低疾病进展或死亡风险（HR）	进展风险降低 38%	进展风险降低 60%	进展风险降低 50%	进展风险降低 32%

从表 3-5 中我们可以看到，BRCA 突变和 HRD 阳性的结果没有争议、非常明确，使用尼拉帕利能够显著延长无进展生存期——均能推迟复发时间一倍以上。其中：

（1）BRCA1/2 突变的患者获益最大，使用尼拉帕利的中位 PFS 能够达到 22.1 个月；

（2）HRD 阳性患者也能实现 19.6 个月的中位 PFS；

（3）即便是 HRD 阴性的患者，使用尼拉帕利也是有获益的，中位 PFS 分别为 8.1 个月和 5.4 个月——HRD 阴性的患者使用尼拉帕利维持治疗也能够推迟复发时间。

简而言之，使用 PRAP 抑制剂的效果：BRCA 胚系突变 > BRCA 体细胞突变 > HRD 阳性 > HRD 阴性。

可能有些病友比较贪心，觉得 BRCA 突变组 22.1 个月的中位 PFS 远不如 SOLO-1 研究中奥拉帕利的 51 个月。在这里需要特别说明的是，PRIMA 研究中入组的患者病情都更加严重，其中有 67% 的患者接受了新辅助化疗，而且仅有 0.4% 的患者实现了手术无肉眼残留——几乎所有人都没能完全切净肿瘤。所以，在对照组中，总人群的中位 PFS 仅有 8.2 个月。在如此恶劣的条件下，尼拉帕利能取得这样的"战绩"已实属不易。

而且放眼长远，从患者总 OS 的角度来看，尽管时间尚短，OS 的数据成熟度只有 11%，但已足以看出尼拉帕利的长期生存优势。经白兔整理后的 PRIMA 研究 2 年生存率如表 3-6 所示。

表 3-6　PRIMA 研究的 2 年生存率

分组	总人群	HRD 阳性	HRD 阴性
治疗组 （2 年生存率）	84% 存活	91% 存活	81% 存活
对照组 （2 年生存率）	77% 存活	85% 存活	59% 存活

我们可以看到，无论是 PFS 还是 OS，HRD 阳性的患者使用 PARP 抑制剂维持治疗都能显著获益；而 HRD 阴性的患者则效果较差，使用 PARP 抑制剂单药维持治疗性价比较低。

对于 HRD 阴性的患者，可能双靶向维持治疗更加可靠，具体知识将在后面详细讲解。

三、复发性卵巢癌患者使用 PARP 抑制剂的疗效如何？

SOLO-1 研究和 PRIMA 研究针对的都是第一次接受治疗的患者，那么复发后再用 PARP 抑制剂维持治疗，效果如何呢？ 3 项著名的随机双盲、安慰剂对照的三期临床研究分别围绕奥拉帕利、尼拉帕利、卢卡帕利这三大 PARP 抑制剂给出了答案，它们是 SOLO-2、NOVA、ARIEL-3。

这 3 项临床研究的主要共同点如下：

（1）入组患者的诊断都是复发性卵巢癌、输卵管癌或原发腹膜癌（透明细胞癌、黏液性癌、低级别浆液性癌等病理类型未纳入研究）；

（2）入组患者都是铂敏感复发（末次含铂化疗后＞ 6 个月复发）——铂耐药的不行；

（3）入组患者都是按照 2 ：1 比例随机分配（治疗组是 2、安慰剂组是 1）；

（4）入组患者都是在使用含铂化疗后，用 PARP 抑制剂维持治疗，而非复发后直接治疗。

3 项临床研究的主要不同点为：SOLO-2 研究使用的是奥拉帕利，NOVA 研究使用的是尼拉帕利，ARIEL-3 研究使用的是卢卡帕利。其中，奥拉帕利的 SOLO-2 研究仅招募 BRCA1/2 胚系突变患者，但 NOVA 研究和 ARIEL-3 研究不限制基因突变状态——没有突变的患者也能参加临床试验。

经白兔整理后，3 项研究中存在 BRCA1/2 突变的患者的具体临床数据如表 3-7 所示。

表 3-7　3 项研究中存在 BRCA1/2 突变患者的具体临床数据

临床研究	SOLO-2	NOVA	ARIEL-3
药物	奥拉帕利	尼拉帕利	卢卡帕利
治疗组（中位 PFS）/ 个月	19.1	21.0	16.6
安慰剂对照组（中位 PFS）/ 个月	5.5	5.5	5.4
药物剂量	300mg，一日两次	300mg，一日一次	600mg，一日两次
HR	0.3(95% CI：0.22~0.41)	0.27 (95% CI：0.17~0.41)	0.23 (95% CI：0.16~0.34)

尽管 SOLO-2、NOVA、ARIEL-3 这 3 项临床研究彼此孤立，不能直接拿来对比，但我们可以看到，3 项研究的临床设计大体相似，证据足够可靠（1 类证据），甚至就连安慰剂对照组的 PFS 也非常相似，分别为 5.5 个月、5.5 个月和 5.4 个月，但治疗组的 PFS 存在一定差异，分别为 19.1 个月、21.0 个月、16.6 个月。从直观上看，尼拉帕利的表现似乎要优于奥拉帕利和卢卡帕利。

表 3-7 最下一行的"HR"可能大家不知道是什么意思，白兔在这里为大家讲解一下。以 SOLO-2 研究为例，最下方的 HR 为 0.3，意味着疾病进展或死亡的风险降低了 1-0.3=0.7，即 70%；而 95% CI 则代表了置信区间为 95%。这是由于在众多患者中，有些患者超级幸运，而有些则超级倒霉，我们在统计的时候需要排除这些超级幸运儿和超级倒霉蛋儿，就像唱歌比赛一样，需要去掉一个最低分、去掉一个最高分，以减少抽样误差因素，使整体均值更加可信。这些都是统计学知识，虽然我们不需要知道如何计算这些统计学数据，但其内在含义我们还是有必要了解的。

细心的读者可能有疑问：为啥对照组只吃个安慰剂还能控制 5.4~5.5 个月的病情？这是由于入组的患者在使用 PARP 抑制剂之前，已经接受了化疗，是之前的化疗控制了 5 个多月病情，而非安慰剂，这一点需要新病友尤为注意。

我们可以看到，存在 BRCA1/2 突变的铂敏感复发性卵巢癌患者，如果使用奥拉帕利、尼拉帕利、卢卡帕利维持治疗，相比不吃 PRAP 抑制剂（5.4~5.5 个月），分别可以推迟疾病再次进展时间 13.6 个月（奥拉帕利）、15.5 个月（尼拉帕利）、11.2 个月（卢卡帕利）。

这段时间是非常珍贵的，根据白兔的经验，卵巢癌一旦复发，一般患者剩下的中位总生存期也就大概 2 年而已，而使用 PARP 抑制剂，不仅能将复发时间推迟 1 年，而且 PARP 抑制剂的副作用一般要低于化疗，这段时间患者的状态较好，生活质量比较高。虽然有一些病友也很难耐受这些 PARP 抑制剂的副作用，但是经剂量调整和对症治疗后症状往往可以得到明显改善。

在 SOLO-2、NOVA、ARIEL-3 这 3 项临床研究中，NOVA 和 ARIEL-3 研究并不限制入组患者的基因突变状态。下面，让我们来深入剖析这两项研究中的各分子亚组情况。

1. 尼拉帕利用于铂敏感复发性卵巢癌维持治疗的各亚组分析

咱们先谈 NOVA 研究。尼拉帕利的 NOVA 研究最引人注目，其原因是该研究结果显示：没有 BRCA1/2 突变的患者使用尼拉帕利维持治疗也取得了 9.3 个月的中位 PFS。

经白兔整理的 NOVA 研究各分子亚组数据如表 3-8 所示。

表 3-8　NOVA 研究各分子亚组数据

分组及 HR	BRCA1/2 胚系突变	无 BRCA1/2 胚系突变	HRD 阳性且无 BRCA1/2 胚系突变	HRD 阴性
治疗组（中位 PFS）/ 个月	21.0	9.3	12.9	6.9
安慰剂对照组（中位 PFS）/ 个月	5.5	3.9	3.8	3.8
HR（95% CI）	0.27	0.45	0.38	0.58

我们可以看到，不同的基因突变状态，使用尼拉帕利的效果大不相同。其中：

（1）携带 BRCA1/2 胚系突变的患者使用尼拉帕利效果最好，控制病情的时间能达到 21 个月，几乎是安慰剂组的 4 倍；

（2）如果没有 BRCA 胚系突变的话，若 HRD 阳性的使用尼拉帕利也不错，能控制病情 12.9 个月；

（3）最差的是 HRD 阴性的患者，中位 PFS 仅有 6.9 个月——相比不服用尼拉帕利（3.8 个月），仅推迟了 3.1 个月的疾病进展时间。

但是由于大量的医患都不知道 HRD 是什么，所以大家的目光都聚焦在 BRCA1/2 是否突变上来，而尼拉帕利在无 BRCA1/2 突变组的中位 PFS 达到了 9.3 个月，是目前这 3 种主流 PARP 抑制剂中成绩最好的，于是大家都纷纷认为尼拉帕利的效果最强，有没有突变都能用。但事实上，目前没有哪种 PARP 抑制剂优于另外两种的确凿证据，毕竟这些研究尽管看起来很相似，但都彼此孤立，而且哪怕同一个药、同样的临床设计、同样的入组条件，如果分别招募两批患者做两次临床研究，两次的中位 PFS 也很可能存在一定差异。

所以，我们究竟应该选哪种 PARP 抑制剂，要根据副作用、价格和医生对它的熟悉程度而定，而不是光看 PFS。

2. 卢卡帕利用于铂敏感复发性卵巢癌维持治疗的各亚组分析

下面再说一说卢卡帕利的 ARIEL-3 研究。目前，国内使用卢卡帕利的患者比较罕见，我们对这个药都很陌生。那么，让我们看一看经白兔整理后的 ARIEL-3 研究各亚组情况（表 3-9）。

表 3-9　ARIEL-3 研究各亚组情况

分组及 HR	所有患者	BRCA1/2 胚系和体细胞突变	HRD 阳性且 BRCA 野生型	HRD 阴性
治疗组（中位 PFS）/ 个月	10.8	16.6	9.7	6.7
安慰剂对照组（中位 PFS）/ 个月	5.4	5.4	5.4	5.4
HR（95% CI）	0.36	0.23	0.44	0.58

从表 3-9 中我们可以看到，卢卡帕利确实效果稍弱，比如同样是 HRD 阳性且 BRCA 野生型患者，尼拉帕利的中位 PFS 有 12.9 个月，降低了 62% 的疾病进展风险，而卢卡帕利仅有 9.7 个月，只能降低 56% 的疾病进展风险，其他不同分子亚组的情况也与之类似。尽管 NOVA 和 ARIEL-3 是相对孤立的两个研究，但

卢卡帕利和尼拉帕利之间似乎确实存在一定差距。

3 种 PARP 抑制剂的副作用也存在很大区别：

（1）尼拉帕利。尼拉帕利≥ 3 级不良反应的发生率为 74.1%，远高于其他两种 PARP，其中贫血发生率为 25.3%、血小板减少发生率为 33.5%，远高于奥拉帕利（1%）和卢卡帕利（5.1%），白细胞减少发生率为 19%，也远高于奥拉帕利（2%）和卢卡帕利（6.7%）。但 NOVA 研究表明：出现不良事件可以调整尼拉帕利的剂量而不会对疗效造成不利影响——剂量减少至 200mg/d 或 100mg/d 患者的 PFS 与300mg 剂量组的患者大体一致。所以，如果我们不耐受尼拉帕利的副作用，完全可以在医生的指导下，将剂量从标准的 300mg/d 调整至 200mg/d，甚至 100mg/d。目前国内医院一般推荐 200mg/d 的初始剂量。

（2）卢卡帕利。卢卡帕利的副作用比较特殊，主要集中在肝脏毒性，发生率高达 10.5%，而其他两种 PARP 抑制剂未发现明显的肝脏相关毒性。

（3）奥拉帕利。尽管奥拉帕利的不良反应发生率相对较低，但副作用也不容小觑，特别是有一些病友在使用奥拉帕利后，贫血和消化道反应是非常严重的。因此，无论使用哪一种 PARP 抑制剂，用药期间必须要在医生的指导下，严格监控各项主要生理指标。

3. 铂耐药后使用 PARP 抑制剂的疗效如何？

SOLO-2、NOVA 和 ARIEL-3 这 3 项研究针对的都是铂敏感复发性卵巢癌患者，那么铂耐药后（末次含铂化疗后＜ 6 个月复发）再使用 PARP 抑制剂，疗效如何呢？

一项随机分组的二期研究——CLIO 研究回答了上述问题。

该研究共招募了 100 名铂耐药患者，按照 2∶1 的比例随机分为两组，分别接受奥拉帕利（N=67 人）或单药化疗（N=33 人），直至病情进展。需要指出的是，化疗组的患者使用什么方案由医生决定，化疗方案均为非铂类单药化疗（用铂耐药后的标准治疗作为对照），包括以下 3 种方案：

（1）脂质体阿霉素（剂量≥ $40mg/m^2$，4 周一个疗程）；

（2）拓扑替康（剂量为 $1.2mg/m^2$，每日 1 次、连用 5 天，3 周一个疗程）；

（3）吉西他滨（剂量为 $1\,000mg/m^2$，第 1、8、15 天各用一次，4 周一个疗程）。

经白兔整理后的 CLIO 研究关键数据如表 3-10 所示。

表 3-10　CLIO 研究关键数据

CLIO 研究		奥拉帕利组（N=67 人）	化疗组（N=33 人）
客观缓解率（ORR）	总人群	18%（12/67）	6%（2/33）
	BRCA1/2 胚系突变	36%（5/14）	0（0/1）
	无 BRCA1/2 胚系突变	13%（7/53）	6%（2/32）
中位无进展生存期（中位 PFS）/ 个月		2.9	3.4
12 周疾病控制率（DCR）		35.8%（24 / 67）	42%（14 / 33）
≥ 3 级治疗相关副作用		60%	52%

从表 3-10 中我们可以看到，铂耐药后奥拉帕利组比化疗组的 ORR 更高，分别为 18% 和 6%，ORR 相差 3 倍。当然，评估一种药物光看 ORR 可不够，ORR 只是个测量数据，代表的是肿瘤对药物的反应，而从其他维度评价，铂耐药后奥拉帕利并不优于化疗：

（1）中位 PFS，奥拉帕利控制病情的时间比化疗更短，二者分别为 2.9 个月和 3.4 个月；

（2）12 周疾病控制率，奥拉帕利比化疗的概率更低，二者分别为 35.8% 和 42%；

（3）3 级及以上副作用，奥拉帕利的发生概率比化疗更高，二者分别为 60% 和 52%。

由此我们不难得出结论：铂耐药后，使用奥拉帕利尽管反应率更高，但控制病情时间短、生存获益小、副作用更大。从整体评价，铂耐药后如果患者不存在 BRCA 胚系突变，使用奥拉帕利的效果可能并不优于单药化疗。

从 SOLO-1 到 SOLO-2 再到 CLIO 研究，我们可以发现，奥拉帕利能控制病情的时间越来越短。奥拉帕利用于一线维持治疗，中位 PFS 为 51.7 个月（SOLO-1 研究）；用于铂敏感复发性卵巢癌的维持治疗，中位 PFS 则缩短为 19.1 个月（SOLO-2 研究）；而到了铂耐药阶段就不存在维持治疗的说法了。在 CLIO 研究中，奥拉帕利无论是 ORR 还是 PFS，数据都不容乐观，"好药先用"的理论得到了充分验证——PARP 抑制剂绝非某些医生和患者口中的"留到最后当救命稻草"，而是在符合用药指征的前提下，越早用越好。

四、卵巢癌做基因检测有什么用？

说起基因检测与卵巢癌，国际上最出名的莫过于好莱坞影星安吉丽娜·朱莉

（Angelina Jolie），通过基因检测确定其携带 BRCA1 胚系突变，由于担心罹患癌症，她选择了保留乳房的双侧乳腺切除术，并于 2015 年宣布在腹腔镜下实施双侧输卵管卵巢切除术，震惊了全世界。

在白兔看来，在当前的医疗条件下，安吉丽娜·朱莉的决定堪称"教科书"般的医疗决策，毕竟她携带的 BRCA1 胚系突变患癌风险很大，医生评估她罹患乳腺癌和卵巢癌的概率分别为 87% 和 50%——这个概率相当高。与其"千日防贼"，不如"一劳永逸"。

不止乳腺癌和卵巢癌，若携带 BRCA1/2 胚系突变，患者还有罹患前列腺癌和胰腺癌的风险。

那么，如果我们携带 BRCA1/2 胚系突变该咋办？有没有什么提前干预的方法以降低罹患卵巢癌的风险呢？

2017 年美国妇产科医生学会（American College of Obstetricians and Gynecologists，ACOG）《遗传性乳腺癌卵巢癌综合征指南》建议：BRCA 携带者应用激素类避孕药可以降低风险（使用激素类避孕药 1 年后，BRCA1 携带者风险降低 33%~80%，BRCA2 携带者降低 58%~63%）。具有 BRCA 突变或携带另一种易致卵巢癌的有害的突变的妇女应施行降低风险的双侧输卵管卵巢切除术（B 级推荐）。通常，对于具有卵巢癌终生风险的 BRCA1 携带者，建议在 35~40 岁时进行降低风险的输卵管卵巢切除术，而携带 BRCA2 的妇女可能考虑到卵巢癌的晚期发病而延迟至 40~45 岁。

ACOG 的建议无非是两点：①使用激素类避孕药；②预防性切除。相比使用避孕药，白兔更倾向于预防性切除，毕竟激素类避孕药所能降低的风险是有限的，而预防性切除才是最大限度避免患癌的有力手段。

可能有人会问，那我不手术，平时做好体检行不行？ 2017 年 ACOG 指南对这一问题给出了答案：对于年龄为 30~35 岁的卵巢癌高风险妇女，在她们选择进行降低风险的双侧输卵管切除术之前，经阴道超声检查或检测血清 CA125 水平进行短期监测可能是合理的，但没有证据证明筛选程序（血清 CA125 水平和经阴道超声检查的测量）可以降低与高危人群卵巢癌相关的死亡率或增加存活率。

这段话的意思很明显了：我们可以通过阴道超声和 CA125 来进行监测——但未必管用。毕竟已有大量的研究证实，对卵巢癌进行筛查和早期诊断几乎是徒劳的，而且很多卵巢癌病友的亲身经历证实：半年前的体检还显示一切正常，结果半年后直接就成晚期卵巢癌了。

鉴于存在 BRCA 胚系突变的患者有 50% 的概率遗传给后代，所以为了下一代考虑，我们有必要让患者做基因检测以排除遗传风险，但请注意基因检测的先后顺序——先给患者做，若患者确实携带遗传性易感基因，再给下一代做基因检测。

这是出于道德和经济的双重考虑。毕竟，患者比身体健康的子女更需要基因检测来指导治疗，更何况如果患者没有携带遗传性易感基因，下一代岂不是白做了？而且若患者携带遗传性易感基因，子女可以针对该基因突变的位点进行"定点检测"，而不需要再进行大范围的筛查，这样的"定点检测"是很便宜的，甚至一些跟医院合作的基因检测公司还免费赠送这样的服务。

确定遗传风险时，我们可以通过外周血、唾液、口腔黏膜做个 BRCA1/2 胚系的基因检测（一般以外周血为主），但如果是指导治疗，光检测胚系遗传变异可远远不够。

NCCN 卵巢癌临床实践指南推荐所有复发或者病情未控的患者在开始治疗前进行肿瘤分子基因检测，验证试验须使用最近的肿瘤组织，检测内容至少包括 BRCA1/2，同源重组通路基因、微卫星不稳定性或 DNA 错配修复——光抽血做个 BRCA1/2 胚系突变远远不够精准预测 PARP 抑制剂的疗效。

这里需要介绍一下胚系和体细胞突变的区别：

（1）胚系突变是先天遗传——由父母遗传；

（2）体细胞突变是后天获得——不会遗传。

卵巢癌患者做基因检测的目的主要有 3 点：①明确遗传风险；②预测 PARP 抑制剂疗效；③预测 PD1/PDL1 抑制剂疗效。

但 PARP 抑制剂并非只针对 BRCA1/2 胚系突变，所有 HRD 阳性的患者都可以考虑使用，所以光抽血检测 BRCA1/2 胚系遗传变异无法做到全面覆盖，所以，基因检测应严格遵循 NCCN 指南的要求。

另外，尽管有基因检测公司提供单纯通过血液检测胚系和体细胞突变的服务，但检测结果往往与实际偏差较大。这主要是由于血液中的肿瘤细胞 DNA 片段含量（ctDNA）远远比不了肿瘤组织，特别是术后化疗期间，血液中 ctDNA 的浓度是很低的，检出率和突变频率自然不够准确；而在治疗后完全缓解的康复期间，癌细胞几乎都绝迹了，患者血液中哪里又找得到肿瘤细胞的 DNA 片段含量呢？

所以，基因检测最好且最标准的方法是肿瘤组织 + 血液对照，而且肿瘤组织最好是 1 年内的新鲜组织，如果能通过手术或穿刺活检取到最新的组织标本，那就再好不过了。

给基因检测的检材做个排序的话，新鲜组织＞石蜡切片＞胸腹水＞血液（外周血）。如果肿瘤组织过期且临床取样难度大，在万般无奈之下也可以通过外周血检测，但切记，患者在检测时需要处于带瘤状态（体内有肿瘤），而且要在治疗开始前采血检测——放化疗和靶向治疗都会对检测结果造成影响。

除了 PARP 抑制剂外，基因检测也可预测 PD-1/PD-L1 抑制剂治疗效果。

关于 PD-1/PD-L1 抑制剂的知识，我会在后面详细介绍，在这里先简单地讲解一下预测 PD-1/PD-L1 抑制剂疗效的生物标志物之一：肿瘤突变负荷（tumor mutational burden, TMB）。

简单来说，TMB 越高，就越适合 PD1/PDL1 抑制剂这种免疫检查点治疗。

总有病友会问"能不能单独检测 TMB？"可惜的是，TMB 不可能被单独检测出来，多数都是基于几百个基因检测结果计算出来的数据。

TMB 的定义是：每百万碱基中被检测出的体细胞基因编码错误、碱基替换、基因插入或缺失错误的总数。

既然是"总数"，想做出精准结果就是非常昂贵且没必要的。人体细胞有 3 万多个基因，癌细胞也一样，如果想把这么多基因测个遍，那代价就太大了。所以，我们一般将几百个具有代表性的基因挑出来测一测，就能大致反映总体情况了。

这就好比媒体预测美国总统大选结果，没必要把几亿选民的意见都统计上来，只需要打电话给有代表性的几千、几万个选民做一下抽样调查，就能够事先大致得知选举结果了。

国内几家最大最权威的基因检测公司一般都是做 400~600 个基因（四五百个基因就能"号称"全基因检测），目前（2020 年）报价在 10 000 元左右都是合理的，而且随着时间的推移，基因检测技术会越来越普及，价格也会越来越便宜。

请注意，截至目前（2020 年），国内除了个别医院外，都不具备第二代高通量测序技术，而且医院的测序深度和覆盖度、灵敏度、特异性、检测限往往比较可疑，基因检测的准确性远不及专业的基因检测公司。所以，我们做基因检测不一定要通过医院的渠道，可以自己找到基因检测公司的官方网站，拨打客服电话咨询，而且价格还可以商量。

目前，卵巢癌使用 PD-1 抑制剂仍没有明确的截取（cut off）值，但就白兔的个人经验而言：

（1）若 TMB 高于 20Muts/Mb（Mb 代表的是每百万个碱基）就比较适合使用 PD-1 抑制剂；

（2）若 TMB 低于 20Muts/Mb，但高于 10Muts/Mb，常规治疗的同时联合使用 PD-1 抑制剂或许也能获益；

（3）如果 TMB 低于 10Muts/Mb，用 PD-1 抑制剂很可能没有什么效果。

但多数卵巢癌患者的 TMB 是低于 5Muts/Mb 的，所以这就衍生出一个问题：花那么多钱做基因检测，很可能 HRD 阴性、TMB 低，白花钱。所以，治病还是要量力而行。

白兔知道有些病友会想，基因检测动辄几千上万元人民币，我还不如盲试一个月的仿制药 / 原料药或 PD-1 抑制剂看看效果，如果有效就继续用，还省了基因检测的钱；无效的话就停药，同样也不需要做基因检测了。

但需要提醒的是，卵巢癌的靶向和免疫治疗决策完全建立在基因检测的基础上，盲试是非常低效和浪费的做法，多数情况下没有好处。在卵巢癌的治疗中，不同的基因突变状态有截然不同的治疗策略，盲试不仅很难延长总生存期，而且往往徒增副作用和经济开支，弊大于利。

五、基因检测报告该如何解读

一份完整的基因检测报告一般主要包括 5 个部分：

（1）基本信息和检测小结——快速浏览患者基本信息和重要结论；

（2）具有临床意义的检测结果——基因检测的核心内容，展示患者基因变异和推荐的靶向药物，并根据证据级别进行分级；

（3）免疫检查点治疗检测结果——汇总 TMB、MSI 检测结果，预测免疫检查点治疗（PD-1/PD-L1 抑制剂）效果与临床意义；

（4）基因变异与临床用药解析——对每一个致病 / 可能致病的变异信息与推荐药物、药物机制和相关证据进行详细解读；

（5）样本质控——展示检材中肿瘤细胞含量、DNA 质量和测序质量等信息。

我们以某权威基因检测公司出具的报告为例，对其中的重点部分进行解读（表 3-11~ 表 3-14）：

表 3-11　只有临床意义的检测结果示例

具有临床意义的检测结果							
检测内容	检测结果	变异等级	FDA/NMPA 已批准用于卵巢癌的药物		FDA/NMPA 已批准用于其他肿瘤的药物	临床试验阶段药物
			可能敏感	可能耐药	可能敏感	可能敏感
MSI	MSS	—	—	—	—	—
BRCA1	C.135-1G>T	45.78%	Ⅰ类	尼拉帕利(Level A)贝伐珠单抗(Level B)瑞卡帕布(Level A)奥拉帕利(Level A)	—	他拉唑帕利(Level C)	BGB-290(Level C)Veliparib(Level C)ABT-767(Level C)
TP53	p.R342*(c.1024C>T)	58.24%	Ⅱ类	—	—	培唑帕尼(Level D)	ARP-246(Level C)Adavosertib(Level C)
PIK3CA	p.R93W(c.277C>T)	0.37%	Ⅱ类	—	—	西罗莫司(Level C)依维莫司(Level C)替西罗莫司(Level C)Alpelisib(Level C)瑞博西林(Level D)	ARQ 092(Level C)Ipatasertib(Level C)
STAT3	p. D661V(c.1982A>T)	1.05%	Ⅱ类	—	—	—	—

　　我们首先要看基因检测报告的核心——"具有临床意义的检测结果"这一项。卵巢癌患者做基因检测，最主要的目的是判断同源重组修复通路基因是否存在变异。我们可以看到，该患者存在 BRCA1 体细胞突变，突变频率为 45.78%，提示该患者比较适合使用 PRAP 抑制剂治疗。

　　至于说突变频率（或突变丰度），是指所观察到的突变细胞集落数与存活细胞数之比值。我们可以简单理解成存在该突变的肿瘤细胞所占的百分比。突变频率越高，说明肿瘤组织中含有这种突变基因的细胞数越多，使用对应的靶向治疗效果往往越好，控制病情的时间也就越长。但仅有体细胞变异有突变频率的说法，胚系变异没有突变频率。

不难看出，如果该患者只抽血检测胚系变异，一定会遗漏体细胞变异结果，也就不知道是否适合 PARP 抑制剂治疗。所以，如果经济条件允许，我们做基因检测时至少要完全涵盖 NCCN 卵巢癌临床实践指南要求的项目。

至于说该报告中的 *TP53*、*PIK3CA*、*STAT3* 这 3 个基因突变，尽管也是"具有临床意义的检测结果"，但对治疗的指导意义并不大，毕竟这 3 个基因突变目前还没有合适的靶向药，表 3-11 中列举出来的"可能敏感"的靶向药，证据等级并不充分，在常规治疗失败前，我们不应盲目使用低证据等级的靶向治疗。

表 3-12 涉及的是免疫检查点治疗检测结果。该患者的 TMB 为 8.24Muts/Mb，虽然这个数值在卵巢癌中不算低了，但毕竟没有超过 10Muts/Mb 的"及格线"，使用 PD-1 抑制剂无效的概率更大。

表 3-12 免疫治疗疗效相关检测结果

检测内容	临床意义	检测结果
肿瘤突变负荷（TMB）	《NCCN 非小细胞肺癌指南》建议 TMB 作为免疫治疗的检测指标，但目前关于 TMB 计算方法以及等级划分尚未形成统一标准。多项临床研究表明，在大多数癌症类型中，TMB 数值越高，在患者肿瘤中的排序越靠前，其对免疫治疗的获益越大	8.24Muts/Mb 详见本报告 2.2.1
微卫星不稳定性（MSI）	FDA 批准帕博利珠单抗用于治疗高微卫星不稳定性（microsatellite instability- high, MSI-H）的实体瘤患者。FDA 批准纳武利尤单抗单药或与伊匹单抗联合用于 MSI-H 的转移性结直肠癌患者	MSS 详见本报告 2.2.2

而"微卫星不稳定性"（MSI）则同样是能否使用 PD-1 抑制剂的重要参考之一。如果微卫星高度不稳定，则非常适合免疫治疗。但该患者属于 MSS，从"肿瘤突变负荷"和"微卫星不稳定性"这两个维度来看，没有发现该患者 PD-1 抑制剂的用药指征。

另外，微卫星不稳定性也可以通过免疫组化来检测，普通三甲医院病理科都能做，很便宜，只需要几百块钱，主要检测肿瘤组织中 MLH1、PMS2、MSH2、MSH6 这 4 种蛋白的表达。如果有任何一个蛋白缺失，则判读为 dMMR。

dMMR 在临床上可以等同于 MSI-H。

全基因检测还往往赠送化疗敏感度的检测结果，如表 3-13 所示。

表 3-13 药物代谢酶 SNP 检测结果

基因	检测位点	检测结果	药物	用药提示	等级
ACYP2	rs1 872328	GG	顺铂	与 AA 或 AG 基因型的患者相比，患有脑肿瘤、骨肉瘤和其他癌症以及 GG 基因型的患者使用含有顺铂的方案治疗时，可能会降低耳毒性风险	2B
GSTP1	rs1695	GG	顺铂	与 AA 基因型的患者相比，GG 基因型的成神经管细胞瘤儿童患者在接受基于顺铂的治疗方案治疗时可能会增加耳毒性风险	2B
XPC	rs2228001	GT	顺铂	与 TT 基因型患者相比，GT 基因型患者接受顺铂治疗时毒性风险可能会增加，包括听力丧失和中性粒细胞减少症	1B
MTHFR	rs1 801133	GG	卡铂，顺铂	与 AA 基因型患者相比，当接受顺铂或卡铂治疗时，GG 基因型癌症患者的药物毒性风险和响应均可能降低。但是，这种关联存在相互矛盾的证据	2A
XRCC1	rs25487	CT	铂类化合物	与 CC 基因型患者相比，接受铂类治疗的癌症和 CT 基因型患者的响应可能会降低。但是一些研究表明其没有相关性，或与 TT 基因型相比，CT 基因型患者响应增加	2B
GSTP1	rs1 695	GG	铂类化合物	与 AG 和 AA 基因型患者相比，铂类药物治疗的 GG 基因型患者毒性风险可能降低但依旧不可避免	2A
ERCC1	rs11615	AG	卡铂，顺铂，奥沙利铂，铂，铂类化合物	与 GG 基因型患者相比，接受铂类治疗的 AG 基因型患者肾毒性风险增加。响应和总生存结果尚无定论。与 AA 基因型患者相比，AG 基因型患者对铂类化疗的响应可能会提高。但是另一项研究显示，与 GG 基因型患者相比响应增加。另外，一些研究发现与药物毒性和生存期没有关系	2B

这种检测很能迷惑人，就连很多专业医生都容易"上套"。实际上，基因检

测报告中涉及化疗敏感度的检测结果没有多少临床指导价值。

基因检测报告中往往还会提到"临床意义未明突变",如表 3-14 所示。

表 3-14 临床意义未明突变

基因	转录本	检测结果	突变丰度或拷贝数	变异等级
JAK2	NM_004972.3	p.D36Y (c. 106G>T)	37.78%	Ⅲ类
TOP1	NM_003286.2	p.S50T (c. 149G>C)	32.38%	Ⅲ类
PDCD1	NM_005018.2	p.Y68N (c. 202T>A)	12.73%	Ⅲ类
YAP1	NM_001130145.2	p.I429V (c. 1285A>G)	9.89%	Ⅲ类
SPEN	NM_015001.2	p.E1417G (c. 4250A>G)	8.26%	Ⅲ类
MYC	NM_002467.4	p.S344_N354delinsN (c. 1031_1060del)	6.61%	Ⅲ类
MSH4	NM_002440.3	p.K559R (c. 1676A>G)	5.57%	Ⅲ类
APOB	NM_000384.2	p.I2273L (c. 6817A>C)	5.03%	Ⅲ类
H3C11	NM_003533.2	p.P122A (c. 364C>G)	5.01%	Ⅲ类
EPPK1	NM_031308.1	p.Q2165* (c. 6493C>T)	3.84%	Ⅲ类

国际上一般将基因变异按照风险程度由高至低分为 5 类:

(1)致病性（5 类，致病可能性 > 0.99）;

(2)可能致病性（4 类，致病可能性为 0.95~0.99）;

(3)意义未明（3 类，致病可能性为 0.05~0.949）;

(4)可能良性（2 类，致病可能性为 0.001~0.049）;

(5)良性（1 类，致病可能性 < 0.001）。

其中，只有"致病性"和"可能致病性"才能作为能否使用靶向药的有效参考，而"意义未明""可能良性"和"良性"一般视为没有致病性突变。

最后，我们对本章进行总结。本章的知识点比较多，共有 15 点:

(1)好药先用，越早用越好。

（2）恰当地使用 PRAP 抑制剂能够大幅推迟复发时间，并显著延长生命。

（3）PRAP 抑制剂的疗效不仅看 BRCA1/2 突变，也看同源重组缺陷（HRD）。

（4）超过 50% 的高级别浆液性卵巢癌患者 HRD 阳性。

（5）PRAP 抑制剂的效果：BRCA 胚系突变＞ BRCA 体细胞突变＞ HRD 阳性＞ HRD 阴性。

（6）目前没有哪种 PARP 抑制剂更好的确凿证据。

（7）PARP 抑制剂一般适合高级别浆液性或子宫内膜样卵巢癌（包括原发性腹膜癌和输卵管癌）；可能并不适合卵巢透明细胞癌、黏液性癌、低级别浆液性癌中 HRD 阴性的患者。

（8）携带 BRCA1/2 胚系突变的健康女性，目前最佳的提前干预手段是预防性切除。

（9）基因检测应严格遵循 NCCN 指南要求，检测内容至少包括：BRCA1/2，同源重组通路基因、微卫星不稳定性或 DNA 错配修复。

（10）基因检测最好、最标准的方法是肿瘤组织＋血液对照。

（11）目前，卵巢癌使用 PD-1 抑制剂没有明确的截取（cut off）值，最少应满足 TMB ＞ 10Muts/Mb 的"及格线"，微卫星高度不稳定（MSI-H/dMMR）更佳。

（12）体细胞突变频率（或突变丰度）越高，说明肿瘤组织中含有这种突变基因的细胞数越多，使用对应的靶向治疗效果往往也就越好。

（13）不建议盲试靶向药或 PD-1 抑制剂，因为不仅很难延长总生存期，而且往往徒增副作用和经济开支，弊大于利。

（14）基因检测报告中涉及化疗敏感度的检测结果没有多少临床指导价值。

（15）只有"致病性"和"可能致病性"基因突变才能作为能否使用靶向药的有效参考。

铂敏感复发性卵巢癌的治疗

无论我们抱有多大的期望，但复发依然是绝大多数晚期卵巢癌患者不可回避的问题。

那么，复发后我们该怎么办呢？今天，白兔就来谈一谈铂敏感复发性卵巢癌的治疗。请注意，本章讲的是铂敏感（≥6个月复发），而非铂耐药，卵巢癌铂敏感复发和铂耐药复发的治疗截然不同。

一、卵巢癌复发的高危因素和复发类型

虽然卵巢癌大多数都会复发，但某些患者相对更早、更容易复发，高危因素主要包括以下5点：

（1）临床分期，这一点很容易理解，晚期患者比早期患者更容易复发，Ⅲ期及以上患者一般在1~2年内复发；

（2）病理类型，不同的病理类型预后截然不同，卵巢癌肉瘤、高级别浆液性癌、透明细胞癌相对容易复发；

（3）手术残留，肿瘤细胞减灭术的满意度不仅直接决定术后辅助化疗效果，也是影响卵巢癌预后的独立危险因素，术后残留病灶大于1cm的患者更容易复发；

（4）分化，分化差的更容易复发；

（5）是否规范化疗，术后辅助化疗未采用NCCN指南推荐的一线方案更容易复发，未足程足量化疗的患者也更容易复发。

除此之外，有一些病友热衷于搞一些有创的"养生保健技术"，如艾灸、针灸、刺血、拔罐等。这些所谓的"养生保健技术"虽然理论一套一套的，但没有任何证据显示能对病情有益，反而因为其有创，会导致机体出现炎症反应，包括但不限于红、肿、热、痛等，甚至有些胆大妄为的保健技师竟然直接在患者的腹部进

行这些危险的操作。我们要知道，癌症的发生、发展，甚至复发与转移都与炎症环境有着莫大关联，这些所谓的"养生保健技术"可能给病情带来许多不可预测的风险。

什么样的情况下我们才能确定自己复发了呢？诊断依据主要包括以下 5 点：①体格检查发现肿块；②敏感肿瘤标志物（CA125、HE4 等）升高；③出现胸腔积液、腹水；④影像学（超声、CT、磁共振等）检查发现肿块；⑤不明原因的肠梗阻。以上 5 点只要存在 1 项，就应怀疑卵巢癌复发；如果同时存在 2 项，则基本考虑复发。当然，更严谨地说，病理学诊断才是判断是否复发的"金标准"。

尽管同样是复发，但不同的复发类型，治疗和预后也存在巨大差异。复发性卵巢癌可分为铂敏感和铂耐药复发，简单来说，从最后一次化疗日期算起，≥ 6 个月复发的是铂敏感复发，< 6 个月复发的是铂耐药复发。

而铂敏感和铂耐药还可以进一步细分。比如铂敏感复发还可以分为"部分铂敏感复发"（6~12 个月复发）和"完全铂敏感复发"（大于 12 个月复发），而铂耐药中还包含"铂难治 / 铂抵抗复发"（治疗过程中病情进展）。

我们需要认识到，这些对"铂状态"的描述直接代表了病情的严重程度。医生都更喜欢收治"完全铂敏感复发"的患者，毕竟这类患者无论是选择手术还是化疗，治疗的余地都很大，预后也往往较好；而倾向于将"铂耐药复发"的患者推给其他医院或中医科、姑息治疗科，因为这类患者采取任何治疗都难以获得满意的疗效，而且治疗费用也相对较高，治疗期间更容易出现相关并发症，再加上这类患者的心理较为敏感脆弱，易产生医患矛盾。因此，在趋利避害的天性下，医生自然希望敬而远之。

患者也需要客观看待自己的病情，不要一味地埋怨医生，或者怪药不好。很多卵巢癌患者初次化疗用紫杉醇＋卡铂的效果往往很好，耐药后再用脂质体阿霉素往往效果欠佳，于是这些病友就主观地认为脂质体阿霉素不如紫杉醇，但事实却并不是这样，效果不好并不是因为药不好，而是你的病情更重了。

毕竟，卵巢癌初次化疗的有效率可达 80%，而一旦铂耐药，几乎所有化疗方案的有效率均低于 30%，可谓天壤之别。

至于为什么说铂敏感与否这么重要，这主要是由于以下 3 点：

（1）卡铂、顺铂等铂类化疗药在卵巢癌（以及多数癌种）中的地位很重要，是化疗的主力。

（2）铂敏感是预测 HRD 的重要因素，如 Stronach 等评估了卵巢癌患者 HRD 与卡铂治疗疗效的相关性，结果显示，HRD 是铂治疗后 PFS 和 OS 获益的预测因素，也是铂敏感的主要指征。正因为如此，在 NCCN 指南中，PARP 抑制剂用于复发性卵巢癌的维持治疗以"铂敏感"为指征。

（3）铂敏感与否，不仅代表肿瘤对铂类化疗药物的治疗应答，更代表肿瘤免疫状态。

白兔个人认为，正是由于人体免疫非但无法有效识别肿瘤，甚至将肿瘤当成人体的正常组织保护起来，所以当铂耐药后，无论是更换化疗方案，还是使用抗血管生成靶向药、PARP 抑制剂、PD-1 抗体，疗效都远远低于铂敏感期。

二、铂敏感复发性卵巢癌的治疗

首先需要指出的是，卵巢癌一旦复发，很少有治愈可能。虽然随着 PD-1/PD-L1 抑制剂上市，给少数 TMB-H 和 MSI-H/dMMR 的卵巢癌患者提供了临床治愈的可能性，但绝大多数患者依然是"生命不息、化疗不止"的治疗现状。因此，复发性卵巢癌的治疗应以延长生命、提高生活质量为目的。任何以严重降低生活质量为代价的仅延长 PFS 而 OS 无改善的治疗都没有实际意义。

卵巢癌复发后，我们什么时候开始治疗比较合适呢？ NCCN 指南明确指出：不推荐生化复发（CA125 等敏感肿瘤标志物升高却未出现明显病灶或症状）的患者立即开始治疗，因为这并不能带来生存获益，而且会降低生活质量。

这句话是什么意思呢？简单来说，就是 CA125 异常升高后马上化疗和等到临床复发再治疗，患者的总生存期没有区别。既然总生存期没有区别，自然是晚点化疗更好，毕竟化疗又不是什么令人舒服的事情。

一般来说，从 CA125 升高到出现临床复发的中位时间是 2 ~ 6 个月，少数患者可达 1 年。

但有些病友一看到 CA125 升高就崩溃，无论如何也要把它"压下去"，纷纷采取诸如口服化疗药（VP16）、抗血管生成靶向药（阿帕替尼）等方式打压"小癌"，虽然有时候确实能把 CA125"压下去"，但并不能延长生命，有时甚至还会起到反作用，白白丧失了原本良好的局面。

除了患者之外，有些医生也会犯这种基础性、常识性的错误，误认为复发性卵巢癌早治疗、早受益，于是匆匆忙忙地给生化复发的患者提前进行化疗，这是一件非常可惜的事情。复发性卵巢癌应起码等到出现病灶或者临床症状后再治疗。

　　那么，铂敏感复发性卵巢癌应该怎么治疗呢？我们应首先评估再进行手术。关于卵巢癌的二次手术适应证可以参考之前的章节，本章不再赘述，只是再次提醒两点：①铂耐药复发患者原则上不再考虑二次减瘤术；②铂敏感复发患者二次手术需做到无肉眼残留病灶，否则手术不能达到延长生命的目的。

　　无论手术与否，都需要进行化疗。尽管在一些临床研究中，PARP 抑制剂单药治疗 BRCA1/2 突变的患者比化疗的疗效更好，以至于"去不去化疗"已成为如今复发性卵巢癌治疗的热点问题，但目前 NCCN 指南仍建议首选含铂类药物的联合化疗，而 PARP 抑制剂则被推荐用于化疗结束后的维持治疗。

　　如 SOLO-3 研究验证了奥拉帕利治疗 ≥ 3 线携带 BRCA 胚系突变的铂敏感复发性卵巢癌对比非铂单药化疗（脂质体阿霉素、紫杉醇、吉西他滨、托泊替康）的疗效与安全性。

　　这个临床研究是什么意思呢？大致的意思就是有些患者虽然已经第三、第四次复发了，但依然是铂敏感复发，如果这些患者存在 BRCA 胚系突变，那么究竟是用奥拉帕利还是单药化疗更有效呢？ SOLO-3 的研究数据如表 3-15 所示。

表 3-15　SOLO-3 研究数据

SOLO-3 研究	奥拉帕利组	单药化疗组
入组人数 N/ 例	178	88
客观缓解率（ORR）/%	72	51
中位无进展生存期（中位 PFS）/ 个月	13.4	9.2
HR（95% CI）	疾病进展风险下降了51%	

　　SOLO-3 的研究结果非常明确：奥拉帕利对比化疗可显著改善治疗有效率和无进展生存期。但需要提醒的是，铂敏感复发性卵巢癌通常选择以铂为基础的双药化疗（无论是第几次复发），而 SOLO-3 研究中的化疗组则是单药化疗（药物包括脂质体阿霉素、紫杉醇、吉西他滨、托泊替康，由医生决定患者的化疗方案）。因此，奥拉帕利能否替代传统的含铂双药化疗治疗铂敏感复发性卵巢癌，仍有待定论。

　　PARP 抑制剂单药效果欠佳，那么当前非常火热的 PARP+V 靶的"双靶向"疗效如何呢？ NSGO-AVANOVA2/ENGOT-OV24 研究回答了这个问题。

　　该研究是一项随机、开放的二期临床研究（*N*=97），对比了尼拉帕利＋贝伐珠单抗和尼拉帕利单药治疗铂敏感复发性卵巢癌。从研究结果来看，尼拉帕利联合贝伐珠单抗组的中位 PFS 为 11.9 个月，而尼拉帕利单药组为 5.5 个月，联合组的中位 PFS 更长。对亚组进一步分析发现，无论患者的 HRD 状态如何，联合方案都要优于单药。因此，2019 年第 3 版 NCCN 卵巢癌临床实践指南中新增了尼拉帕利＋贝伐珠单抗作为铂敏感复发性卵巢癌的推荐方案。

　　但 AVANOVA2 研究仍没有回答一个最关键的问题：PARP 抑制剂联合抗血管生成靶向药是否优于传统的含铂双药化疗？从白兔个人的角度来看，若患者没有再次手术减瘤的机会或者身体欠佳无法耐受化疗，那么可以在充分征求医生意见的前提下，考虑 PARP 抑制剂单药（BRCA 胚系突变或至少 HRD 阳性患者）或 PARP 抑制剂联合抗血管生成靶向药（HRD 阴性）治疗铂敏感复发性卵巢癌。

　　请注意，患者在选择治疗方案前应充分征求医生的意见，而不是自作主张。毕竟靶向药物治疗铂敏感复发性卵巢癌目前仍缺乏高级别的临床研究证据，当前的主流仍是以铂类为基础的联合化疗。

　　那什么叫"以铂类为基础的联合化疗"呢？NCCN 指南主要推荐了以下 5 个化疗方案（表 3-16）。

表 3-16　推荐方案

推荐方案	临床试验
卡铂＋紫杉醇	ICON4 / AGO-OVAR-2.2 研究
卡铂（顺铂）＋吉西他滨	AGO-OVAR-2.5 研究
卡铂＋脂质体阿霉素	CALYPSO 研究
卡铂＋紫杉醇＋贝伐珠单抗	GOG-213 研究
卡铂＋吉西他滨＋贝伐珠单抗	OCEANS 研究

其他少见病理类型的常用化疗方案还包括：

（1）透明细胞癌：伊立替康＋顺铂，吉西他滨＋伊立替康（铂耐药）；

（2）黏液性癌：5FU＋奥沙利铂，卡培他滨＋奥沙利铂（黏液分型类似胃肠肿瘤化疗方案）；

（3）癌肉瘤：异环磷酰胺＋卡铂/顺铂，紫杉醇＋异环磷酰胺。

　　请大家注意，以上 NCCN 指南的推荐方案大多都有相关三期临床研究支持，而不是胡编乱造、凭空想象出来的，而且越是高水平的医院越严格遵循 NCCN 指南要求，不会搞一些乱七八糟的"自创"方案。从规范治疗的角度来说，只有表 3-16 中的 5 个化疗方案才算得上是真正意义上的 "以铂类为基础的联合化疗"。

下面让我们具体看一看这 5 项治疗铂敏感复发性卵巢癌的三期临床研究（表 3-17）。

表 3-17　治疗铂敏感复发性卵巢癌的三期临床研究

ICON4 / AGO-OVAR-2.2 研究	紫杉醇 + 卡铂	卡铂单药
客观缓解率（ORR）/%	66	54
中位无进展生存期（中位 PFS）/ 个月	12	9
中位总生存期（中位 OS）/ 个月	29	24
HR（95% CI）	疾病进展和死亡风险分别下降 24% 和 18%	

我们可以看到，ICON4 研究主要对比的是紫杉醇 + 卡铂与卡铂单药治疗铂敏感复发性卵巢癌，研究结论非常明确，无论是总生存期还是无进展生存期，紫杉醇 + 卡铂均优于卡铂单药，死亡和复发风险分别下降 18% 和 24%。所以，除非由于患者身体或年龄原因，无法耐受两种化疗药物的副作用，否则应积极考虑紫杉醇 + 卡铂方案。

TC 方案作为"龙头老大"，效果好是理所当然的事情，那么其他的含铂双药化疗是否能达到同样的疗效呢？ AGO-OVAR-2.5 研究回答了这个问题，主要数据如表 3-18 所示。

表 3-18　AGO-OVAR-2.5 研究的主要数据

AGO-OVAR-2.5 研究	吉西他滨 + 卡铂	卡铂单药
客观缓解率（ORR）/%	47.2	30.9
中位无进展生存期（中位 PFS）/ 个月	8.6	5.8
中位总生存期（中位 OS）/ 个月	18	17.3
HR（95% CI）	疾病进展风险下降 28%；死亡风险虽下降 0.04%，但无统计学意义（p=0.7349）	

AGO-OVAR-2.5 研究对比了吉西他滨 + 卡铂与卡铂单药治疗铂敏感复发性卵巢癌。我们可以看到，尽管吉西他滨 + 卡铂组提高了无进展生存率，但对改善总生存期没有多大帮助。

在 ICON4 研究中，紫杉醇 + 卡铂治疗铂敏感复发性卵巢癌的中位 OS 优于卡铂单药，而在 AGO-OVAR-2.5 研究中，吉西他滨 + 卡铂与卡铂单药的中位 OS 却大致相同，所以，尽管吉西他滨 + 卡铂同样是 NCCN 指南推荐方案之一，但实际上紫杉醇 + 卡铂的疗效更佳。

吉西他滨非 NCCN 指南一线药，"不给力"情有可原，那么脂质体阿霉素的疗效如何？ CALYPSO 研究回答了这个问题（表 3-19）。

表 3-19　CALYPSO 研究数据

CALYPSO 研究	脂质体阿霉素 + 卡铂	紫杉醇 + 卡铂
入组人数 N/ 例	466	507
中位无进展生存期 （中位 PFS）/ 个月	11.3	9.4
中位总生存期 （中位 OS）/ 个月	30.7	33
HR（95% CI）	总的疾病进展风险下降 18%；在亚组分析中，部分铂敏感复发（6~12 个月复发）患者疾病进展风险下降 27%	

CALYPSO 研究对比了脂质体阿霉素 + 卡铂方案与目前标准的紫杉醇 + 卡铂方案。结果显示，脂质体阿霉素 + 卡铂并不劣于 TC 方案，虽然看起来脂质体阿霉素 + 卡铂组的中位 OS 要比标准治疗差一点（30.7 个月∶33 个月），但没有统计学差异，而且由于副作用较小的缘故，脂质体阿霉素 + 卡铂具有更优的治疗指数。在亚组分析中，对于部分铂敏感（6~12 个月）复发患者，脂质体阿霉素 + 卡铂方案的无进展生存期和耐受性更佳。

总结下来，治疗铂敏感复发性卵巢癌，脂质体阿霉素 + 卡铂的疗效并不比紫杉醇 + 卡铂差，而且副作用更小，生活质量更高。

以上 3 个临床研究告诉我们，治疗铂敏感复发性卵巢癌，一线化疗方案的疗效比二线、三线化疗方案更有保障。

化疗的效果也就是这样了，那么我们在化疗的基础上加入抗血管生成靶向药怎么样？ OCEANS 研究和 GOG-213 研究同时回答了这个问题，两者的主要数据与结论分别如表 3-20 和表 3-21 所示。

表 3-20　OCEANS 研究的主要数据

OCEANS 研究	吉西他滨 + 卡铂 + 贝伐珠单抗	吉西他滨 + 卡铂
客观缓解率（ORR）/%	47.2	30.9
中位无进展生存期（中位 PFS）/ 个月	12.4	8.4
中位总生存期（中位 OS）/ 个月	33.3	35.2
结论	在卡铂和吉西他滨中加入贝伐珠单抗，能显著增加铂敏感型复发性卵巢癌的中位 PFS，但不能延长总生存期	

表 3-21　GOG-213 研究的主要数据

GOG-213 研究	紫杉醇 + 卡铂 + 贝伐珠单抗	紫杉醇 + 卡铂
入组人数 N/ 例	377	337
客观缓解率（ORR）/%	79	59
中位无进展生存期（中位 PFS）/ 个月	13.8	10.3
中位总生存期（中位 OS）/ 个月	42.2	37.3
结论	在卡铂和紫杉醇中加入贝伐珠单抗，能显著增加铂敏感型复发性卵巢癌的中位 PFS，且能延长总生存期（但需要注意的是，临床研究 OS 的 p 值存在问题：初始 p 值是 0.056，经灵敏度分析后修正为 0.0447）	

我们可以看到，两项研究都证明了在化疗的基础上联合贝伐珠单抗能提高有效率，且能多控制 3~4 个月的病情（中位 PFS），但对改善总生存期有限。其中，OCEANS 研究非常明确地证明了化疗联合贝伐珠单抗无法延长生命；尽管 GOG-213 研究做出了 OS 的阳性结果，但由于 p 值的原因，各国妇瘤科医生普遍并不认为贝伐珠单抗能够改善总生存期。

那么，既然无法延长生命，卵巢癌患者使用贝伐珠单抗就没有意义了吗？也并非如此，毕竟贝伐珠单抗能够延长控制病情的时间，在此期间，患者不用饱受病痛的折磨，生活质量可能会更好，这不也是一件有意义的事情吗？

谈完以上 5 个临床研究，白兔再讲一个小知识点。可能有细心的读者会发现，为什么同样是铂敏感复发性卵巢癌，同样的化疗方案，不同临床研究之间的 PFS

和 OS 都相差甚远呢？比如吉西他滨＋卡铂在 OCEANS 研究中的中位 OS 有 35.2 个月，但在 AGO-OVAR-2.5 研究中的 OS 却只有 18 个月？

这是由于尽管入组患者都是铂敏感复发性卵巢癌，但在不同的临床研究中，受试者的复发时间可能不一样。比如 A 研究中招募进来的受试者大部分都是 12 个月后才复发的，但 B 研究中招募进来的受试者可能大多数刚满 6 个月就复发了，由于复发时间直接决定治疗效果和预后，不同临床研究之间的 ORR、PFS 和 OS 自然也就大不相同。

此外，也请大家注意，这些临床研究中无论是 PFS 还是 OS，都取的是"中间值"而非"平均数"，这就代表了两项临床研究可能存在疗效基本相同但中间值却不同的情况。这就好比评估学生的身高，假设两个班级学生的平均身高都是 1.5m，但 A 班学生的身高从高到低排序，排名中间的那位同学可能是 1.4m，但二班身高排名中间的那位同学可能就是 1.6m，因此，我们不能将两个不同临床研究之间的中间值拿来直接对比。

为什么临床研究不取平均数却要取中间值呢？这是由于平均数虽然数学性质优良，但并不能真的代表平均水平，取中间值的方法更严谨也更准确一些。

这就好比国内一些统计机构每年都会公布老百姓的平均工资，但一些网友往往会在得知统计结果时大吃一惊，纷纷吐槽："又拖后腿了，我的收入没这么高啊？！"觉得自己的薪资水平被数量极少但占据财富极多那一小部分人拉高而"被平均"了，所以，现在很多国家开始改用"中位数"来评价大多数民众的真实收入水平。

三、混乱的治疗现状

尽管 NCCN 指南推荐的治疗方案非常明确，但目前国内铂敏感复发性卵巢癌的治疗却非常混乱，比如白兔经常看到某些医院推荐铂敏感复发性卵巢癌患者做腹腔化疗（非术后辅助化疗）、腹腔热灌注化疗、3 种化疗药物联合治疗、化疗联合度、化疗联合阿帕替尼、化疗联合 PARP 抑制剂以及各种缺乏高水平临床证据的治疗方案。这些治疗不仅费用相对昂贵，而且可能无法取得应有的疗效。

很多医生都很自信，认为 NCCN 指南只是"地板"，自己凭借着多年来对疾病的深刻理解和丰富的临床经验，完全可以做到"超脱指南之外"。但实际上，对于绝大多数医生来说，NCCN 指南不是可以随意践踏的"地板"，而是难以逾越的"天花板"。

回溯卵巢癌的治疗史，特别是 20 世纪 90 年代以来，各种化疗方案的临床研究层出不穷，但无论如何优化组合，有效率的上线始终在 80% 以内，对比一线化疗方案能取得生存获益的研究寥若晨星，化疗药物的潜力几被挖掘殆尽。

白兔给大家举一个例子。在 21 世纪初，有一项著名的国际、多中心、三期、随机临床研究（GOG0182），将标准的紫杉醇＋卡铂方案作为对照，尝试加入第三种化疗药物或采用不同的化疗序贯，看看能否提高疗效、降低复发。

该研究共招募了 4312 例晚期卵巢癌患者（样本量极大），病理类型包括浆液性癌、内膜样癌、透明细胞癌、黏液性癌等，并随机分为 5 组，化疗方案分别如下：

第一组：紫杉醇＋卡铂（8 周期）；

第二组：紫杉醇＋卡铂＋吉西他滨（8 周期）；

第三组：紫杉醇＋卡铂＋脂质体阿霉素（8 周期）；

第四组：拓扑替康＋卡铂（4 周期）→紫杉醇＋卡铂（4 周期）；

第五组：吉西他滨＋卡铂（4 周期）→紫杉醇＋卡铂（4 周期）。

该研究关键数据与结论如表 3-22 所示。

表 3-22　GOG0182 研究的关键数据与结论

GOG0182– IOCN5 研究	紫杉醇＋ 卡铂 （8 周期）	紫杉醇＋ 卡铂＋ 吉西他滨 （8 周期）	紫杉醇＋卡铂＋ 脂质体阿霉素 （8 周期）	卡铂＋拓扑 替康（4 周 期）→ 紫杉醇＋卡 铂（4 周期）	卡铂＋吉西他 滨（4 周期） → 紫杉醇＋卡铂 （4 周期）
入组人数 N/ 例	864	864	862	861	861
中位无进展生存期 （中位 PFS）/ 个月	16.1	16.4	16.4	15.3	15.4
中位总生存期 （中位 OS）/ 个月	40	40.4	42.8	39.1	40.2
结论	①加入第三种细胞毒性药物会增加不良反应特别是血液毒性的发生率； ②加入第三种细胞毒性药物无法改善患者预后（包括无进展生存期和总生存期）				

我们可以看到，研究结果令人大失所望。各组中位 PFS 均为 16 个月左右，中位 OS 均为 40 个月左右——在 TC 方案的基础上加入第三种化疗药物后，既无

法推迟复发时间，也无法延长总生存期，却明显增加了毒副作用。

另外，两个不同的化疗序贯组也非常有意思，这与国内肺癌患者所普遍采用的民间"靶向轮换"的思路较为类似，其原理是：由于肿瘤异质性的原因，肿瘤组织中既包括对某种抗癌药敏感的肿瘤细胞，也包括先天就对它耐药的肿瘤细胞，因此，随着治疗的进行，敏感肿瘤细胞在大量死亡的同时，会倒逼耐药肿瘤细胞动态且不间断产生，从而导致最终耐药，但通过提前切换抗肿瘤机制不同的药物，或许可延长对肿瘤控制的时间。

但在 GOG0182-IOCN5 研究中，尽管紫杉醇、吉西他滨和拓扑替康的抗肿瘤机制都各不相同，但切换来切换去，患者的复发时间和总生存期都没有改善。该研究明确证实：在卵巢癌术后辅助治疗期间，"轮换化疗"的治疗策略可能是徒劳的。

这个研究提示我们什么？——化疗存在"天花板"效应：化疗组合最多是双药联合，再多的话无法获益；化疗方案或序贯无论怎么折腾，也难以超越 TC 方案的疗效极限。

但白兔经常能看到有医生为患者推荐 3 种化疗药物联合或"轮换化疗"，之所以会出现这种"想当然"的做法，恐怕是医生不清楚这段"历史"。

所以，癌症治疗应该严格遵循 NCCN 指南规定的诊疗决策。

除了"自创"方案之外，一些治疗中（包括一些大医院和大医生）还普遍存在给部分铂敏感（6~12 个月）的复发性卵巢癌患者使用 VP16（依托泊苷）来延长无铂间期（platinum progression free interval, PFI）。

这是由于无铂间期是影响卵巢癌治疗效果和预后的一个重要因素。临床发现，无铂间期的长短（即距离上次使用含铂化疗的时间）显著影响卵巢癌患者对再次使用含铂化疗方案的疗效和预后。

简单来说，无铂间期越长，再次应用铂类药物的治疗效果越好，总生存期也越长；无铂间期越短，再次应用铂类药物的治疗效果越差，预后也就越差。

于是，一些医生就根据这一理论"开发"出了一种全新的用药思路：既然无铂间期那么重要，那先用 VP16 来延缓病情，延长无铂间期，之后再用含铂化疗方案，不就能改善患者预后了吗？

打个比方：患者在 6 个多月的时候复发了。由于 ≥ 6 个月是铂敏感复发，< 6 个月是铂耐药复发，因此这个时间点比较尴尬，既可能化疗敏感又可能疗效不佳。为此，出于延长无铂间期和缓解患者焦虑的目的，先给患者用不含铂的化疗药，

如口服 VP16。尽管 VP16 可能 3 个月就耐药了，但无铂间期却实现了 6+3=9（个月），这时候再用紫杉醇 + 卡铂（TC 方案），岂不是大大提高了有效率？

那么真相究竟如何？

三期、国际多中心、随机对照的 MITO-8 研究对此给出了答案——这样做非但不能改善预后，还很有可能影响总生存期。

该研究将 215 名 6~12 个月疾病进展的部分铂敏感复发性卵巢癌患者随机分为两组：标准组先使用含铂化疗方案（紫杉醇 + 卡铂，少数神经毒性 ≥ 3 级的患者改用吉西他滨 + 卡铂），再使用非铂类的化疗单药（脂质体阿霉素 或 拓扑替康 或 吉西他滨等）；实验组先使用无铂化疗单药，再使用含铂化疗方案，对两组疗效进行对比。

从临床设计来看，该研究中的标准组和实验组仅仅存在用药次序的不同。同样是部分铂敏感（6~12 个月复发）的患者，标准组是先用一线 TC 方案，之后再用单药化疗；实验组则是反过来，先用单药化疗，之后再用一线 TC 方案。

那么，结果如何呢？ MITO-8 研究数据如表 3-23 所示。

表 3-23　MITO-8 研究数据

MITO-8 研究		标准组	实验组
入组人数 N/ 例		108	107
客观缓解率（ORR）/%	RECIST 标准（可测量病灶）	56	43
	GCIG 标准（CA125 水平）	75	70
中位无进展生存期 2（中位 PFS2）/ 个月		16.4	12.8
中位无进展生存期 1（中位 PFS1）/ 个月		9	5
中位总生存期（中位 OS）/ 个月		24.5	21.8

中位总生存期（中位 OS）：标准组胜出。标准组中位 OS 为 24.5 个月、实验组为 21.8 个月，但无明显的统计学差异（p=0.83）。

中位无进展生存期（中位 PFS）：标准组胜出。由于两组都涉及两个治疗方案，因此，PFS 存在 PFS1 和 PFS2 两个数值。但无论是 PFS2 还是 PFS1，都是标准组

（TC方案）占优，且PFS2有显著的统计学差异（$p=0.025$）。

ORR：标准组胜出。

由此可见，尽管是部分铂敏感期，先用一线方案更能带来生存获益。确切地说，如果铂敏感期先用不含铂的单药化疗，无论是OS、ORR还是PFS，都表现得更差。

这个临床研究的最大意义在何处？白兔发现很多病友治病都是想当然，觉得要把好药留在后面，以备不时之需。

大家的想法很朴素——要是先把好药用了，以后耐药了岂不是无药可用？这是一种非常错误的想法。在癌症的治疗中有一条重大原则——好药先用。初始治疗时，如果不用紫杉醇＋卡铂，而是用了环磷酰胺＋卡铂，患者会缩短1年左右的生存期（GOG11研究），复发后同样如此，上述的MITO-8研究仅涉及6~12个月复发的部分铂敏感患者，倘若是12个月乃至2年后才复发的患者，先用不含铂的化疗方案将对总生存期的影响更显著。

大家可能会产生疑问：为什么会导致这样的结果？因为治疗的次数越多，后面治疗的效果也就越差。

初次治疗后的中位复发时间是1~2年，复发后你还想享受这么长的无进展生存期，可能吗？

初次手术实现R0能延长生命，你铂耐药后还想通过二次减瘤术来延长生命，可能吗？

携带BRCA胚系突变的初治患者使用奥拉帕利维持治疗，3年不复发率能超过60%；复发后再手忙脚乱地用奥拉帕利维持治疗，还想3年不复发，可能吗？

卵巢癌有那么多能够延长PFS的方案，想通过不同方案的PFS+PFS+PFS来延长OS，哪有那么简单？

前面的PFS你享受了，后面的PFS就会缩短，治疗的次数越多，就越容易耐药，耐药的方案越多，可选择的治疗范围也就越小，路也就越走越窄。

我们能做的，就是在那么多的治疗方案中毫不犹豫地选择效果最好的，把最适合当前病情、最能带来生存获益的治疗方案第一时间用上，先把最长的PFS拿到手，再考虑其他事情。

四、铂敏感复发性卵巢癌的维持治疗

由于卵巢癌一旦复发，再次复发通常只是个时间问题，因此，多年来，国际上始终不乏各种推迟卵巢癌复发的临床研究，主要集中在以下三方面。

1. 巩固化疗

关于将化疗作为维持治疗的临床研究有很多，NCCN 指南还曾推荐紫杉醇单药作为一线化疗结束后的维持治疗方法，但这些现在都已退出历史的舞台。目前，在国内外的卵巢癌临床实践指南中，超过 6 个周期的术后辅助化疗或巩固化疗都已经取消了。

2. 抗血管生产靶向药

（1）贝伐珠单抗：OCEANS、GOG-0218 和 ICON-7 等研究都证实了贝伐珠单抗能延长 PFS，但 OS 无明显获益——能推迟复发时间，但不能明显改善总生存期。

（2）帕唑帕尼：帕唑帕尼素有"白发药"之称。一项随机对照的三期临床（AGO-OVAR16 研究）表明，初治患者在 TC 方案的基础上，使用或者不使用帕唑帕尼的中位 PFS 分别为 17.9 个月和 12.3 个月，但中位 OS 无明显差异。该研究还发现，亚洲女性使用帕唑帕尼，连 PFS 都未能获益。

2017 年的一项随机、开放性二期研究（MITO-11）表明：铂敏感复发的卵巢癌患者，在紫杉醇周疗的基础上联合帕唑帕尼，既不显著改善 PFS（7.5 个月：6.2 个月），也不改善 OS（20.7 个月：23.3 个月）。

由于副作用较大，而且生存获益不明显，2019 年，NCCN 卵巢癌临床实践指南已不再推荐帕唑帕尼作为初治后的维持治疗。个人也不建议病友在铂敏感期考虑帕唑帕尼。

（3）西地尼布：这个药很有意思，经常看到好消息，却由于副作用过大等问题，始终不让上市。关于西地尼布有一项知名的二期临床研究：ICON6。结果显示，化疗联合西地尼布能比单纯化疗延长 2.3 个月的中位 PFS，但两组的中位 OS 没有统计学意义（$p=0.21$）。

我们不难得出结论——抗血管生成靶向药与化疗联合能推迟复发时间，但很难延长总生存期。

3. PARP 抑制剂

如果患者携带 BRCA 胚系突变，这就没说的了，SOLO-2、NOVA、ARIELE-3 分别验证了奥拉帕利、尼拉帕利和雷卡帕利的维持治疗效果，且研究结论非常明确：携带 BRCA 胚系突变的铂敏感复发性卵巢癌患者使用 PARP 抑制剂维持治疗可明显获益，具体临床数据可翻阅之前的章节。

但在这些既往的临床研究中，PARP 抑制剂对 BRCA 胚系突变的患者效果最佳，其次是 HRD 阳性患者，而占据卵巢癌患者群体一半左右的 HRD 阴性患者却从 PARP 抑制剂中获益较小。

那么，HRD 阴性的患者该怎么办呢？

4.PARP 抑制剂联合抗血管生成靶向药

为了帮助那些占据卵巢癌"半壁江山"的"潜在顾客"（HRD 阴性患者），制药企业们也算得上是兢兢业业、煞费苦心，先后探索性地尝试了化疗联合 PARP 抑制剂、放疗联合 PARP 抑制剂，但似乎效果并不那么明显，场面一度陷入僵持。率先打破这一僵局的是国际制药巨头阿斯利康，他们一马当先地做出了一项奥拉帕利 + 西地尼布的二期临床研究（N=90）：STUDY 4，搞出来了个极具震撼性的 PFS 和 OS 的双阳性结果。其主要数据如表 3-24 所示。

表 3-24　STUDY 4 研究数据

STUDY 4 研究	BRCA 突变		无 BRCA 突变 /BRCA 突变状态未知	
治疗方案	奥拉帕利	奥拉帕利 + 西地尼布	奥拉帕利	奥拉帕利 + 西地尼布
中位无进展生存期（中期分析）/ 个月	16.5	19.4	5.7	16.5
中位无进展生存期（最终分析）/ 个月	16.5	16.4	5.7	23.7
	p=0.42 HR 0.76（95% CI）		p=0.0013 HR 0.31（95% CI）	
中位总生存期（中位 OS）/ 个月	40.1	44.2	23	37.8
	p=0.70 HR 0.86（95% CI）		p=0.047 HR 0.44（95% CI）	

尽管只是一个二期临床研究，但 STUDY 4 研究初步证实了以下几点：

（1）如果患者携带 BRCA 突变，那么奥拉帕利单药即可，没有必要再"画蛇添足"地联合抗血管生成靶向药。BRCA 突变患者在奥拉帕利单药的基础上联合西地尼布，无论是 PFS 还是 OS，都未显示获益。

（2）如果患者不携带 BRCA 突变，那么可以考虑在 PARP 抑制剂的基础上联合西地尼布，相较于单独使用奥拉帕利，PFS 和 OS 都得到了明显改善，两组的中位 PFS 分别为 5.7 个月和 23.7 个月，中位 OS 分别为 23 个月和 37.8 个月，中位总生存期延长超过 15 个月——接近于有 BRCA 突变的患者使用 PARP 抑制剂的效果。

无独有偶，NSGO-AVANOVA2/ENGOT-OV24 研究再次验证了 PARP 抑制剂 + 抗血管生成靶向药的疗效优势。该研究是一项随机、开放的二期临床研究（$N=97$），对比尼拉帕利 + 贝伐珠单抗和尼拉帕利单药治疗铂敏感复发性卵巢癌。主要数据如表 3-25 所示。

表 3-25　NSGO-AVANOVA2/ENGOT-OV24 研究数据

NSGO-AVANOVA2/ENGOT-OV24 研究	HRD 阳性	HRD 阴性	BRCA 胚系突变	无 BRCA 胚系突变
尼拉帕利 + 贝伐珠单抗（中位 PFS）/ 个月	11.9	11.3	14.4	11.3
尼拉帕利单药（中位 PFS）/ 个月	6.1	4.2	9	4.2
样本量 N/ 例	54	43	34	63
p 值	0.0019	0.0129	0.0947	0.0001

AVANOVA2 研究最重大的意义是让 HRD 阴性的患者也看到了一线曙光：HRD 阴性的患者使用尼拉帕利 + 贝伐珠单抗，中位 PFS 甚至超越了携带 BRCA 胚系突变患者使用尼拉帕利的中位 PFS（11.3 个月和 9 个月）。需要注意的是，以上这些 PFS 都不是化疗结束后的维持治疗数据，而是铂敏感复发后，患者没有经过化疗直接使用靶向治疗的中位 PFS。

为什么 PARP 抑制剂联合抗血管靶向药能够取得如此疗效？有理论指出，由于肿瘤的生成、生长和转移都有赖于新血管的生成，因此，当患者应用抗血管生成靶向药时，会造成肿瘤缺乏新陈代谢所必需的氧气和营养，加剧了 DNA 复制压力，使同源重组功能正常的肿瘤细胞被诱导形成同源重组缺陷，即"诱导

HRD"，又称"化学 HRD"。因此，与抗血管生成靶向药联用时，可能会增强肿瘤对 PARP 抑制剂的敏感性。

但三期 PAOLA-1 研究却给出了不同的研究结论。该研究比较了奥拉帕利 + 贝伐珠单抗作为一线维持治疗对比贝伐珠单抗单独维持治疗的差异，并对不同的基因突变情况进行了分析。请注意，该研究是初治结束后的一线维持治疗，而非复发后的维持治疗，具体数据如表 3-26 所示。

表 3-26　PAOLA-1 研究数据

PAOLA-1 研究	奥拉帕利 + 贝伐珠单抗 中位 PFS/ 个月	贝伐珠单抗 中位 PFS/ 个月	HR
总人群	22.1	16.6	0.59（95% CI）
BRCA 突变	37.2	21.7	0.31（95% CI）
无 BRCA 突变	18.9	16	0.71（95% CI）
HRD 阳性	37.2	17.7	0.33（95% CI）
HRD 阴性	16.9	16	0.92（95% CI）

在 PAOLA-1 研究中，BRCA 突变和 HRD 阳性患者从奥拉帕利 + 贝伐珠单抗的维持治疗中获益比较明显，分别比单纯贝伐珠单抗维持治疗多延长约 15.5 个月和 19.5 个月的中位 PFS，但 HR（风险比）分别为 0.31 和 0.33，与前文 SOLO-1 研究中的奥拉帕利单药（HR=0.30）、PRIMA 研究中的尼拉帕利单药（HR=0.40）治疗携带 BRCA 突变患者的 HR 大致相似。

这是什么意思呢？不同的临床研究之间 PFS 和 OS 不适合直接拿来对比，但 HR 却可作为粗略参考。由于 PAOLA-1 研究中的奥拉帕利 + 贝伐珠单抗和 SOLO-1 研究中的奥拉帕利单药治疗携带 BRCA 突变的患者 HR 基本相同（0.31 和 0.30），因此，携带 BRCA 突变的患者在使用奥拉帕利的同时，联合或者不联合贝伐珠单抗，降低疾病进展风险的水平差不多，这样的数据再次提示我们：携带 BRCA 胚系突变患者，PARP 抑制剂单药即可，同时联合抗血管生成靶向药的意义可能有限。

而在 PAOLA-1 研究中，对于无 BRCA 突变和 HRD 阴性的患者，与单独的贝伐珠单抗维持治疗相比，PARP 抑制剂 + 抗血管生成靶向药并没有明显延长患者的中位 PFS，特别是 HRD 阴性患者，无论在贝伐珠单抗的基础上联合或者不联合奥拉帕利，中位 PFS 基本相同（16.9 个月和 16 个月）。这样的研究结果与

STUDY 4 研究和 AVANOVA2 研究的结论相悖，究其原因，白兔认为可能是以下 3 点：

（1）样本量。由于 PAOLA-1 是三期临床研究，入组患者更多，证据等级更加充分，而 STUDY 4 和 AVANOVA2 研究仅为二期临床研究，可能因样本量偏小导致二期临床研究与真实情况存在偏差。

（2）治疗线数 / 铂状态。在 PAOLA-1 研究中，奥拉帕利 + 贝伐珠单抗是一线维持治疗，而 STUDY 4 和 AVANOVA2 研究则针对铂敏感复发性卵巢癌的维持治疗 / 直接治疗，由于一线治疗结束后部分患者为铂耐药复发，且铂状态与 PARP 抑制剂疗效息息相关，因此，在排除了铂耐药复发的患者后，STUDY 4 和 AVANOVA2 的研究数据自然相对优异。

（3）药物差异。PAOLA-1（奥拉帕利 + 贝伐珠单抗）和 STUDY 4（奥拉帕利 + 西地尼布）研究的主要区别在于抗血管生成靶向药的不同。贝伐珠单抗和西地尼布尽管都是抗血管生成靶向药，但一个是靶向 VEGF 配体的大分子生物制剂，一个是靶向 VEGF 受体胞内区的小分子酪氨酸激酶抑制剂，且贝伐珠单抗的作用靶点较少（特别是缺乏抑制 PDGF 信号通路）。因此，可能由于贝伐珠单抗和西地尼布在抗肿瘤机制上的差异导致联合 PARP 抑制剂的协同作用不同。

PAOLA-1（奥拉帕利 + 贝伐珠单抗）和 AVANOVA2（尼拉帕利 + 贝伐珠单抗）研究的主要区别在于 PARP 抑制剂的不同。奥拉帕利和尼拉帕利尽管都是 PARP 抑制剂，但无论是分子结构还是药理、药代动力学特性均存在差异，且尼拉帕利是截至目前唯一一个无论是 BRCA 或 HRD 状态如何都展示出明显临床获益的 PARP 抑制剂。因此，PARP 抑制剂的不同也可导致在联合 V 靶时疗效存在差异。

但目前已有大量铂敏感复发性卵巢癌且 BRCA 野生型 /HRD 阴性患者使用 PARP 抑制剂联合口服抗血管生成靶向药维持治疗，显著获益。结合广大病友的用药情况来看，白兔更倾向于后两点的原因。

更重要的是，在 2019 年第 3 版 NCCN 卵巢癌临床实践指南中，新增了尼拉帕利 + 贝伐珠单抗作为铂敏感复发性卵巢癌的推荐方案。

鉴于无铂间期对卵巢癌患者的极端重要性，白兔建议：无 BRCA 突变或 HRD 阴性的铂敏感复发性卵巢癌患者在化疗结束后，可考虑尼拉帕利联合贝伐珠单抗或奥拉帕利联合多靶点酪氨酸激酶抑制剂（如乐伐替尼、西地尼布等）维持治疗——尽最大努力推迟复发时间，并最终有效延长总生存期。

在本章结束之前，让我们对重要知识点进行一次回顾和总结，共有 10 点：

（1）复发性卵巢癌可分为铂敏感和铂耐药复发；"铂状态"直接代表了病情的严重程度。

（2）铂敏感与否之所以重要，是由于铂类是卵巢癌化疗的"主力军"，更代表了肿瘤免疫状态。

（3）复发性卵巢癌的治疗应以延长生命、提高生活质量为目的。

（4）复发性卵巢癌应最起码等到出现病灶或者临床症状后再治疗。

（5）铂敏感复发性卵巢癌推荐以铂类为基础的联合化疗，化疗方案应严格遵循 NCCN 指南推荐方案。

（6）治疗铂敏感复发性卵巢癌，继续使用一线化疗方案更有保障。

（7）化疗的疗效存在"天花板"效应：化疗组合最多是双药联合，再多无法获益；化疗方案或序贯无论怎么折腾，也难以超越 TC 方案的疗效极限。

（8）治疗应遵循"好药先用"原则。

（9）明确存在 BRCA 突变患者，PARP 抑制剂单药维持治疗即可，没有必要再"画蛇添足"地联合抗血管生成靶向药。

（10）白兔更倾向于无 BRCA 突变或 HRD 阴性铂敏感复发性卵巢癌患者在化疗结束后应考虑 PARP 抑制剂联合抗血管生成酪氨酸激酶抑制剂维持治疗，尽最大努力推迟复发时间，并最终实现总生存期的有效延长。

铂耐药复发性卵巢癌的治疗

病情一旦到了铂耐药阶段，我们就要降低治疗的期望值，治病也要根据自己的经济条件来。

毕竟在传统的治疗模式下，卵巢癌铂耐药后的中位 OS 是 8~10 个月，而国际上各种铂耐药卵巢癌临床研究的中位 OS 则大多在 12 个月左右。

当然，这 8~12 个月指的只是中位数，并不代表铂耐药后大家就只剩一年好活了。在真实世界里，总有活得久的"超级幸运儿"，否则白兔还写什么科普文章，大家老老实实回家数日子等着就是了。

本章，我们就结合国内外治疗现状和关键临床研究，好好讲一讲那些活得久的"幸运儿"除了"命硬"之外，到底有何"秘诀"。

一、铂耐药卵巢癌治疗的常见错误

对于铂耐药患者来说，没有任何一种方案可以作为卵巢癌铂类耐药复发的标准方案——缺乏高水平临床研究的生存获益证据。2020 年 NCCN 卵巢癌临床实践指南推荐的方案如表 3-27 所示。

表 3-27　2020 年 NCCN 卵巢癌临床实践指南：铂耐药复发性卵巢上皮癌

首选	其他推荐方案	某些情况下有用的药物
细胞毒性药物： 环磷酰胺（口服）+ 贝伐珠单抗 多西他赛 依托泊苷（口服） 吉西他滨 脂质体阿霉素 脂质体阿霉素 + 贝伐珠单抗	细胞毒性药物： 卡培他滨 环磷酰胺 多柔比星 异环磷酰胺 伊立替康 美法仑	免疫治疗： 帕姆单抗用于微卫星高度不稳定（MSI-H）或错配修复缺陷（dMMR） 激素治疗： 氟维司群用于低级别浆液性癌

续表

首选	其他推荐方案	某些情况下有用的药物
紫杉醇周疗 紫杉醇周疗＋贝伐珠单抗 拓扑替康 拓扑替康＋贝伐珠单抗 靶向治疗： 贝伐珠单抗 尼拉帕利 奥拉帕利 雷卡帕利	奥沙利铂 紫杉醇 白蛋白紫杉醇 培美曲塞 索拉非尼＋拓扑替康 长春瑞滨 靶向治疗： 帕唑帕尼（2B 类） 激素治疗： 芳香化酶抑制剂（阿那 曲唑、依西美坦、来曲 唑）、亮丙瑞林、甲地孕 酮、他莫昔芬	靶向治疗： 恩曲替尼（Entrectinib）或拉 罗替尼（Larotrectinib）用于 NTRK 基因融合阳性肿瘤 曲美替尼用于低级别浆液性癌

从表 3-27 中我们可以看到，在卵巢癌铂耐药阶段，NCCN 指南主要推荐非铂类的单药化疗，如果想提高近期疗效、增强治疗信心，可联合贝伐珠单抗、索拉非尼、帕唑帕尼等抗血管生成靶向药，尽管很难改善最终的生存结局，但对患者还是有一定的帮助。

由于铂耐药后不再有标准的治疗方案，加之部分医院的经验和水平有限，治疗方案五花八门，结合广大病友的实际情况来看，常见错误主要集中在以下 4 个方面。

1. 再次手术减瘤

给铂耐药患者再次手术减瘤，是非常典型且后果严重的错误做法。

上皮性卵巢癌可根据分子学特征分为 Ⅰ 型、Ⅱ 型卵巢癌。低级别浆液性癌、透明细胞癌、黏液性癌这类 Ⅰ 型卵巢癌化疗相对不敏感，因此，少数铂耐药复发的患者有可能从二次减瘤术中受益。注意，是"少数"。

多数铂耐药患者做二次肿瘤细胞减灭术只会缩短生命。要知道，就连铂敏感复发的患者是否能从二次肿瘤细胞减灭术中获益都存在极大争议，如 GOG-0213 研究显示，即便是铂敏感复发且手术完全切除肿瘤，都不比单纯化疗的效果更好，更何况铂耐药？结合广大病友的切身实践来看，铂耐药后再次手术减瘤，通常都没有什么好结局，往往是术后病情更难控制，生存期也明显缩短。

但总有一些病友不甘心，耐药后满世界找能给自己手术的医生。她们的想法很单纯："这么大的瘤子怎么能留？"于是为了追求"减瘤"，她们甘冒一切风险、不惜一切代价，倘若恰好碰见一位"愣头青"医生，双方一拍即合，傻乎乎地就上了手术台。

运气好的时候，医生开腹后发现切不下来，直接就给缝上了，虽然这种"开关术"毫无价值，但起码事后还留有余地；若是运气不好，医生真的动刀切了瘤子，无论切没切干净，都很难延长生命，反而可能会拉开肿瘤爆发性进展的序幕——在术后3个月左右，或者在所切除的肿瘤附近，或者在肝内、肺部甚至颅内长出新的转移灶来，而且可能呈多发转移的凶猛态势，患者剩下的日子就要按月数了。

这种手术除了让患者暂时获得"无瘤"的心理安慰之外，没有任何实际价值。因此，铂耐药卵巢癌患者原则上不再考虑二次手术。

2. 跟一代铂、二代铂"死磕"

NCCN指南明确指出：经过连续两种化疗方案没有持续性临床获益的患者（难治性），或肿瘤在6个月内复发的患者（铂耐药），再次治疗时不推荐使用含铂类的化疗方案。

尽管NCCN指南说得很清楚，但白兔经常看到一些医生给铂耐药甚至铂难治患者继续使用含铂的化疗方案。既然患者已经铂耐药了，为什么还一个劲儿地跟顺铂、卡铂死磕？究其原因，无非是医生觉得铂耐药后单药化疗的有效率太低，出于提高疗效的想法，想继续联合铂类化疗，于是就给铂耐药患者使用了多西他赛＋顺铂/卡铂、脂质体阿霉素＋顺铂/卡铂、吉西他滨＋顺铂/卡铂等适用于铂敏感阶段的化疗方案，不仅让患者白白承受了多余的副作用，且没有证据显示这种做法能让患者获益。

其实，如果担心铂耐药后单药化疗有效率低，我们完全可以考虑联合"奥沙利铂"这种与顺铂、卡铂不存在交叉耐药的三代铂，虽然奥沙利铂不能算"根正苗红"的一线药，但好歹也在NCCN指南中，算是"体制铂"；或者也可以考虑非铂单药联合抗血管生成靶向药，这样才能有效提高近期疗效。

至于说大医院的大医生看了就头疼的奈达铂、洛铂，在卵巢癌的治疗中既没有可靠证据也没有疗效优势，在国际上也不被认可，我们在全治疗周期都应尽量避免使用。

3. 抗血管生成靶向药单药治疗

目前尚无高等级的临床证据证实单独使用抗血管生成靶向药治疗卵巢癌的疗效，但在现实世界里，有相当多的医生推荐口服阿帕替尼、安罗替尼等抗血管靶向药单药治疗卵巢癌。

那这么治到底对不对呢？根据欧洲肿瘤医学协会（European Society for Medical Oncology，ESMO）报道的一项单臂、开放、前瞻性临床研究显示：阿帕替尼单药治疗既往二线化疗失败的上皮性卵巢癌（N=20）中，ORR 为 35.3%，中位 PFS 为 2.2 个月（1~8.9 个月），中位 OS 为 6.3 个月（1.5~12.8 个月）。

尽管该研究入组患者很少，N=20 人，并不具有广泛的代表性，但无论怎么说，获益时间都实在是太短了——2 个月耐药、6 个月死亡。其实二线化疗失败后，哪怕不治了，很多人也能撑过 6 个月，还不用承受治疗的副作用。

虽然阿帕替尼、安罗替尼在国内的销量都很好，但高水平的临床研究较少，未知因素太多，那咱们换个在多癌种临床研究充分、国际上广泛认可的抗血管生成药物——卡博替尼，来看看单药治疗卵巢癌的疗效。

需要指出的是，卡博替尼的作用不仅仅是抗血管生成，它靶点最多，大多数靶向药也就 1~3 个靶点，但卡博替尼居然拥有 MET、VEGFR1、VEGFR 2、VEGFR3、ROS1、RET、AXL、NTRK、KIT 至少 9 个靶点，从多个角度抑制肿瘤细胞的生长和增殖。它的适应证极广。卡博替尼获得了肺癌、肝癌、肾癌、甲状腺癌等多个癌种的 NCCN 临床实践指南推荐，而阿帕替尼、安罗替尼迄今尚未走出国门。对于卡博替尼，民间传说纷纭。肺癌、肾癌、肉瘤、肝癌患者之间口口相传："多线耐药后也可以尝试""单用和联合其他靶向、化疗、PD-1 效果都不错""可以很好地控制骨转移、脑转移""不信你就试试"……

那么，这么一款"万能神药"单药治疗卵巢癌的效果如何呢？

2016 年 SGO 大会报道了一项多中心、随机对照的二期临床试验 GOG186K 研究，该研究共入组 111 例患者，对比了卡博替尼与紫杉醇周疗在治疗持续进展性 / 复发卵巢癌的效果。结果显示，虽然卡博替尼组和紫杉醇周疗组的中位 PFS 都是 5 个多月（5.3 个月和 5.5 个月），但在次要终点分析，包括总生存、缓解率方面都显示卡博替尼劣于紫杉醇。

紫杉醇周疗是 NCCN 指南推荐的铂耐药卵巢癌的标准治疗方案之一。

GOG186K 研究告诉我们：与标准治疗相比，卡博替尼单药将会给卵巢癌患者的预后带来不利影响。就连这么一款优秀的"万能神药"在卵巢癌中都不幸折戟，那么其他的抗血管生成单药能否让患者获益，实在是一个大问题。

可能有医生认为，尽管抗血管生成单药治疗卵巢癌的疗效欠佳，但起码延长了无铂间期，能够提高下次化疗的有效率。但我们要清醒地认识到，在 GOG186K 研究中，卡博替尼耐药后患者在退出临床研究后同样会采取各种治疗手段延长生命（主要是化疗），但她们最终的总生存期却劣于标准治疗，这说明抗血管生成单药治疗卵巢癌可能是一种错误的治疗策略。

当然，研究失败并不代表药不好，而是临床设计有问题。如果换作贝伐珠单抗对比紫杉醇周疗，贝伐珠单抗的表现恐怕还不如卡博替尼。若将 GOG186K 研究的临床设计更改为卡博替尼 + 紫杉醇周疗对比紫杉醇周疗，最终的结果恐怕会大不相同。

之前咱们详细讲解过抗血管生成靶向药的药理和特性，偷懒的病友应该翻回去好好学习一下。V 靶有一个显著特点——促进肿瘤血供一过性正常化。这种"一过性"是非常短暂和宝贵的——暂时恢复肿瘤血管的异常状态，克服化疗药物和氧气传递的屏障，最终实现增强放化疗的疗效。此外，V 靶与免疫检查点抑制剂（PD-1）联合用药也是一个很有潜力的治疗策略，肿瘤血管正常化后可以减少调节性 T 细胞和 B 细胞的免疫抑制作用，增强树突状细胞的抗原表达，实现相互促进的效果。

因此，V 靶无论是联合化疗、PARP 抑制剂还是联合 PD-1 抑制剂，都能起到"1+1 > 2"的效果。从长期控制肿瘤的角度着眼，使用抗血管生成靶向药应多途径、多靶点联合用药，以进一步提高疗效、延缓耐药。抗血管生成单药治疗复发性卵巢癌（维持治疗除外），无论铂耐药与否，都是不合适的，浪费了其应有的疗效和潜力。

4. 放疗、射频、粒子植入等局部治疗

铂耐药后，绝大多数卵巢癌患者都不适合放疗、射频等局部治疗。

这是由于卵巢癌病灶往往非常广泛，而放疗、射频所能作用到的病灶却非常有限，我们用放疗或者射频单独杀伤一两个病灶毫无意义，所以这类局部治疗在卵巢癌治疗中的地位很低。

在铂敏感期，病灶局限却不适合手术的情况下，或许可以考虑放疗或射频；如果是透明细胞癌、低级别浆液性癌等病理类型的患者，比起高级别浆液性癌，化疗相对不敏感，病灶相对局限，或许可能是放疗或射频的潜在获益人群。但对于大多数卵巢癌患者而言，到了铂耐药阶段，放疗不仅难以获益，甚至可能会缩短生命。

放疗还会缩短生命？看到这个说法，你会不会大跌眼镜？事实上，不仅仅是卵巢癌，大多数实体瘤如果全身治疗无效再局部治疗，都可能反而加速病情进展。放疗、射频等局部治疗的"底线"是全身治疗有效。

在 NCCN 指南中关于铂耐药复发性卵巢癌，放疗仅推荐用于局部姑息治疗（主要指缓解梗阻或疼痛）。

另外，某些医院的介入科给铂耐药甚至铂难治的卵巢癌患者做碘粒子植入（非姑息性治疗）。粒子植入既可以算介入也可以算放疗，但归根结底还是放疗，其原理是将放射源植入肿瘤内部，起到对肿瘤持续杀伤的作用。

但肿瘤的治疗绝不是简单的杀伤。在铂耐药阶段，人体免疫已经将肿瘤视为正常组织甚至保护起来，放疗很难获得一个持久的应答；在铂敏感期则更不能随便搞放疗，否则易导致腹腔器官粘连，从而永远失去手术机会。就广大病友的切身经历而言，能通过放疗、射频这类局部治疗而明显获益的铂耐药卵巢癌患者是相对特殊且较为少见的。

二、铂耐药复发性卵巢癌的常见治疗方案

说完了以上 4 个常见错误，我们接下来谈一谈国内外主流治疗方案。鉴于不同的患者在病情、身体及经济等方面因素的差异，国内医院一般采用单药化疗、含三代铂的双药化疗、化疗联合抗血管生成靶向药 3 类治疗方案。

在谈及用药之前，首先提示一下铂耐药患者需要注意的三大治疗原则：

（1）由于难以有效延长总生存期，治疗应尤为注重患者的生活质量；

（2）铂耐药患者往往身体条件欠佳，在考虑疗效的同时绝不能忽视药物的毒副作用；

（3）治病应量力而行，不建议举债、卖房看病。

1. 单药化疗

有些医生认为，铂耐药后既然无法延长患者的 OS，那么患者的生存质量则应该摆在首要位置，因此，部分医生更倾向于为铂耐药复发性卵巢癌采用单药化疗。

对于铂耐药后的单药化疗，医院一般采用紫杉醇周疗、脂质体阿霉素、吉西他滨、多西他赛或口服依托泊苷（VP16），但效果都不算好，单药化疗的有效率大多处于 15%~20%，且基本上 3~4 个月就会耐药。具体可参考表 3-28。

表 3-28 化疗药物及有效率

化疗药物	有效率（CR+PR）/%
依托泊苷（口服）	19.2
脂质体阿霉素	26
多西他赛	22
培美曲塞	21
拓扑替康	20
长春瑞滨	20
吉西他滨	19
紫杉醇周疗	21
异环磷酰胺	12
白蛋白紫杉醇	64

细心的读者可能会发现，TC 方案（紫杉醇＋卡铂）耐药后，紫杉醇周疗也是推荐方案之一，患者会因此产生疑惑：怎么紫杉醇＋卡铂两种化疗药都耐药了，而单用紫杉醇却还有效果呢？这里就涉及一个重要的知识点——肿瘤的"节拍化疗"（或节律性化疗）。

传统化疗的原则是以最大剂量和最短时间尽可能多地杀伤肿瘤细胞；而节拍化疗则是在总剂量不变（或减少）的前提下，采用高频率、低剂量、持续性的给药方式，起到抑制肿瘤血管内皮细胞（抗血管生成）、恢复肿瘤免疫功能（减少 Treg，诱导 DC 细胞分化成熟等增强肿瘤免疫）等作用。

从临床实践来看，无论是静脉滴注紫杉醇、吉西他滨，还是口服依托泊苷、环磷酰胺，节拍化疗的疗效往往优于或者至少不弱于传统的 3 周疗，而且毒副作用更可控。但缺点是若采用静脉化疗的方式，节拍化疗的住院周期要长于传统化疗。

不仅如此，随着相关临床研究的逐步推进，节拍化疗与抗血管生成靶向药、PD-1 抑制剂联合的疗效优势逐渐凸显，以至于如今出现了一种全新观点：化疗给药的频率越高越好，剂量越小越好。

2. 含三代铂的双药化疗

有些医生认为，尽管已经铂耐药了，但单药化疗的有效率实在太低，而且控制病情的时间也很短，情绪焦虑的患者往往会认为"总也不见好""化疗没有尽头"，难以保持治疗信心。因此，哪怕双药化疗会增加副作用，但只要患者一般情况良好，肿瘤的治疗就应以疗效为主，而非体感。简单来说，就是即便增加副作用，也要看到疗效。

国内铂耐药后双药化疗的一般原则是更换药理不同的化疗药，并联合与卡铂、顺铂不存在交叉耐药的三代铂，如 TC 方案（紫杉醇＋卡铂）耐药后，选择脂质体阿霉素＋奥沙利铂或吉西他滨＋奥沙利铂的化疗方案。

这种治疗方案是有其道理的，其中脂质体阿霉素对骨髓抑制较轻，而且体感较好；吉西他滨虽然血小板减少较明显，但无蓄积毒性；而奥沙利铂与卡铂、顺铂不存在交叉耐药，而且骨髓抑制明显弱于其他铂类，副作用主要集中在神经毒性方面。

这种含三代铂的双药化疗在国内各大医院应用非常广泛，但我们也要承认其临床证据不足，属于经验性用药。此外，无论是脂质体阿霉素还是吉西他滨，起效都是相对较慢的，两个周期就评估疗效往往不够准确，需要 3~4 个周期才能有效判断。

3. 化疗联合抗血管生成靶向药

国内既有 V 靶联合单药化疗，也有 V 靶联合含三代铂的双药化疗，国际上主要以化疗单药联合贝伐珠单抗为主，如美国梅奥医学中心、安德森癌症中心对铂耐药患者一般首先考虑脂质体阿霉素＋贝伐珠单抗。在无法延长铂耐药患者OS 的前提下，该方案既保证了疗效又不明显降低生活质量，只是价格有点贵。

关于化疗联合抗血管生成靶向药治疗铂耐药卵巢癌，有一项重磅临床研究不得不提——AURELIA 研究。该研究对比了单药化疗（紫杉醇周疗、脂质体阿霉素或拓扑替康）与单药化疗联合贝伐珠单抗的疗效。

结果发现，贝伐珠单抗联合单药化疗与只接受单药化疗的中位 PFS 分别为 6.7

个月和 3.4 个月；ORR 分别为 27.3% 和 11.8%；中位 OS 分别为 16.6 个月和 13.3 个月，但无统计学意义。

其关键数据如表 3-29 所示。

表 3-29　AURELIA 研究的关键数据

AURELIA 研究	单药化疗 + 贝伐珠单抗	单药化疗组
入组人数 N/ 例	179	182
客观缓解率（ORR）/%	27.3	11.8
中位无进展生存期 （中位 PFS）/ 个月	6.7	3.4
	含贝伐珠单抗的中位 PFS 可延长 3.3 个月（$p < 0.001$）	
中位总生存期 （中位 OS）/ 个月	16.6	13.3
	含贝伐珠单抗的中位 OS 可延长 3.3 个月，但无统计学意义	

FDA 据此批准紫杉醇（周疗）+ 贝伐珠单抗、托泊替康 + 贝伐珠单抗、脂质体阿霉素 + 贝伐珠单抗用于铂耐药复发性卵巢癌的治疗。

由于临床研究中分为紫杉醇、脂质体阿霉素、拓扑替康 3 个队列，当我们对临床亚组进行分析时，会发现不同化疗方案也存在一定的疗效差异，经白兔整理的主要数据如表 3-30 所示。

表 3-30　不同化疗方案的疗效差异

治疗方案		客观缓解率 （ORR）/%	中位无进展生存期 （中位 PFS）/ 个月	中位总生存期 （中位 OS）/ 个月
紫杉醇周疗 ± 贝伐珠单抗	紫杉醇周疗 + 贝伐珠单抗	53.3	10.4	22.4
	紫杉醇周疗	30.2	3.9	13.2
拓扑替康 ± 贝伐珠单抗	拓扑替康 + 贝伐珠单抗	17	5.8	13.8
	拓扑替康	0	2.1	13.3
脂质体阿霉素 ± 贝伐珠单抗	脂质体阿霉素 + 贝伐珠单抗	13.7	5.4	13.7
	脂质体阿霉素	7.8	3.5	14.1

从表 3-30 中我们可以看到，无论是有效率、无进展生存期还是总生存期，紫杉醇（周疗）+ 贝伐珠单抗组的优势都极为明显，"完爆"其他方案，特别是最关

键的中位总生存期达到了惊人的 22.4 个月，而其他方案基本上都在 13~14 个月。
我们可以从 AURELIA 研究中得到提示：铂耐药后优先选择紫杉醇周疗＋贝伐珠
单抗方案更有机会获得生存优势。紫杉醇作为历经 30 年时光磨砺和考验的经典
化疗药物，哪怕已经进入铂耐药阶段，合理应用仍能散发出璀璨的光芒。

2019 年 NCCN 卵巢癌临床实践指南还新增了一项铂耐药推荐方案：索拉菲尼＋
拓扑替康。

该推荐基于 TRIAS 研究：一项多中心、双盲、安慰剂对照的随机二期研究
（N=174），是截至 2020 年唯一一项在铂耐药卵巢癌取得 OS 阳性结果的临床研究。

在该研究中，索拉菲尼＋拓扑替康组与拓扑替康单药组对比，PFS 分别为
6.7 个月和 4.4 个月，OS 分别为 17.4 个月（95% CI 12.5~21.7 个月）和 10.1 个
月。PFS 数据属于一般情况，但 OS 延长了 7.3 个月，且具有显著的统计学意义
（p=0.017）。其关键数据如表 3-31 所示。

表 3-31　TRIAS 研究的关键数据

TRIAS 研究	索拉菲尼＋拓扑替康	拓扑替康
入组人数 N/ 例	85	89
客观缓解率（ORR）/%	30.9	12.6
中位无进展生存期 （中位 PFS）/ 个月	6.7	4.4
	p=0.0018 HR=0.6（95% CI）	
中位总生存期 （中位 OS）/ 个月	17.4	10.1
	p=0.017 HR=0.65（95% CI）	

在 AURELIA 研究中，贝伐珠单抗＋拓扑替康对比拓扑替康单药，两组的中
位 OS 无差异，但在 TRIAS 研究中，索拉菲尼＋拓扑替康对比拓扑替康单药，联
合组的中位 OS 却得到了明显延长，背后的原因值得我们深思。

对妇瘤科医生来说，索拉菲尼是一款比较陌生的药。索拉菲尼，又名多吉美，
是晚期肝癌的一线药，上市已经十几年了，无数肝癌患者在吃，药物的脾气秉性早
就被人摸透了。和其他口服酪氨酸激酶抑制剂一样，索拉菲尼该有的副作用，如高
血压、手足综合征、皮疹、腹泻……基本上一个不落，吃起来也会让人欲生欲死，
而且在市面上的众多抗血管生成靶向药中，索拉菲尼的疗效其实并不十分突出。

那么问题来了，抗血管生成靶向药"哪家强"？

下面，就让白兔为大家介绍一款堪称"地表最强"的多靶点酪氨酸激酶抑制剂——乐伐替尼（仑伐替尼）。

乐伐替尼其实非常类似于索拉非尼，也是一款口服多靶点的酪氨酸激酶抑制剂，靶点包括 EGFR1、VEGF（1、2、3）、FGF、PDGFR、RET、cKIT 等，能通过抗血管生成等多种通路抑制肿瘤生长。

最开始注意到乐伐替尼，是白兔看到其他癌种，如肝、肺、肾、胃等癌种的病友在吃这种药，而且效果相当不错，即便是一些三线用药的患者，往往也能看到疗效，并且耐受优于其他口服抗血管生成靶向药。虽说白兔对其他癌种算不上精通，但这种高效低毒的广谱靶向药一下子就吸引了我的注意。

随着乐伐替尼相关临床数据的逐步完善，其令人生畏的疗效逐步显露在世人面前。

REFLECT 研究（三期，N=954）了乐伐替尼和索拉非尼"头对头"对比治疗晚期肝癌，其 ORR 分别为 40.6% 和 12.4%，相差 3 倍；中位 PFS 分别为 7.4 个月和 3.7 个月，相差 1 倍；中位 OS 无明显区别（13.6 个月和 12.3 个月），但在临床亚组中，中国患者（N=288）中位 OS 显著延长 4.8 个月（15.0 个月和 10.2 个月）。乐伐替尼拥有"碾压式"的优势。

SELECT 研究（三期，N=392）了乐伐替尼或者安慰剂治疗晚期甲状腺癌，中位 PFS 分别为 18.3 个月和 3.6 个月，相差 5 倍。

对于晚期肾癌，乐伐替尼＋依维莫司联合用药组对比依维莫司单药，中位 PFS 分别为 14.6 个月和 5.5 个月，ORR 分别为 37% 和 6%，中位 OS 分别为 25.5 个月和 15.4 个月。

乐伐替尼联合 PD1 抑制剂用于晚期肾癌，30 位患者，有效率为 83%，疾病控制率达 100%；用于晚期子宫内膜癌，23 位患者，有效率为 48%，疾病控制率为 96%；用于跨癌种的 13 位患者，有效率为 54%，疾病控制率为 100%。

总结下来，但凡乐伐替尼涉及的临床研究，均能刷新历史纪录，"地表最强"的名头实至名归。

那么在卵巢癌中，乐伐替尼的效果如何呢？白兔先给大家介绍一个病例，其具体情况如表 3-32 所示。

表 3-32 病例的具体情况

时间 (年、月、日)	治疗措施	CA125/ (U/mL)	备注
2015.7.21 — 2015.8.18	脂质体紫杉醇＋奈达铂 （2 个疗程）	4230 → 400.2	CT：双侧 3.1cm×2.1cm 和 4.2cm×3.2cm，大量腹 水腹膜大网膜增厚 ↓ CT：双侧左 2.5cm×3.6cm， 右侧已不具体，腹水消除， 腹膜大网膜较前好转
2015.9.23	第一次肿瘤细胞减灭术	—	
2015.10.26 — 2016.7.28	脂质体紫杉醇＋奈达铂 （3 个疗程）	37.97 → 130	期间由于化疗副作用及个 人原因，9 个月的时间才 完成 3 次术后化疗，治疗 极不规范
2016.9.25	第二次肿瘤细胞减灭术	—	PET-CT 提示直肠窝可见 3cm 单发病灶
2016.10.20 — 2017.3.15	紫杉醇＋卡铂 （4 个疗程）	58 → 42	化疗效果不理想
2017.4.25 — 2017.7.23	异环磷酰胺＋表柔比星＋奥沙利铂 （3 个疗程）	42 → 40	
2017.9.28 — 2017.12.28	奥拉帕利维持治疗 （3 个月）	31 → 130	奥拉帕利维持治疗无效
2018.1.1 — 2018.12.3	11 个月空窗期 期间曾口服环磷酰胺＋他莫昔芬	1339	胸腔双侧积液 盆腔右下 2cm 占位
2018.12.28	白蛋白紫杉醇（周疗）＋卡铂	1100	患者自诉： "胸闷、咳嗽、食欲不振"
2019.2.25	白蛋白紫杉醇（周疗）＋卡铂	400	患者自诉： "偶尔憋气咳嗽"
2019.4.10	—	390	右侧胸水深度 11cm 左侧胸水深度 5.8cm
2019.5.1	白蛋白紫杉醇（周疗）静脉＋贝伐 珠单抗＋胸腔灌注顺铂	—	—
2019.6.10	—	1175	患者自诉： "憋气咳嗽加重"
2019.6.28 — 2019.8.20	吉西他滨（周疗）＋乐伐替尼（10mg/d） ＋胸腔灌注顺铂（3 个疗程）	1165 → 193	右侧胸水 5cm 左侧胸水消失

表 3-32 是患者家属提供的治疗表格。我们看到，该患者初次治疗并不规范，特别是初次手术后 9 个月才完成 3 次辅助化疗，不可避免地导致病情复发，确切地说是未控。后经 PET-CT 检查，发现直肠窝有 3cm 的孤立病灶，勉强做了再次减瘤术，但术后 7 次辅助化疗的效果并不理想，后续奥拉帕利维持治疗也未能见效。

强行空窗了 11 个月后，患者出现胸水，为了尽快缓解症状，医生为患者选择了白蛋白紫杉醇周疗 + 卡铂的化疗方案。客观地说，该方案没有任何问题，毕竟患者已经有 1 年半的时间未使用铂类化疗，再次化疗自然应该联合铂类，而白蛋白紫杉醇周疗相较于传统的 3 周疗见效更快。但可惜的是，尽管 CA125 有所降低，但患者的胸水并未减少，为尽快缓解症状，医生在白蛋白紫杉醇周疗的基础上联合贝伐珠单抗，同时采用了胸腔灌注化疗。

这种用药的思路是，贝伐珠单抗缓解胸腹水的效果很好，而胸腔灌注这种局部化疗则更有助于消除胸水，很多合并胸水的肺癌患者单纯依靠静脉化疗很难缓解，而胸腔灌注则往往能够见效。但该患者的胸水极为顽固，经过一个周期的治疗，不仅症状进一步加重，CA125 还出现了报复性反弹——治疗无效。

尽管该患者家住北京，享受着国内顶尖的医疗资源，但当病情进展到了这个阶段，连铂耐药后的最强方案——白蛋白紫杉醇周疗 + 贝伐珠单抗都无效，还能有什么好办法呢？堪称是铂难治中的铂难治。

在了解了她家的情况后，白兔建议她参考一下民间经验，把白蛋白紫杉醇周疗更换为吉西他滨周疗，同时联合乐伐替尼。患者采纳了这个建议，同时继续联合胸腔灌注化疗。3 周期的治疗后，患者的 CA125 迅速下降，从 1165U/mL 降至 193U/mL，胸水症状也得到明显缓解，生活基本恢复正常。

类似这样的病例有很多，毫不夸张地说，乐伐替尼目前已成为卵巢癌民间经验的"标准用药"，其中仅白兔浏览过的乐伐替尼治疗复发性卵巢癌的治疗表格就不少于 200 例。整体来看，乐伐替尼的疗效确实非同一般，铂耐药患者初次使用乐伐替尼联合化疗基本上都能见效，哪怕铂难治且既往贝伐珠单抗耐药的患者也多数能够观察到血清 CA125 降低（与贝伐珠单抗无交叉耐药），但连续多个方案无效的患者则只能控制 3 个月左右的病情。

其实在白兔看来，乐伐替尼这种口服多靶点的酪氨酸激酶抑制剂的重大意义在于和贝伐珠单抗无交叉耐药，这说明了什么？这说明了化疗 + 贝伐珠单抗耐药后，我们完全可以更换一个药理不同的化疗药物联合乐伐替尼，如脂质体阿霉素 +

贝伐珠单抗耐药后，更换吉西他滨 + 乐伐替尼，不至于让那些铂难治患者等死，而能"多走一步"。

但需要注意的是，由于乐伐替尼只是抑制肿瘤生长，无法彻底杀死癌细胞，因此，治疗应坚持联合用药的策略，如联合化疗、联合 PARP 抑制剂、联合 PD-1 抑制剂等。

（1）乐伐替尼联合化疗。乐伐替尼作为一款具有抗血管作用的靶向药，和化疗必然是一对"好兄弟"。铂耐药后，以前数据最好的方案是紫杉醇周疗 + 贝伐珠单抗，那么当我们把贝伐珠单抗换成"地表最强"的乐伐替尼，会有什么样的效果呢？——刷新历史新高。

2019 年，美国妇科肿瘤学会（SGO）年会报道了一项紫杉醇周疗 + 乐伐替尼的临床研究（$N=26$），入组患者都是铂类耐药的卵巢癌和子宫内膜癌，其中卵巢癌 19 例，允许患者之前接受过紫杉醇周疗和贝伐珠单抗的治疗。结果显示：卵巢癌的 ORR 为 71%，DCR 为 96%，中位 PFS 为 14 个月。

这是迄今为止，铂耐药复发性卵巢癌的数据巅峰。

说它数据强，必须要明白强在哪里。卵巢癌到了铂耐药阶段，各临床研究的中位 OS 一般为 8~12 个月，代表着患者基本上只能活 1 年；而紫杉醇周疗 + 乐伐替尼的治疗方案，仅控制病情的时间就达到了 14 个月——该方案的 PFS 居然跑赢了别人的 OS！这代表着别人已经不在人世了，而你的肿瘤仍然可控、在控、能控。

如果我们将该研究中的紫杉醇换成白蛋白紫杉醇，疗效还能有效提高，毕竟白蛋白紫杉醇周疗的效果要优于传统紫杉醇，堪称铂耐药后单药化疗的"巅峰"。当"化疗巅峰"与"地表最强"相互碰撞，会产生什么样的化学反应？——中位 OS 很可能突破 2 年。

在 AURELIA 研究中，紫杉醇周疗 + 贝伐珠单抗的 PFS 仅有 10.4 个月，中位 OS 却能达到 22.4 个月（接近 2 年）。那么，以白蛋白紫杉醇周疗 + 乐伐替尼 14 个月的 PFS 数据，最终的 OS 会弱于前者吗？横向纵观其他癌种，贝伐珠单抗的疗效事实上要劣于乐伐替尼。

铂耐药后还能活 2 年，是多么幸福的一件事情。

（2）乐伐替尼联合 PARP 抑制剂。V 靶联合 PARP 抑制剂已经有一些临床研究了，比如 INCO9/STUDY4 研究的奥拉帕利 + 西地尼布，在铂敏感期用于维持治疗比奥拉帕利单药能延长超过 15 个月的中位 OS。

乐伐替尼和西地尼布同样都是多靶点的酪氨酸激酶抑制剂，两者相比，西地尼布的靶点乐伐替尼都有，西地尼布的疗效乐伐替尼远胜之，西地尼布各种"奇形怪状"的副作用乐伐替尼却通常没有。简单地概况是：药理相同，疗效远胜，体感更好。

尽管奥拉帕利 + 西地尼布的疗效是确定的，但我们要知道，西地尼布作为一款数据一般、副作用却不小的抗血管生成靶向药，患者实在是不容易长期坚持服用。一种药无论有多好，患者吃不下去也没有意义，因此，当患者在无法耐受奥拉帕利 + 西地尼布副作用的情况下，我们将西地尼布换成乐伐替尼，可能就具有非常重大的实用价值。

（3）乐伐替尼联合 PD-1 抑制剂。乐伐替尼 +PD-1 抑制剂在多个癌种中都展现出了惊人的优势，DCR 已逼近 100% 大关，而贝伐珠单抗 +PD ± 1 的疗效则要相对逊色很多，因此，在符合免疫治疗用药指征的前提下，乐伐替尼联合 PD-1 抑制剂完全是卵巢癌患者的可选项，这点就无须多言了。

4. PARP 抑制剂

关于 PARP 抑制剂治疗铂耐药复发性卵巢癌，目前也有一些可供参考的二期临床研究。

比如 STUDY42 研究（N=137）：奥拉帕利治疗 ≥ 3 线治疗具有 BRCA 胚系突变的卵巢癌患者，总体有效率为 34%，中位 PFS 为 7.9 个月。其主要数据如表 3-33 所示。

表 3-33　STUDY42 研究的主要数据

铂敏感状态	客观缓解率（ORR）/%	中位应答时间（DOR）/ 个月
总体（N=137）	34	7.9
铂敏感（N=39）	46	8.2
铂耐药（N=81）	30	8.0
铂难治（N=14）	14	6.4

我们可以看到，对于携带 BRCA 胚系突变患者，使用奥拉帕利单药治疗铂耐药复发性卵巢癌的效果还是不错的，有效率能达到 30%，有效的患者中位应答时

间为 8 个月，哪怕铂难治患者也有 6.4 个月。因此，如果患者携带 BRCA 突变，铂耐药后可以考虑奥拉帕利单药治疗。

如果患者铂耐药后没有 BRCA 突变，奥拉帕利的效果如何呢？ CLIO 研究回答了这个问题。

CLIO 研究旨在评估奥拉帕利单药对比标准化疗用于铂耐药的卵巢癌患者，其主要数据如表 3-34 所示。

表 3-34　CLIO 研究的主要数据

CLIO 研究		奥拉帕利组 （N=67）	化疗组 （N=33）
客观缓解率（ORR）	总人群	18%（12/67）	6%（2/33）
	BRCA1/2 胚系突变	36%（5/14）	0%（0/1）
	无 BRCA1/2 胚系突变	13%（7/53）	6%（2/32）
中位无进展生存期（中位 PFS）/ 个月		2.9	3.4
12 周疾病控制率（DCR）		35.8%（24/67）	42%（14/33）
≥ 3 级治疗相关不良反应发生率 /%		60	52

我们可以看到，尽管铂耐药后奥拉帕利组的有效率更高（18%：6%），但对于无 BRCA 胚系突变的患者，奥拉帕利控制病情时间短（2.9 个月：3.4 个月）、生存获益小（12 周 DCR 分别为 35.8% 和 42%）、副作用更大（60%：52%）。从整体评价，铂耐药后如果患者不存在 BRCA 胚系突变，使用奥拉帕利的效果并不优于单药化疗。

奥拉帕利看起来似乎不够"给力"，那么在 HRD 阴性患者中表现较好的尼拉帕利如何呢？ QUADRA 研究回答了这个问题。需要说明的是，虽然该研究中要求所有患者均接受过 ≥ 3 线以上的化疗方案，但并非都是铂耐药患者，铂耐药患者占比为 68%（铂耐药 33%、铂难治 35%）。

研究结果显示：387 例疗效可评估人群和 456 例符合方案人群的 ORR 分别为 10% 和 8%（有效率不超过 1/10），中位 OS 为 17.2 个月，中位疗效持续时间为 9.4 个月。

虽然中位疗效持续时间尚可，但"中位疗效持续时间"指的是那些治疗有效的患者，也就是说，在 QUADRA 研究中不到 10% 的 ORR 患者里，有一半能控制 9.4 个月的病情；而其他 90% 的受试者由于使用尼拉帕利没有实现客观缓解，也就根本不存在所谓的"疗效持续时间"。

下面，让我们根据患者的基因突变状态和铂类状态评估尼拉帕利的客观缓解率（表 3-35）。

表 3-35　尼拉帕利的客观缓解率

铂类状态	客观缓解率（ORR）		
	BRCA 突变（N=63）	HRD 阳性（N=189）	HRD 阴性或未知（N=230）
铂敏感	39%（7/18）	26%（14/53）	4%（2/52）
铂耐药	27%（10/37）	10%（12/120）	3%（5/169）
铂未知	13%（1/8）	19%（3/16）	11%（1/9）
总体	29%（18/63）	15%（29/189）	3%（8/230）

我们可以看到，由于 QUADRA 研究纳入的都是后线治疗的患者，因此铂耐药后，哪怕 HRD 阳性，使用尼拉帕利的 ORR 都相对有限（ORR=10%），而对于铂耐药且 HRD 阴性的患者，尼拉帕利的有效率仅有 3%。

根据患者基因突变状态和铂类状态评估的 24 周临床获益率（至少保持疾病稳定）的主要数据如表 3-36 所示。

表 3-36　24 周临床获益率的主要数据

铂类状态及中位 OS	24 周临床获益率（CR+PR+SD）		
	BRCA 突变（N=63）	HRD 阳性（N=189）	HRD 阴性或未知（N=230）
铂敏感	56%（10/18）	40%（21/53）	19%（10/52）
铂耐药	32%（12/37）	20%（24/120）	11%（18/169）
铂未知	25%（2/8）	31%（5/16）	56%（5/9）
总体	38%（24/63）	26%（50/189）	14%（33/230）
中位总生存期（中位 OS）/个月	26	19	15.5

由于卵巢癌后线治疗的目标是病情稳定不进展，而非肿瘤大幅缩小，因此，在更重要的临床获益率方面，HRD 阳性患者铂耐药后有 1/5（20%）能保持病情稳定超过 5.6 个月（24 周），而 HRD 阴性且铂耐药的患者，仅有 11% 能够稳定病情超过 5.6 个月。

在总生存期方面，尼拉帕利治疗 ≥ 3 线化疗的卵巢癌患者总的中位 OS 为 17.2 个月，在 BRCA 突变、HRD 阳性和 HRD 阴性的患者中，中位 OS 分别为 26 个月、19 个月和 15.5 个月。虽然尼拉帕利显示出了一定的生存优势，但在本章列举的诸多临床研究中，其优势并不十分突出，当然，尼拉帕利 17.2 个月的中位 OS 无论怎么说也比阿帕替尼 6.3 个月中位 OS 要强得多。

因此，站在患者的角度来看，铂耐药后不能不加选择地使用 PARP 抑制剂单药治疗，白兔建议最低的要求是 HRD 阳性，否则临床获益的可能性不大。

HRD 阴性的铂耐药患者使用 PARP 抑制剂单药不行，那么用 PARP+V 靶行不行呢？ BAROCCO 研究回答了这个问题，其关键数据如表 3-37 所示。

表 3-37　BAROCCO 研究的关键数据

BAROCCO 研究	奥拉帕利 + 西地尼布（持续给药）	奥拉帕利 + 西地尼布（间歇给药）	紫杉醇周疗
入组人数 N / 例	41	41	41
给药模式	奥拉帕利 300mg/ 次、每天 2 次，每周 7 天；西地尼布 20mg/ 次，每天 1 次，每周 7 天	奥拉帕利 300mg/ 次、每天 2 次，每周 7 天；西地尼布 20mg/ 次，每天 1 次，每周 5 天	紫杉醇 80mg/m^2 每周 1 次
中位无进展生存期（中位 PFS）/ 个月	5.7（3.5~8.3）	3.8（2.0~5.8）	3.1（1.9~6.7）
HR（95% CI）	HR=0.76, p=0.29（对比紫杉醇周疗）	HR=1.08, p=1.08（对比紫杉醇周疗）	—

我们可以看到，奥拉帕利 + 西地尼布（持续给药）对比紫杉醇周疗，患者治疗的中位 PFS 得到了进一步提高，分别为 5.7 个月和 3.1 个月，尽管无统计学意义，但也证明了 PARP+V 的双靶向治疗并不劣于传统的紫杉醇周疗，而间歇给药组的数据劣势则提示我们：V 靶药不能停。

既往 STUDY 4 研究曾告诉我们，携带 BRCA 突变的患者在使用奥拉帕利的时候，没有必要"画蛇添足"地联合西地尼布。那么在排除了携带 BRCA 突变的患者后，双靶向疗效如何（表 3-38）？

表 3-38　对于无 BRCA 突变的患者，双靶向治疗的关键数据

无 BRCA 突变 / 未知	奥拉帕利 + 西地尼布（持续给药）	奥拉帕利 + 西地尼布（间歇给药）	紫杉醇周疗
可供评估人数 N / 例	39	35	24

续表

无 BRCA 突变 / 未知	奥拉帕利 + 西地尼布（持续给药）	奥拉帕利 + 西地尼布（间歇给药）	紫杉醇周疗
反应率 /%	84.6	62.8	54.1
中位无进展生存期（中位 PFS）/ 个月	5.8（3.5~8.3）	3.8（2.0~5.8）	2.1（1.9~6.7）
HR（95% CI）	HR=0.63 *p*=0.10（对比紫杉醇周疗）	HR=0.96 *p*=0.87（对比紫杉醇周疗）	—

答案一目了然：对于无 BRCA 突变的患者，奥拉帕利 + 西地尼布相较于紫杉醇周疗的临床获益趋势更加明显，PARP+V 的双靶治疗的效果更佳。

但 BAROCCO 研究没有回答一个关键问题——PARP+V 是否优于化疗 +V？比如奥拉帕利 + 西地尼布是否优于紫杉醇周疗 + 西地尼布？因此，在更高级别的临床证据出现之前，白兔更倾向于铂耐药患者首选化疗 +V 靶，而将 PARP+V 的双靶向治疗放在化疗结束后的维持治疗上。

毕竟从现实角度考虑，无论铂耐药与否，患者都做不到无休止地化疗，而一旦停药，病情往往会快速进展。因此，铂耐药患者自然也要考虑维持治疗。

通过 STUDY42、QUADRA 和 BAROCCO 这 3 个临床研究，我们不难得出结论：对于 BRCA 突变或 HRD 阳性的铂耐药卵巢癌患者，可以考虑 PARP 抑制剂单药治疗；而 HRD 阴性患者，则应坚持化疗 + 抗血管的传统治疗或者 PARP+V 的双靶向治疗。

5. PD-1/PD-L1 抑制剂

目前，肿瘤治疗领域最火的"明星"当属 PD-1/PD-L1 抑制剂，原因无它——为部分不可治愈的癌症患者提供了长期生存甚至临床治愈的可能。

PD-1/PD-L1 抑制剂的药理并不复杂，简单地说：肿瘤在生长的过程中，为了躲避免疫细胞的监控和打击，会上调自身的 PD-L1 表达，这时候再与淋巴细胞上的 PD-1 受体结合时，就会抑制淋巴细胞功能，最终实现肿瘤免疫逃逸。

打个粗糙的比喻：免疫细胞是警察，肿瘤细胞是强盗，强盗为了躲避警察打击，就自己伪造了个"通行证"成天顶在脑门上，警察看到证件后就瞬间懵了，任由小偷开展形形色色的违法犯罪活动。

而 PD-1/PD-L1 抑制剂能起到什么作用呢？它本身不攻击肿瘤，只是让强盗的"通行证"失效。当失去了有效证件后，警察就会马上清醒过来，严厉打击这些不法之徒。

当然，癌细胞是非常狡猾的，除了伪造"通行证"之外，它们还有形形色色的"伪装手段"逃避人体免疫打击，因此，PD-1/PD-L1 抑制剂只对部分癌症患者有效。

目前，PD-1/PD-L1 抑制剂在卵巢癌中的临床证据较少，大规模、多中心、随机对照的三期临床研究不是没有，而是都宣告失败了。

比如 JAVELIN Ovarian 100 研究：一项三期、多中心、随机对照的临床研究。对比 Bavencio（B 药：PD-L1 抑制剂）+ 含铂化疗对比含铂化疗治疗新确诊的晚期上皮性卵巢癌，中位 PFS 无优势——失败。

再如 JAVELIN Ovarian 200 研究：一项三期、多中心、随机对照的临床研究。对比 Bavencio（B 药：PD-L1 抑制剂）+ 脂质体阿霉素与脂质体阿霉素单药治疗铂耐药或者铂难治卵巢癌患者的疗效。中位 OS 和 PFS 没有达到预定的主要终点——失败。

又如 JAVELIN Ovarian PARP 100 研究：一项三期、多中心、随机对照的临床研究。评估 Bavencio（B 药：PD-L1 抑制剂）+ 化疗，然后通过 PD-L1+Talazoparib（PARP 抑制剂）维持治疗在初治卵巢癌中的疗效。2020 年 3 月底，该临床研究终止——失败。

截至 2019 年，B 药针对卵巢癌的三期临床研究全部宣告失败，真是为默克公司和瑞辉公司感觉到心疼，这得砸进去多少真金白银。

可能有人会说，B 药搞不好是个残次品吧？那么我们来看看其他 PD-1 抑制剂在卵巢癌中的表现如何。

如 2018 年 IGCS 会议上报道的紫杉醇周疗联合 K 药治疗铂耐药复发卵巢癌的二期研究。在 37 例可评估疗效的患者中，ORR 为 51.4%，DCR 为 86.5%，中位 PFS 为 7.6 个月。虽然数据看起来还行，但紫杉醇周疗 +K 药的中位 OS 仅有 13.4 个月，而在前文的 AURELIA 研究中，紫杉醇周疗单药也有 13.2 个月的中位 OS，虽然两个临床研究的数据不适合直接用来交叉对比，但化疗联合 K 药确实没有表现出明显的生存优势。该研究告诉我们，未经筛选的患者使用化疗 +PD-1 可能疗效欠佳。

又如 KEYNOTE-100 研究。该研究是一项入组患者达 376 人的大样本二期临床研究，评估 K 药单药治疗卵巢癌的疗效。研究结果显示，总的 ORR 仅有 8%，

DCR 为 37.2%，中位 PFS 仅有 2.1 个月，比铂耐药后单药化疗的表现还差。该研究告诉我们，未经筛选的患者使用 PD-1 抑制剂单药恐怕疗效欠佳。

KEYNOTE-100 研究还根据受试者的 PD-L1 蛋白表达水平对 K 药的疗效进行了分析，结果发现：PD-L1（CPS）< 1 的 ORR 仅有 5%；PD-L1（CPS）≥ 1 的 ORR 仅有 10.2%；PD-L1（CPS）≥ 10 的 ORR 为 17.1%。

尽管看起来 PD-L1 表达水平越高，K 药的有效率也就越高，但我们要知道，卵巢癌铂耐药后单药化疗的有效率也可达到 10%~20%，哪怕患者的 PD-L1（CPS）≥ 10，PD-1 抑制剂单药 ORR 也仅有 17.1%，比单药化疗强不到哪儿去。

我们不难看出，PD-L1 表达水平这种疗效预测因子对卵巢癌患者的实用价值相当有限。

值得一提的是，该研究还发现，受试者的 BRCA 和 HRD 状态与 K 药疗效无关。因此，携带 BRCA1/2 突变或 HRD 阳性患者可能并不比普通卵巢癌患者更适合 PD-1 抑制剂。

白兔曾观察过近百例卵巢癌病友使用 PD-1 抑制剂。实事求是地说，真正的获益人群为 MSI-H/dMMR（微卫星高度不稳定 / 错配修复缺陷）或 TMB ≥ 20 个突变 /Mb。如果有卵巢癌患者考虑使用 PD-1 抑制剂，白兔个人建议最少符合 TMB ≥ 10 个突变 /Mb 的"及格线"。

那么，未经筛选的卵巢癌患者真的与 PD-1 抑制剂无缘了吗？也并非如此。

在众多关于 PD-1 抑制剂治疗卵巢癌的临床研究中，TOPACIO 研究尤为值得我们关注。该研究探索了尼拉帕利 +K 药治疗铂耐药 / 铂难治卵巢癌的疗效，结果显示，在 60 例可评价疗效的患者中，总的 ORR 为 25%，疾病控制率为 68%，而且无论患者 BRCA 或 HRD 状态、无论患者铂耐药或铂难治，尼拉帕利 +K 药均展现出了令人瞩目的疗效优势，且安全性良好。

其关键数据如表 3-39 所示。

表 3-39 TOPACIO 研究的关键数据

铂状态	获益率	总体	BRCA 突变	HRD 阳性	BRCA 阴性	HRD 阴性
总体	客观缓解率（ORR）	25%（15/60）	45%（5/11）	33%（7/21）	23%（10/43）	23%（7/30）
	疾病控制率（DCR）	68%（41/60）	73%（8/11）	76%（16/21）	65%（28/43）	57%（17/30）

续表

铂状态	获益率	总体	BRCA 突变	HRD 阳性	BRCA 阴性	HRD 阴性
铂耐药 / 铂抵抗	客观缓解率 （ORR）	24% （11/46）	29% （2/7）	27% （4/15）	26% （9/34）	29% （7/24）
	疾病控制率 （DCR）	67% （31/46）	57% （4/7）	67% （10/15）	68% （23/34）	63% （15/24）

我们可以看到，哪怕是 HRD 阴性患者，哪怕已处于铂耐药状态，尼拉帕利 +K 药仍然能取得 29% 的有效率和 63% 的疾病控制率，而且无论任何一个亚组，有效率至少都在 20% 以上，控制率均超过 50%。

要知道，在入组人数达 376 人的大样本 KEYNOTE-100 研究中，K 药治疗卵巢癌的有效率仅有 8%，在入组人数达 456 人的大样本 QUADRA 研究中，HRD 阴性且铂耐药患者使用尼拉帕利的有效率仅有 3%，当面对 HRD 阴性和铂耐药两项重大劣势时，尼拉帕利 +K 药的联合疗法却似乎丝毫不受这 8% 和 3% 的影响，仍从容不迫地展现出惊人的疗效优势（有效率为 29%）。

以上谈的是铂耐药，当我们对铂抵抗（该研究定义为：末次含铂治疗结束 1 个月内疾病进展）患者进行分析时，尼拉帕利 +K 药的优势进一步凸显：ORR 为 24%，DCR 为 59%，35%（6/17）的患者疗效持续时间超过 6 个月。其关键数据如表 3-40 所示。

表 3-40　尼拉帕利 +K 药对于治疗铂抵抗患者的关键数据

铂状态	获益率	总体（N=17）	无 BRCA 突变	HRD 阴性
铂抵抗	客观缓解率（ORR）/%	24	23	25
	疾病控制率（DCR）/%	59	54	50

我们必须要清楚的事实是，如果 HRD 阴性患者刚进入铂耐药阶段，我们在治疗上还是有办法的，可以考虑单药化疗或化疗 + 抗血管生成靶向药，甚至部分患者可以拖到铂复敏（铂耐药后若 12 个月未用铂类化疗，可重新尝试含铂化疗）；但若是 HRD 阴性患者到了铂难治 / 铂抵抗阶段，能采取的治疗手段就非常有限了，哪怕大医院也基本上只能采取对症支持等姑息性治疗——说白了就是有尊严地等死。

但尼拉帕利 +K 药却好像并未受到这种影响，仍然坚定不移地展现出其既有疗效。因此，对于穷尽一切治疗手段的患者而言，若预计生存期＞ 3 个月，尼拉帕利 +K 药可以作为"最后一刻"的挽救性治疗。

在本章结束之前，让我们对重要知识点进行一次回顾和总结，共有 10 点：

（1）铂耐药卵巢癌患者原则上不再考虑二次手术。

（2）铂耐药后切忌跟顺铂、卡铂"死磕"。

（3）除维持治疗外，不建议阿帕替尼、安罗替尼等抗血管生成单药治疗卵巢癌。

（4）铂耐药后慎用放疗、射频、粒子植入等局部治疗。

（5）铂耐药后主要推荐非铂类的单药化疗，如果想提高近期疗效，可联合贝伐珠单抗等抗血管生成靶向药。

（6）紫杉醇周疗 + 乐伐替尼方案是目前铂耐药卵巢癌治疗数据的巅峰。

（7）铂耐药后不能不加选择地使用 PARP 抑制剂单药治疗，白兔建议最低的要求是 HRD 阳性。

（8）未经筛选的患者使用 PD-1 抑制剂或化疗 +PD-1 可能疗效欠佳。

（9）使用 PD-1 抑制剂，白兔个人建议最少符合 TMB $\geq$ 10 个突变 /Mb 或 PD-L1（CPS）$\geq$ 25 的"及格线"。

（10）在穷尽一切治疗手段后，尼拉帕利 +K 药可以作为"最后一刻"的挽救性治疗。

4

肿瘤免疫篇

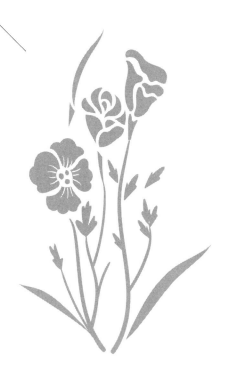

"肿瘤君"，你从哪里来?

你是谁?

你从哪里来?

你要到哪里去?

这是哲学的三大终极问题。

对于肿瘤医生和患者来说，"肿瘤君"的真相同样令人困惑已久，但与哲学不同的是，随着肿瘤免疫学、细胞生物学和分子技术的不断发展，如今，对肿瘤的形成和发病机制有了越来越清晰的阐述，但医学专业知识毕竟艰深晦涩，众多病患往往被大量传播的错误资讯误导。

这一章就让白兔用通俗生动的语言为大家深度剖析——"肿瘤君"，你从哪里来?

故事要从一粒"变坏"的细胞说起。

一个成年人由几十万亿个细胞组成，这几十万亿个细胞尽管构造和功能各不相同，但几十年来，大家都各司其职、分工协作，共同维持人体的正常运转，彼此相安无事，可谓"有屋又有田，生活乐无边"。

但突然有一天，或许是由于酒精、烟草、石棉，或者紫外线、X 射线等辐射，甚至细菌、病毒乃至遗传因素……总之，一粒（或者一群）正常细胞的遗传物质发生了变化——基因突变，满足了成为癌细胞的基础和必要条件。

其实，细胞发生基因突变是一件稀松平常的事情，毕竟人体由几十万亿个细胞组成，这么大规模的群体中难免会出现一些"不良分子"，而且哪怕出现一百次、一千次、一万次也毫不稀奇，毕竟基数在这里摆着，概率非常低。

但由于基因突变完全是随机的，因此，在绝大多数情况下，这种"不正常"的细胞对人体构成不了什么威胁，绝大多数很快就会被淘汰或死亡，成不了气候，用不着特意关心。

第一回合：绝大多数发生基因突变的细胞对人体构成不了威胁。

但奇就奇在，这粒（或者一群）发生基因突变的细胞不仅无法正常完成分化，而且发生了形态结构的改变和功能的丧失，甚至解锁了一种特殊技能——无限增殖。这类细胞就是癌细胞。

人体正常细胞的增殖都是有规律的，在繁殖 10~50 代之后便会失去分裂能力，否则我们人类就不会衰老了。其实，细胞在发生基因突变后具备"无限增殖"能力的概率是很小的。

毕竟任何单独一种基因突变都不足以致癌，只有多种基因变化的积累才能导致细胞生长和分化机制的紊乱，而且这往往需要涉及"原癌基因"和"抑癌基因"这两类基因的异常变化。

原癌基因是什么意思？与细胞增殖相关的基因都称为原癌基因。没有原癌基因，细胞就不会分裂，人类就一直只是个受精卵，而无法形成胚胎，更别说长大成人了。只不过正常的原癌基因在指导细胞分裂时是理智的、可控的，只有当原癌基因发生变异后，细胞才可能像疯了一样不断地分裂增殖。

抑癌基因是什么意思？就是字面上的意思——具有抑制癌细胞增殖作用的基因。这就好比"计划生育"，细胞的分裂增殖是受控的，不是想生几个就生几个，你得有"准生证"才行，一旦分裂异常，抑癌基因就会启动凋亡程序，遏制"超生超育"行为。

第二回合：细胞往往需要涉及"原癌基因"和"抑癌基因"两类基因的异常变化，才有机会解锁无限增殖技能。

能闯过第二回合，实现"鲤鱼跳龙门"的突变细胞实属凤毛麟角。但大千世界，无奇不有，总有集万千宠爱于一身的超级幸运儿脱颖而出，摇身一变成为人生"大赢家"。

因此，随着这些解锁"无限增殖"技能的癌细胞不断进展，过度表达多种血管生成因子，诱导形成血供为其供应氧气和营养，并不断侵犯周围的正常组织，形成局部"炎症"……

终于，这些万恶的癌细胞被人体免疫细胞发现了！

至此，癌细胞一生中最重要也是最致命的对手闪亮登场！

说起免疫系统，必须谈一谈生物进化机制。当我们的老祖先还是猿人的时候，经常需要和各种野兽搏斗，免不了会出现擦伤、咬伤、摔伤等，由于生存环境恶劣，这些伤口往往会受到外界细菌或病毒感染的威胁，如果免疫细胞不能第一时间抵达现场，及时识别、消除威胁，那些致命的"外源"入侵会迅速增殖扩散到人体的其他部位，从而导致宿主死亡。

因此，人类在数百万年的进化演变中，形成了一套极为成熟高效的免疫应答机制，绝大多数情况下，人体免疫系统可以精准识别源于自身和来自外界的抗原，并区别对待——对源于自身的抗原就是忽略和抑制，收油并刹车，避免伤及无辜；对来自外界的抗原就是加足马力、呼朋唤友、厮杀到底。

免疫系统到底有多厉害？一句话概括——打了一辈子胜仗，最后只输一次。

当然，免疫系统除了能够消灭"外源"入侵之外，也可能会在免疫识别中犯错，把正常细胞误认为"外敌"，导致免疫系统攻击人体正常的组织和器官，从而出现红斑狼疮、类风湿关节炎、强直性脊柱炎、免疫性血小板减少性紫癜等自身免疫病。

现在，让我们把目光转回癌细胞。尽管癌细胞是我们体内长出来的，属于"内源"，但归根结底还是由基因突变导致的，因此癌细胞必定存在与正常细胞不同的特异性抗原——基本上是免疫细胞没有见过的蛋白质片段，而且大多是基因变异的产物。

既然癌细胞存在与正常细胞不同的抗原，自然会被免疫系统视为"非己"，从而诱导产生肿瘤免疫应答。从理论上来说，只要细胞发生突变，免疫系统就能够识别和清除这些"不良分子"，防止肿瘤生长，保护机体健康。

下面，白兔向大家介绍一下肿瘤免疫应答的主要流程。

（1）侦察敌情：作为"侦察兵"抗原递呈细胞（antigen presenting cells, APCs）首先会获取肿瘤细胞的抗原并加工。

（2）通风报信：APCs向淋巴器官迁移，并"呈现"癌细胞的特征。

（3）调兵遣将：肿瘤特异性免疫在包括但不限于共刺激信号和共抑制信号的精细调节下，激活效应 T 细胞。

（4）大举出征：效应 T 细胞通过外周血到达肿瘤组织。

（5）激烈交火：T 细胞浸润肿瘤组织、识别肿瘤抗原、杀伤肿瘤细胞。

（6）战后总结：完成免疫清除过程后，效应 T 细胞死亡并产生免疫记忆细胞——当敌人"卷土重来"时会做出更迅速、更猛烈的反应。

以上 6 个环节就是肿瘤免疫的主要步骤，虽然说起来简单，但其内在的流程和机制非常复杂，到目前为止，人类也只是初窥门径。在此，我简单地说一下其中需要我们注意的关键路径。

为了帮助大家更好地理解，作为病友中的"老司机"，白兔把肿瘤免疫应答形容成"开车"，把关键节点分别以"插钥匙""点火""踩油门""刹车"作比喻。现在，请大家坐稳了，系好安全带，抓好扶手，让我们一起乘坐印有海绵宝宝的可爱校车，驶向通往幼儿园的平坦大道上。

基因突变是肿瘤发生的起点，肿瘤细胞在通过积累突变获得生存或生长优势的同时，会导致肿瘤细胞表达正常细胞所没有的异常蛋白，且突变数量越多，最后能够被 T 细胞识别的新抗原产生的越多——这也是为什么肿瘤突变负荷（TMB）越高，PD-1/PD-L1 抑制剂有效率越高的根本原因。

APCs 会收集和处理肿瘤细胞表面的 MHC-I 非己抗原肽段复合物，供 T 细胞受体（T cell receptor, TCR）结合，就像钥匙要放在锁芯里一样，称为激活信号，是特异性免疫的必要条件，你可以将其理解为"插钥匙"。

当然了，想开车光"插钥匙"是不够的，还得"点火"。免疫细胞的激活除了 TCR 要与 APCs 递呈的 MHC 结合之外，还需要 T 细胞表面受体 CD28 与 APCs 表面配体 B7-1/2 结合，我们可以将其理解成"点火"，这是第二个激活信号。

在双信号的刺激下，即"插钥匙"和"点火"的动作全部完成后，T 细胞才能真正被激活并增殖——肿瘤免疫这辆"汽车"才会进入启动状态（图 4-1）。

在完成"点火"操作后，免疫系统还会根据不同的情况"踩油门"。除了 CD28 之外，OX40、4-1BB 等诸多"共刺激信号受体"能够活化和增强 T 细胞应答，提高抗肿瘤活性（图 4-2）。我们可以将这些共刺激分子形容为汽车的"油门"。目前已经有包括 OX40、4-1BB 在内的多种共刺激分子的抗体药物已进入临床研究阶段，但可惜的是，一直没有好消息出现，单纯地给肿瘤免疫"踩油门"可能行不通。

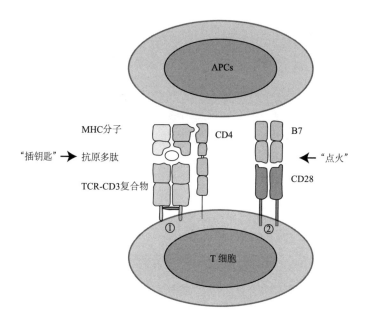

图 4-1　肿瘤免疫应答的原理（一）

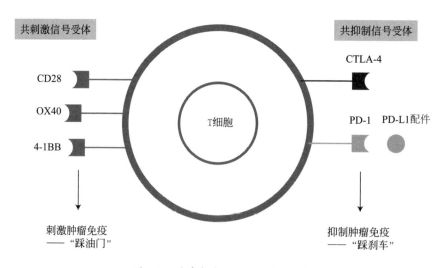

图 4-2　肿瘤免疫应答的原理（二）

在完成了"插钥匙""点火""踩油门"的动作后，汽车就开始快速行驶起来，效应 T 细胞会被彻底激活并大量增殖、分化，分泌各种因子，抑制肿瘤代谢，协调各种杀伤，使肿瘤细胞肿胀、溶解以致死亡。

将人体所有具有相同抗原特征的肿瘤细胞赶尽杀绝之后，部分停止分化的效应 T 细胞还会转变为记忆细胞，等到再次遇到相同抗原刺激时，它将更迅速、更强烈地增殖分化为效应细胞，持久地执行肿瘤特异性免疫功能。医学界将此称为"免疫清除"。免疫系统在有效识别肿瘤后，通过多种途径杀伤肿瘤细胞。如果大获成功，肿瘤免疫编辑就此结束，同时还会留下一个长久的免疫记忆，确保长期不复发。

由此我们可以看到，癌细胞的发展壮大是一件很困难的事情。与正常细胞相比，癌细胞哪怕只有一个氨基酸的区别，免疫系统也往往能够敏锐识别并第一时间清除。

以上我们谈的是以 T 细胞介导的特异性肿瘤免疫，也是最为经典和高效的肿瘤免疫。不仅有免疫自身对肿瘤的杀伤，还能够有效抑制肿瘤代谢，一般不会带来什么明显症状，如果病情处于萌芽阶段，肿瘤细胞往往会在不知不觉中就被一扫而空。

所以，有很多常年抽烟、喝酒的人幸运地不患癌，这是有人体免疫在时时刻刻发挥监控和清除癌细胞的作用，而不是上帝保佑、佛祖护体。

第三回合：大多数情况下，癌细胞还没有来得及发展壮大，就会被人体免疫自发清除。

大家可以看到，能从以上 3 个回合中脱颖而出的癌细胞完全能够称得上是"天选之子"，既能平步青云又能绝处逢生，拥有别人垂涎不已的惊天气运。它有目标、有追求，敢于挑战权威和极限，用自己的意志力和创造力在生命的战场上创造了一个又一个奇迹和神话。

如果它是人类，相信我们每个人都会为其欢呼雀跃，无数少男少女都会成为其忠实拥趸，但可悲的是，癌细胞的成功建立在我们的生命受到威胁的基础之上，它越成功，我们离死亡就越近一步。

由于肿瘤免疫是决定肿瘤发生、发展的最后关卡，因此，从第四回合开始，癌细胞再也不是我们能够轻松戏谑的角色了，需要我们严阵以待、全力以赴，用科学精准的治疗、全家人的众志成城以及几乎一生的积蓄，与其对抗到底。

如果运气好的话，我们还是早期病例。这种情况往往是免疫系统发现得迟了，有可能是一开始肿瘤血供很好，没有出现自身破溃坏死导致的炎症，也没有侵犯周围组织从而产生炎症，从而幸运地逃脱了免疫系统的监控。毕竟，只有当肿瘤细胞或正常细胞大量死亡后，特别是肿瘤细胞的特异性抗原（蛋白质片段）被大量释放后，才能引起免疫系统的重点关注。

医学界称之为"免疫对抗"阶段，这往往是一个长期的过程，可长达 10~20 年。在此期间，尽管有免疫系统的监视和控制，只有少量肿瘤细胞与免疫系统以动态平衡的方式共存，但还不至于危害宿主健康。

当然，如果肿瘤已经发展到一定程度，免疫系统尽管能够在一定程度上识别肿瘤细胞，但无论识别程度还是力量都不足以对其一网打尽的时候，免疫系统往往还能够做到延缓肿瘤进展，阻止远端转移灶的建立。

从理论上来说，任何一个恶性肿瘤都有扩散转移的可能。从恶性肿瘤诱导血供形成的那一天起，癌细胞无时无刻不在脱落，像飘落的蒲公英一样，随着血液遍布全身。就早期病例而言，大多数情况下，这些脱落的癌细胞不是没有形成转移灶，而是在建立血供后的第一时间就被特异性免疫消灭或者抑制了。

面对这种早期病例，如果我们及时切除病灶，一方面，那些已经被激活的 T 细胞会调转矛头，对残存的微小病灶进行扫荡和绞杀；另一方面，也有助于免疫记忆的形成，从而实现对肿瘤细胞的长期监控。

但需要我们注意的是，在大多数情况下，肿瘤细胞在经历长期的免疫对抗后，还能够适应机体的生存环境而存活下来，就往往能够部分实现肿瘤免疫逃逸。

肿瘤免疫逃逸的路径是非常多样化的，但往往都涉及肿瘤免疫的"刹车"。

上面我们讲了，"开车"需要完成插钥匙、点火和踩油门的动作，但一辆车想要长期安全行驶，没有刹车是万万不行的，否则很容易车毁人亡。

免疫系统也是如此，如果免疫攻击不能在适当的时候"刹车"，就很可能伤及宿主自身甚至导致宿主死亡，因此，淋巴细胞的活化受到非常复杂的监管和限制。肿瘤细胞往往就是借助这样的免疫"刹车"机制而实现肿瘤免疫逃逸。

肿瘤免疫"刹车"常见的有以下两种情况。

一种是由于肿瘤特异性抗原的长期刺激，进入肿瘤组织里面的淋巴细胞被重编程了，就好像被"洗脑"了一样，非但自己没有杀伤肿瘤的能力，还告诉其他淋巴细胞不要攻击。最典型的就是调节性 T 细胞（Treg），作为防止误伤正常细胞的"灭火员"，Treg 见到肿瘤抗原就到处发信号，比如告诉怒气冲天的 CD8$^+$T 细胞，带有这个"文身"（特异性抗原）的肿瘤细胞是自己人，冷静一下，不要冲动。类似这种情况，我们可以称为"适应性免疫耐受"。

另一种是肿瘤自身的变化，把自己伪装成正常细胞，欺骗淋巴细胞不要攻击。比如包括 PD-1、PD-L1、CTLA-4 在内的各种共抑制信号。目前非常火爆的 PD-1/PD-L1 抑制剂的原理其实很简单：PD-1 是位于淋巴细胞的一种细胞膜蛋白受体，能够与一些正常细胞表达的 PD-L1 结合，两者结合后就会使激活的 T 细胞失去效应功能，从而限制免疫系统对正常细胞的攻击。

研究人员发现，一些患者的肿瘤组织中明明有大量的淋巴细胞浸润，但这些淋巴细胞就是不攻击肿瘤，懒洋洋的好像只是"吃瓜群众"。这种情况可能就是因为肿瘤细胞上调了自身的 PD-L1 表达，把自己伪装成正常细胞，从而逃脱肿瘤免疫，从此过上了无法无天的生活。

因此，当我们使用 PD-1 或 PD-L1 抑制剂的时候，就能阻断 PD-1 和 PD-L1 的结合，释放免疫"刹车"，重新激活 T 细胞对肿瘤的攻击，CTLA-4 抑制剂的原理也与之类似。这两种免疫检查点抑制剂本身不攻击肿瘤，只是阻断了肿瘤免疫逃逸路径，让人体免疫来攻击肿瘤。另外，它们的副作用也跟传统的放化疗、靶向截然不同，比如患者在使用 PD-1 抑制剂后，免疫细胞同样也可能会攻击表达 PD-L1 的正常细胞，从而导致出现各种各样的免疫性炎症。

像 PD-1/PD-L1、CTLA-4 这种免疫检查点，其实就是免疫系统为了防止自身免疫攻击，在长期的进化中形成的一套"预防机制"，避免正常组织在免疫激活的过程中受到损伤。只不过它们以"免疫检查点"的形式表现出来——如果淋巴细胞受体（如 PD-1）和肿瘤细胞配体（如 PD-L1）能够特异性结合，就视为己身，不闻不问；结合不上，那就手起刀落、毫不手软。受体和配体结合的中心，就是一个点——免疫检查点。

当然，PD-1/PD-L1、CTLA-4 只是人类在偶然间发现的两个"刹车点"。除此之外，还有更多的"共抑制信号"有待人类发掘和应用。

现阶段谈肿瘤免疫治疗，基本上只是 PD-1/PD-L1、CTLA-4 这类免疫检查点抑制剂，或 CAR-T 这种目前仅适用于部分血液肿瘤的嵌合抗原受体 T 细胞疗法，归根究底也只是"狭义肿瘤免疫"。毕竟，除了免疫检查点之外，肿瘤细胞还有许多其他的"伪装能力"实现肿瘤免疫逃逸，如肿瘤细胞表面 MHC 分子表达缺陷或表达量降低，肿瘤抗原的免疫原性降低及抗原调变，表达 FasL 诱导淋巴细胞凋亡，分泌或旁分泌一些如 IL-10、TGF-β 等免疫抑制性细胞因子……

但从本质上来讲，肿瘤免疫的强弱在很大程度上取决于肿瘤细胞的"免疫原性"。一方面是源于肿瘤细胞的生物学特征，在不同癌种之间，如胰腺癌和甲状腺癌的免疫原性就完全没有可比性；在同一个癌症、不同病理类型之间，如卵巢透明细胞癌和卵巢黏液性癌的免疫原性差异也很大；哪怕是同一癌种、同一病理类型的患者之间，由于基因突变、抗原组成和肿瘤免疫的千差万别，肿瘤生长和坏死情况各不相同，患者的经济条件和治疗手段天壤之别，肿瘤免疫识别和应答情况自然也就因人而异。

我们必须明白：这个世界上以前没有以后也不会有任何一个外科医生能通过手术就彻底切掉患者体内所有的肿瘤细胞——就像大树砍得再干净，地下仍有无数的根须。

我们必须明白：这个世界上不存在任何一种化疗或靶向药物，能对患者身上所有的肿瘤细胞起作用——化疗和靶向治疗无法治愈癌症。

我们必须明白：任何一个癌症患者能否实现长期生存甚至永不复发，绝不仅仅靠手术彻底、化疗足量、放疗高能。如果没有肿瘤免疫记忆的长期监控，那些长期潜伏着、仅靠周围组织弥散营养生存的癌细胞怎么可能不卷土重来？

我们必须明白：如果肿瘤免疫能够正常运转，患者根本不需要手术、化疗、放疗或靶向，完全可以自愈。

仅肿瘤免疫 6 个环节中的"免疫刹车"，仅"免疫刹车"中的免疫检查点，仅免疫检查点中的 PD-1/PD-L1 抑制剂，就能让超过 20% 的晚期肺癌患者活过 5 年，而以往晚期肺癌常规化疗数据显示的，5 年生存率只有 5.5%。在 2019 年 ASCO 大会上，来自世界各地的 3 万多名各国肿瘤科医生共同见证了这一肿瘤治疗史上的巅峰时刻。

从更广义的角度来说，无论是手术、化疗、靶向、放疗还是射频消融等介入治疗，实际上都是一种免疫疗法，正是由于每名患者的肿瘤免疫截然不同，哪怕同样的治疗方案，效果却千差万别。所以，我们无论采取任何治疗手段，都要充分考虑肿瘤免疫因素，真正实现广义上的肿瘤免疫治疗，最大限度地延长患者生命。

肿瘤治疗的"C位"主角

在人类与肿瘤对抗的漫长历史中，肿瘤免疫始终隐而不见，直到 PD-1/PD-L1 抑制剂等免疫检查点治疗横空出世，临床医生才猛然意识到免疫的存在。可直到肿瘤治疗进入免疫时代的今天，大家对其理解和应用仍然停留在一两款新药上，而非治疗理念的革新。

事实上，在肿瘤的治疗中，免疫不仅从未缺席，而且贯穿始终。

那么我们就来谈谈手术、放化疗等传统治疗中真正的"C位"主角——肿瘤免疫。

一、极简化的肿瘤免疫基础

免疫分为非特异性免疫（又称先天免疫）和特异性免疫（又称后天免疫）。

非特异性免疫是生物长期进化演变而逐渐形成，人一生下来就有，是从娘胎里带出来的，能对多种病原体起作用，故又称先天免疫。

特异性免疫是人出生后逐渐建立起来的后天防御功能，是在生活过程中接触病原、微生物及抗原异物后获得的免疫功能，故又称后天免疫。

其实从定义中可以看到，免疫要么是父母遗传的，要么是接触病毒、细菌、动物血清等病原微生物、异物或者免疫接种后产生的，除了接种疫苗之外，我们无法通过"吃药"的方式获得"免疫力"。

可能有人要问了："神药"PD-1/PD-L1 抑制剂不是提高免疫力的药吗？

——还真不是。免疫检查点治疗是纠正缺陷的肿瘤免疫机制，实现"免疫正常化"，而非"提高免疫力"。

先天免疫和后天免疫的区别与联系如表 4-1 所示。

表4-1　先天免疫和后天免疫的区别与联系

项目	先天免疫（非特异性免疫）	后天免疫（特异性免疫）
概念	机体在长期的进化过程中逐渐建立起来的一种天然防御功能	机体在生活过程中接触病原微生物及抗原异物后产生的免疫力
形成	遗传而来，人人都有	出生后与病原体斗争过程中形成的后天免疫，并非人人都有
对象	对所有病原体起作用	对某一特定的病原体（或异物）起作用
特点	出现快，作用范围大，无特异性，作用弱，时间短	出现慢，作用范围小，有特异性，作用强，时间长
结构基础	第一道防线：皮肤、黏膜 第二道防线：体液中的杀菌物质和吞噬细胞	第三道防线（发挥作用的主要是淋巴细胞）：细胞免疫、体液免疫
作用	出现早、作用快、强度弱，相对稳定，不因接触某一抗原次数的多少而有所改变	出现慢，作用强度大，同一抗原再次作用时可产生明显的免疫反应
联系	先天免疫是后天免疫的先决条件和启动因素，当先天免疫无法清除"非己"时，随后更具针对性、功能更强大的后天免疫将发挥作用。两者联系密切，共同承担着机体的防御功能	

在白兔的理解中，之所以生物会进化出先天免疫和后天免疫两种对抗"外敌"入侵的策略，正是由于现实的客观需要。

当"外敌"入侵时，机体会迅速启动"应急响应机制"，首先是时间短、范围大、无特异性的先天免疫（非特异性免疫）发挥作用，召集炎症反应相关细胞，识别和消除在器官、组织、血液和淋巴中出现的"外敌"，并形成一种防止感染扩散的物理屏障，避免"外敌"向远端扩散转移，造成更加难以控制的局面。

但如果短时间内无法清除，先天免疫就会呼唤更具针对性、功能更强大，但需要更久出场时间的后天免疫抵达现场。这种特异性免疫不会伤害正常细胞，而是一门心思地只攻击这种"外敌"。在顺利歼灭病原后，还会留下一个免疫记忆，未来再次遇到同样的敌人时会产生更加强烈的特异性免疫反应。

尽管也受先天免疫的影响，但肿瘤免疫更大程度上属于后天免疫，同样具备后天免疫的主要特征：

（1）特异性，只针对某种特定的抗原产生免疫应答。

（2）耐受性，由于各种原因，失去了对特定抗原的免疫应答。

（3）记忆性，完成特异性免疫应答后，当下次遇到同样的抗原刺激时，可产生更快速、更强力的特异性免疫反应，为机体提供更加有效的保护。

　　简单来说，肿瘤免疫就是只针对肿瘤细胞起作用的特异性免疫，肿瘤免疫逃逸可以视为免疫耐受，而免疫记忆则是每位癌症患者实现术后长期不复发甚至临床治愈的唯一途径——即使手术做得再干净、化疗进行得再多，如果没有免疫记忆提供的长期保护，肿瘤细胞迟早会卷土重来。

　　形象地说，肿瘤和免疫的对抗就是一个掰手腕的过程，只不过在经历了长达几年甚至几十年的"免疫对抗"后，肿瘤细胞会通过不断地基因突变，降低肿瘤细胞表面 MHC 分子的表达量或表达缺陷，下调免疫原性，不断表达各种共抑制信号，逃脱免疫识别，不断分泌各种免疫抑制性因子，抑制淋巴细胞的功能和活性……而使得肿瘤细胞的"伪装能力"越来越完善。与此同时，肿瘤免疫经过长期的抗原刺激，也会变得越来越耐受——时间拖得越久，胜利的天平越向肿瘤倾斜。

　　当然，肿瘤免疫也有强弱之分。之前有一种热门的说法，把肿瘤分为"冷肿瘤"和"热肿瘤"。简单来说，"热肿瘤"就是癌细胞周围有很多免疫细胞，代表着免疫细胞虽然明知道这里有问题，但就是拿癌细胞没办法；"冷肿瘤"则是癌细胞周围没什么免疫细胞，说明癌细胞伪装得比较好，免疫系统压根就没有发现异常。这是一种比较粗浅的说法。

　　2017 年，著名的《自然》(*Nature*) 杂志发表了一篇综述，提出了一种全新的肿瘤免疫环境分类：

　　第一种是免疫炎症型。对应的是之前的"热肿瘤"，在肿瘤实质中存在表达 CD4 和 $CD8^+T$ 细胞，通常伴有髓样细胞和单核细胞，免疫细胞定位在肿瘤细胞附近，肿瘤样品可以在浸润性免疫细胞上显示 PD-L1 染色，少量样本中可见肿瘤细胞 PD-L1 染色。

　　第二种是免疫豁免型。存在丰富的免疫细胞，免疫细胞不穿透这些肿瘤的实质，而是保留在围绕肿瘤细胞巢的基质中。用 PD-L1 / PD-1 抑制剂治疗后，基质相关 T 细胞可以显示活化和增殖的证据，但不能浸润，临床反应不典型。

　　第三种是免疫沙漠型。对应的是之前的"冷肿瘤"，肿瘤的实质和基质中均未存在 T 细胞，对 PD-L1/PD-1 抑制剂治疗无应答。

　　这 3 种类型是围绕 PD-1/PD-L1 抑制剂提出的肿瘤免疫分类。现在，让白兔站在更广义的角度，尝试对肿瘤免疫的强弱水平进行更加详细的解读说明。

　　（1）免疫炎症型。这是一些患者初治时的肿瘤免疫环境，免疫系统一般都识别了肿瘤，所以初次治疗的应答情况往往优于多线治疗失败后。如果能看到肿瘤代谢不活跃，存在大量的 T 细胞，特别是 $CD8^+T$ 细胞浸润肿瘤内部，形成了明显的占位拮抗，将肿瘤细胞分割并蚕食，这种患者的预后是最好的，治疗应答远优于普通患者，如果适合手术并实现无肉眼残留（R0），肿瘤免疫往往能够实现对病情的长期控制。

（2）免疫豁免型。这是在经过长期治疗彻底耐药后的肿瘤免疫缓解。此时，虽然肿瘤侵犯人体组织器官，产生局部炎症，淋巴细胞会过来看看情况，但是由于各种形式的免疫抑制，淋巴细胞不能有效识别和杀伤肿瘤了，甚至把肿瘤抗原当作自身抗原保护起来，因此，T 细胞无法实现对肿瘤组织的浸润，任何治疗都很难得到一个持续应答的效果。

（3）免疫沙漠型。肿瘤细胞周围根本就不存在 T 细胞，免疫压根儿就没识别肿瘤，完全将肿瘤细胞视为人体正常细胞，这种患者的生存期一般都很短，治疗往往只能依靠药物的净杀伤。比如一些小细胞肺癌病例就是典型的免疫沙漠型，虽然很多小细胞肺癌患者单纯化疗就能实现完全缓解，但一般 6 个月就会复发，而且复发后的治疗极为困难。免疫沙漠型的患者应以全身治疗为宜，无论是手术还是放疗、射频等局部减负治疗（非姑息性），都可能会缩短患者生命。

对于卵巢癌来说，肿瘤免疫对患者预后的影响是最直接、最直观的。如《JAMA 肿瘤学》（*JAMA Oncology*）曾发表一项研究：$CD8^+$ 肿瘤浸润淋巴细胞越多，高级别浆液性卵巢癌患者生存时间越长；又如发表于《临床癌症研究》（*Clinical Cancer Research*）的一项研究，从 2283 例高级别浆液型卵巢癌中筛选出了 96 名一线化疗效果持久、多种方案敏感、生存期超长的"超级幸运儿"，发现这些患者多数都携带 BRCA 基因突变等同源重组修复缺陷，半数患者 RB 基因缺失，肿瘤组织中有大量的淋巴细胞，特别是 $CD8^+$ 毒性 T 细胞浸润。而在肿瘤免疫应答中，主要的"杀手"就是 $CD8^+T$ 细胞，又称为细胞毒性 T 淋巴细胞。

你看，某些患者活得久是有原因的，比如有些晚期卵巢癌的病友，很多年不复发，有些虽然年年复发，但是一进行化疗总能见效，后来经过了五六年、七八年，甚至十来年的治疗，化疗方案用的七七八八了，迫不得已做了基因检测，结果，这些"幸运儿"多数都查出来包括 BRCA 突变在内的各种同源重组修复缺陷，几乎是一做一个准，但患者不知道究竟是什么原因能活这么多年，到处找各种可能性，于是各种"经验总结"就都出现了。

受各路朋友之邀，白兔也通过各种平台听过很多老病友的经验分享，为大家的抗癌精神深深感动，但白兔也要指出，大家分享的一些非正规的抗癌经验是不可复制的。什么叫不可复制？就是这种经验只能在一个人身上"有效"，换个人"照猫画虎"是不行的。真正能帮助他们实现长期生存的根本是肿瘤免疫。

而具体到某个特定患者身上，我们不应单纯考虑化疗不息、生命不止，而应在合适的时机，恰当地应用手术、化疗、靶向、免疫等治疗手段，这样，患者往往能活得更长、生活质量更高，少数患者能够实现长期缓解甚至临床治愈。要知道，有些卵巢癌病友进行过七八十次乃至一百多次化疗，几乎每年都有大半的时间在医院度过，有什么生活质量可言？为什么不好好学习交流，却跑去信什么偏方、保健品等，把被骗、被浪费的钱拿出来做个基因检测不好吗？

肿瘤学发展到了今天，我们都知道，基因突变和肿瘤免疫存在很大程度的因果关系，且无论是 TMB-H（肿瘤突变负荷高）、MSI-H/dMMR（微卫星高度不稳定），还是 HRD（同源重组修复缺陷），这些潜在的因素都指向一个共同点——突变相关新抗原。

肿瘤细胞积累的突变越多→产生的新抗原也就越多→越容易被免疫识别→越容易产生大量肿瘤浸润淋巴细胞（tumor infiltrating lymphocyte, TIL）→也就越适合免疫检查点治疗，这是一个有序的先后关系，且无论 TMB 多高，最终也要实现淋巴细胞对肿瘤组织的浸润才有意义，才能代表细胞免疫是否已经进入启动阶段，自然也就在很大程度上代表了患者的预后。

虽然从理论上来讲，TIL 的证据等级比基因突变更高，但由于 TIL 没有一个很好的参考标准，且国际顶级杂志《自然·医学》的一项研究证实：浸润肿瘤组织的淋巴细胞中只有不到 10% 的比例能实现对肿瘤细胞的识别和杀伤，其他超过90% 的都是诸如病毒特异性 T 细胞等不干活、不出力的"吃瓜群众"，所以我们不能简单地将 TIL 作为狭义或广义免疫治疗的绝对评价标准，需要结合肿瘤细胞的生物学、分子学特征，以及病程、疗效等因素综合评价。

以上是极简化的肿瘤免疫基础。学习了以上知识，接下来我们就可以谈一谈肿瘤免疫的临床表现与实践，这可能会彻底刷新你以往的观念，你准备好了吗？我们开始吧。

二、肿瘤免疫与病理分期

哪怕是对医学一窍不通的人都知道："癌症最可怕的是转移。"但是在传统的认知中，癌细胞的产生和转移是细胞不断积累基因突变导致的，只有在原发肿瘤长到一定程度后，才会有部分癌细胞获得扩散转移的能力。

简单来说就是：肿瘤形成后，需要过相当一段时间，才会出现转移。

但 2019 年《自然·遗传学》发表的一项重磅研究彻底推翻了这一固有观念。该研究分析了近 3000 名患者的基因数据，发现高达 80% 的转移性结直肠癌可在原发灶刚长到 $0.01cm^3$ 的时候（比芝麻粒还小）就扩散到肝脏或大脑了。

目前，临床上根本无法发现这么小的肿瘤，哪怕是 PET-CT 也只能看到大于 0.5cm 的病灶。该研究意味着 80% 的晚期转移性直肠癌，早在肿瘤刚长到 $0.01cm^3$ 的时候，癌细胞就具备了扩散转移的能力。

这代表着肿瘤几乎刚诞生（形成血供），就是晚期！

我们总说癌症最重要的是早发现、早诊断、早治疗，但很多时候，早期患者并不都是因为发现得及时，晚期患者也并不都是诊断得太迟。

现实中就有很多早期患者瘤体直径超过 10cm，但依然是早期，我们能说这样的患者发现得早吗？也有很多晚期病友，两个月前的体检还显示一切正常，结果再去医院就是晚期了，且原发灶只有 3~4cm，我们能说这样的患者诊断得晚吗？以白兔的经验来看，卵巢癌的原发灶和转移灶可近乎同步发生。

我们要知道，原发灶和转移灶之间往往是一个动态的过程。从恶性肿瘤诱导血供形成的那一天起，癌细胞每时每刻都在脱落，随着血液循环遍布全身的组织器官，并长期潜伏下来，一旦条件成熟，随时可以形成一个转移灶。

一方面，原发灶不断脱落癌细胞并通过血管、淋巴管等向全身扩散；另一方面，转移灶在肿瘤免疫的监控下不断建立血供并死亡。对早期患者而言，那些潜伏的癌细胞不是没有形成转移灶，而是在建立血供后的第一时间就被特异性免疫消灭或者抑制了；一旦肿瘤免疫有所懈怠，远端转移就此形成，我们就成为一名"光荣"的晚期患者。

那么，具体而言，肿瘤免疫的强弱都各自有什么样的临床特征呢？

对于强肿瘤免疫，即便发现的较晚，原发灶长得很大，哪怕长到了十几厘米，但只要肿瘤免疫"给力"，即使不足以消灭肿瘤，往往也能延缓肿瘤进展，阻止远端转移灶的建立，甚至连种植转移都会受到明显遏制。

对于弱肿瘤免疫，原发灶可能在很小的时候就出现了远端转移，甚至在极端情况下转移灶长得比原发灶还大。比如原发灶 3cm、远端转移灶 5cm，这类患者的预后很差；又如一些"原发肿瘤不明"患者，明明有很多转移灶，但就是找不到原发部位，这类患者的治疗非常困难，生存期可能只有几个月；再如肝、肺转移"满天星"，远比较大的孤立转移更可怕，也更难治。所以，高水平医生不怕肿瘤大，就怕转移多。

当然，并非所有早期患者的肿瘤免疫都强，也并非所有晚期患者的肿瘤免疫都弱，医学从来没有绝对。在临床实践中我们经常发现，早期患者未必不会术后短期复发，晚期患者也未必不能创造临床治愈的"奇迹"，而且哪怕同样分期的患者接受了一模一样的治疗，最终的生存期也往往存在明显差异。

因此，最近科学家们开始探索运用免疫评分（immunoscore）分期系统来预测肿瘤患者的生存期，有很多研究发现肿瘤浸润淋巴细胞的类型及密度是影响患者生存预后的关键因素。

如 2018 年发表于顶级期刊《柳叶刀》的重磅研究评估了来自 13 个国家的 2681 名 I ~ III 期结肠癌患者的肿瘤组织和浸润切缘中 $CD3^+T$ 细胞和 $CD8^+T$ 细胞密度。结果显示，免疫学评分越高，复发风险越低。在训练组，高、中、低免疫学评分组的 5 年复发率分别是 8%、19% 和 32%（高评分对比低评分，HR=0.20，$p<0.0001$）；在多变量分析中，免疫学评分与复发时间的关系与其他临床风险因素（年龄、性别、T 分期、N 分期、微卫星不稳定性和现有的预后因素）均无关（$p<0.0001$），而且免疫评分系统比 TNM 分期等临床指标具有更高的预后评估价值。

可能病友们难以理解上述研究的重大意义。肿瘤之所以要分早、中、晚期，就是为了反映病情的严重程度、评估预后和指导治疗，而该研究结论意味着用免疫评分分期可能比国际上最为通用的 TNM 分期系统更有效、更精准！

那么问题来了，我们如何运用肿瘤免疫指导治疗？

三、手术——最古老的肿瘤免疫疗法

手术是最古老的癌症治疗手段，在放疗和化疗诞生之前，我们始终依靠手术治疗癌症。手术也是最有可能提供长期生存的治疗手段，毕竟药物只能控制一时，迟早都会耐药，倘若无法根除病灶，又何来治愈的希望？

尽管手术有诸多优势，但绝不是每个患者都适合手术。在很多癌种中，一旦病情到了Ⅳ期，哪怕可完全切除病灶，临床实践指南也并不推荐手术，因为统计学显示其无法延长生命；反之，任何一种恶性肿瘤，只要病情处于早期，指南几乎都推荐手术切除，因为手术往往能够有效延长生命，甚至实现临床治愈。

那么手术这种最古老的癌症治疗手段，能在肿瘤免疫中发挥什么作用呢？

一是启动机体的创伤修复机制。机体在遭受创伤后必然会进行相关修复活动，会分泌各种组织生长因子和血供因子，客观上会促进肿瘤进展和隐匿病灶建立血供。这一点很多医生都知道。

二是影响肿瘤特异性抗原的数量。肿瘤特异性抗原来源于肿瘤本身，抗原越多，免疫应答就越强烈，但切掉肿瘤后，主要的抗原来源也就消失了，因此手术通常导致两个极端——要么肿瘤免疫衰竭，要么形成免疫记忆。这一点大多数医生都不知道。

对于强肿瘤免疫，患者体内拥有大量已被激活的效应 T 细胞，手术彻底切除病灶后，效应 T 细胞将"调转矛头"，对残留的微小病灶"赶尽杀绝"。虽然手术引发的机体创伤修复机制会促进能建立血供的潜伏病灶第一时间建立血供，但其在肿瘤免疫的监控下恰好能被"一网打尽"，这些隐患在被彻底清除的同时还将留下一个长久的免疫记忆，确保长期不复发。而且哪怕手术不彻底，肿瘤免疫也往往能遏制残留病灶进展，并帮助卵巢癌患者实现恢复铂敏感。

对于弱肿瘤免疫，患者体内仅拥有少量效应 T 细胞，手术切除病灶后，少量的效应 T 细胞不仅无法清除残留的微小病灶，反而由于特异性肿瘤抗原的急剧减少，导致肿瘤免疫衰竭，再加上术后创伤修复机制，反而会刺激癌细胞的扩散转移。

也有相当比例的患者属于肿瘤免疫中间型。在卵巢癌中，这类患者预后的关键在于手术究竟能否颠覆敌我力量对比。在无法改变固有肿瘤免疫的前提下，手术切除得越彻底，患者的生存期也就越有保障。所以越是高水平的医院、高水平的医生，越清晰地发现，在传统治疗模式下（不考虑 PARP 抑制剂和 PD-1 抑制剂），"卵巢癌患者从推出手术室的那一刻起，生命的长度就已经定好了。"

最惨的是弱肿瘤免疫患者接受了不完全减负手术。白兔知道，很多Ⅳ期卵巢癌病友接受手术，术后最大残留病灶有时可达 3~4cm，而 1cm 肿瘤就有大约 10 亿个癌细胞，这意味着在患者体内大大小小的残留病灶中，癌细胞总数破百亿！如此巨大的数量级，再加上术后肿瘤免疫衰竭和创伤修复机制，怎么可能不导致病情爆发性进展？这样的患者往往会在 6 个月内死亡；但如果我们不手术，单纯依靠化疗和靶向药，哪怕是Ⅳ期卵巢癌，好歹也能活个一年多。所以"晚期癌症千万不要手术，一动刀子癌细胞就会大爆发"的坊间传闻自然有其生存土壤。

正是由于手术能对肿瘤免疫产生颠覆性影响，所以经验丰富的外科医生在面对是否手术的选项时总是慎之又慎。

比如在各个癌种中广泛存在的"开关术"。经验丰富的医生都知道，肿瘤绝不是切一点就好一点，不完全减负手术往往会导致灾难性后果。如果术中发现无法切净肿瘤，硬着头皮切反而会缩短患者生命，那还不如直接缝上，让患者少受罪，还能多活两天。

再如医生更愿意给复发间隔时间长、病灶孤立的卵巢癌患者进行再次手术，正是由于这样的患者符合一个强肿瘤免疫概念，预后更好、手术价值更高。只不过大多数医生是根据临床经验判断，而我们是根据肿瘤免疫强弱来判断，虽然结果一致，但维度却有高低之分。

其实在白兔看来，如果Ⅲ期卵巢癌做不到 R2（残留 ≤ 2cm）、Ⅳ期卵巢癌做不到 R1（残留 ≤ 1cm）、复发性卵巢癌做不到 R0（无肉眼残留），那么手术价值非常有限。所以，我们绝不能盲目地追求手术，而是要客观地看待病情，做到因势利导，而非倒行逆施。

四、化疗——肿瘤死亡还是借机反弹?

如今，越来越多的临床研究证实，肿瘤特异性免疫应答直接影响化疗的抗肿瘤效果。学界用"肿瘤细胞免疫原性死亡"来描述这一现象：肿瘤细胞在发生凋亡的同时，将由非免疫原性的细胞转变为具有免疫原性的细胞，并在机体内激发抗肿瘤免疫效应。

有研究发现，使用化疗药物（环磷酰胺）后，小鼠肿瘤消退，而采用 CD4 抗体、CD8 抗体或 CD3 抗体清除小鼠体内的 T 细胞，小鼠肿瘤生长速度与未使用化疗药物的对照组小鼠没有区别。该研究清楚无误地证实了肿瘤免疫直接影响化疗效果，而且是决定性影响！

就本质而言，化疗其实就是针对肿瘤增殖的某个环节进行杀伤，主要针对有丝分裂或 DNA 复制，如紫杉烷类就针对有丝分裂期，而蒽环类、类烷化剂则是 DNA 复制抑制剂。

不同化疗药物的药理存在差异，自然导致肿瘤细胞死亡释放的蛋白质片段存在区别——是不是已经被化学降解导致无法识别？能不能被抗原递呈细胞（APCs）获取并加工？这些"是与否"的问题，自然造成不同化疗药物诱导的凋亡肿瘤细胞具有不同的免疫原性。因此，尽管一线化疗方案往往能诱导最佳的免疫应答，但不同癌种的一线化疗方案可能存在差异；而且一线方案耐药后，换二线、三线依然可能有效（尽管有效率偏低）。

虽然"肿瘤细胞免疫原性死亡"的内在机制和流程极为复杂，但我们也可以用通俗的语言来描述：化疗在杀死肿瘤细胞同时会释放出大量的蛋白质片段，即肿瘤特异性抗原。如果患者具有较强的肿瘤免疫，效应 T 细胞会在大量抗原的刺激下被充分激活，在识别肿瘤特异性抗原的同时启动一个快速复制程序，攻击所有具备这种抗原的肿瘤细胞，并分泌包括 γ 干扰素在内的各种细胞因子抑制肿瘤代谢。

正是由于化疗能激活抗肿瘤免疫并抑制肿瘤细胞代谢，所以，化疗后短期内做 PET-CT 检查，其代谢值（SUV）往往并不能代表真实情况，有时还可呈现假阴性结果；而且患者术前是否采用了新辅助化疗，对术后免疫组化染色的 KI67 也会造成直接影响。

如高级别浆液性卵巢癌，直接手术患者的术后病理染色报告中 KI67 一般为 60%~90%，而新辅助化疗后再手术的 KI67 一般为 40%~70%，实际上就是化疗激活的 T 细胞介导的细胞免疫抑制了肿瘤细胞增殖。

毕竟，SUV 和 KI67 都预示着肿瘤的恶性程度。SUV 代表癌细胞的糖代谢活跃度，KI67 反映了癌细胞的增殖情况，肿瘤细胞增殖快必然要求糖代谢过程活跃，糖代谢过程活跃又会促进癌细胞增殖，两者形成正反馈，就好比"吃得越多、长得越胖，长得越胖、吃得越多"。

由于肿瘤免疫的助力，少数卵巢癌患者甚至 3 次新辅助化疗就能实现影像学的完全缓解（CR），甚至一半以上的高级别浆液性卵巢癌能通过单纯化疗就实现影像学 CR。当然，这种 CR 是假 CR，毕竟影像上看不见并不代表肿瘤真的彻底消失了，大多数患者依然会复发。但强肿瘤免疫患者在化疗的作用下能更加有效地激活肿瘤免疫，控制病情也更加持久。

所以我们看到，完全铂敏感复发性患者带着肿瘤进行化疗，化疗结束后往往还能维持 3 个月不进展，少数病例甚至能维持 1 年以上；而一旦到了铂耐药阶段，化疗的有效率就很低了，即便有效也是化疗一停病情立即反弹。铂敏感、铂耐药的背后，其实在很大程度上代表了肿瘤免疫状态，而且尽管化疗会抑制免疫系统，导致出现一过性淋巴细胞减少，但强肿瘤免疫患者能在短期内恢复并重建，有些还能呈现向病毒感染（后天免疫激活）状态倾斜的特征。

没有肿瘤免疫参与的化疗几乎毫无意义。化疗在杀伤肿瘤细胞的同时，也会产生局部炎症，激活非特异性免疫，机体会释放多种炎症介质并分泌大量组织生长和血供因子，如果后续缺乏特异性肿瘤免疫跟进，肿瘤细胞的生长和增殖不仅无法得到抑制，反而会刺激肿瘤生长。这样的患者在化疗结束后，淋巴细胞将严重减少且迟迟无法恢复，少数病例还可长期伴有粒细胞比例增高。

正因为肿瘤免疫的关键性作用，我们通过"体外药敏"的方式选择化疗药物没有任何意义，因为谁都不可能脱离宿主本身，在外界构建出一模一样的肿瘤微环境。

前文我们曾谈过，化疗存在"天花板"效应。如 GOG0182-IOCN5 研究告诉我们，无论是在 TC 方案的基础上加入第三种化疗药物还是采用不同的化疗序贯，卵巢癌患者的 PFS 或 OS 都没有得到改善；MRC OV05/EORTC 55955 研究提示我们，对于生化复发的卵巢癌患者，立即给予化疗较出现临床症状或者影像学复发再给予化疗没有生存获益。目前，在各国卵巢癌临床实践指南中，超过 6 个周期的术后辅助化疗或维持化疗都已经取消了，因为多进行化疗生存期无法获益……

事实上，限制化疗威力的并非剂量、序贯或疗程，而是肿瘤免疫的强弱，如果不根据肿瘤免疫状态对患者加以严格区分并灵活用药，那么化疗对患者总生存期的改善是有限的。你早化疗、早释放抗原，晚化疗、晚释放抗原，免疫耐受就在终点等着你，云淡风轻，不疾不徐。

正因为化疗与肿瘤免疫之间存在密切而复杂的关系，所以并不是"术后化疗越早越好"。毕竟化疗"不分敌我"，在杀死癌细胞的同时，免疫细胞也会跟着一起陪葬。对于强肿瘤免疫患者来说，本来手术切净肿瘤颠覆了敌我力量对比，肿瘤免疫大占上风，结果术后短期来了一次"无差别攻击"，能杀死多少癌细胞不好说，但免疫细胞一定是损失惨重，不利于患者预后。

如一项回顾性观察性队列研究根据美国国家癌症数据库 1998—2011 年的资料，分析了卵巢癌初次细胞减灭术后开始化疗的时间对预后的影响。结果发现，尽管有 58.1%（26 149/45 001）的患者经历了化疗延迟（术后至化疗时间 >28 天），但并非化疗越早越获益，而是术后 25~29 天化疗的死亡风险最低（但与 21~35 天无显著差异）。因此，该研究得出结论：卵巢癌初次肿瘤细胞减灭术后 21~35 天开始化疗可能有最佳的生存收益。

表 4-2 是单因素分析中术后至化疗开始间隔与生存的关系。

表 4-2　单因素分析中术后至化疗开始间隔与生存的关系

术后至化疗时间 / 天	患者数 / 例	中位生存（95% CI）/ 个月	5 年生存率（95% CI）
<21	5197	48.6（46.9~51.0）	43.1（41.7~44.5）
21~28	4404	58.4（56.0~61.7）	49.2（47.7~50.7）
29~35	3318	58.6（55.5~62.5）	49.3（47.6~51.1）
36~49	3588	57.9（55.0~61.4）	48.9（47.2~50.6）
≥ 50	2496	61.1（56.0~66.0）	50.2（48.2~52.3）

表 4-3 是多因素分析中术后至化疗开始间隔与生存的关系。

表 4-3　多因素分析中术后至化疗开始间隔与生存的关系

术后至化疗时间 / 天	HR（95% CI）	p
<21	1.13（1.07~1.20）	2.1~5
21~28	1（参考值）	—
29~35	0.99（0.93~1.07）	0.964
36~49	1.09（1.02~1.16）	0.008
≥ 50	1.07（1.00~1.15）	0.061

我们可以看到，术后 21 天内化疗的中位生存期和 5 年生存率最低，与"术后化疗越早越好"的传统认知完全相悖。尽管这只是一项回顾性分析，但由于纳入研究的样本量极大，研究结论还是相当可靠的。所以，如果初次手术实现满意减瘤，化疗完全可以推迟到术后第四周再打，让虚弱的身体恢复一下，也让免疫的子弹"飞一会儿"。

五、放疗——是"远端效应"还是"促进转移"？

谈及放疗这个话题，有一种现象值得深思：从泛癌种的角度来讲，基本上放疗敏感的肿瘤都同时对化疗敏感；就卵巢癌这一疾病而言，基本上化疗耐药的患者，放疗也往往无效。

这是为什么呢？

　　其实放疗和化疗一样，也会引发"肿瘤细胞免疫原性死亡"。放疗射线在杀死病灶的同时，会释放大量的肿瘤特异性抗原。经过一系列的抗原递呈，效应 T 细胞将被充分激活，如果患者拥有一个强力的肿瘤免疫，人体其他部位具有相同抗原的肿瘤细胞会受到效应 T 细胞的同步攻击，甚至没有被放疗照射的远端病灶也可出现消退，而且疗效能保持相当长的一段时间。

　　有个学术名词专门描述这种神奇的现象：放疗的"远端效应"（或远隔效应）。出现"远端效应"的卵巢癌患者，如果手术能做到 R0，完全适合再次手术！

　　我们不难看出，放疗敏感的背后其实有肿瘤免疫的支撑，这样的患者自然同时对化疗敏感。尽管放疗不能像化疗一样对全身的病灶起作用，但放疗并非没有自身优势。放疗射线不仅能够直接破坏肿瘤细胞的 DNA，让癌细胞产生新抗原，而且放疗导致的更加强烈且集中的局部"炎症"能够诱导先天免疫细胞向放疗部位聚集，由于先天免疫是特异性免疫的先决条件和启动因素，自然就增加了肿瘤免疫发现癌细胞的机会。

　　但能通过放疗产生"远端效应"的患者很少，大多数患者的肿瘤免疫远没有那么强，其他部位的病灶即便被效应 T 细胞攻击，影像学也可能观察不到，或者少数会延迟 2~4 个月出现，毕竟效应 T 细胞在杀死了肿瘤细胞后，肿瘤细胞并不会短期内就"凭空消失"，而会在原位置留下"尸体"，这些"尸体"在传统影像设备中所呈现出来的"占位""阴影"可能和正常的肿瘤没什么明显区别，甚至在治疗初期，局部治疗带来的"炎症反应"导致白细胞聚集，造成局部细胞浓度增高，再加上血管里的水分伴随着养分涌入炎症部位去支持免疫细胞和白细胞的生存，还可能会造成影像学的"假进展"。

　　这就好比我们手被烫伤后会出现组织肿胀，我们能说这种组织肿胀是烫伤的范围变大了吗？假进展在 PD-1 抑制剂的治疗中屡见不鲜，但是在放疗、射频这种局部治疗中也会偶尔出现。

　　我们总说 PD-1/PD-L1 抑制剂起效慢，其实并不是免疫治疗起效慢，从患者体感的角度来说，很多患者用了 PD-1 抑制剂后临床症状很快就减轻了，免疫治疗的起效速度并不慢。我们之所以认为"起效慢"，是因为以我们人类目前的医学水平，很难以廉价的方式观察到这些肿瘤微环境的变化，只能等 2~4 个月后，机体将死亡的肿瘤细胞"尸体"清理出去后，才能通过传统的影像设备观察到那些"占位"和"阴影"的缩小。

如果我们以 PET-CT 来观察，结果就不一样了。肿瘤细胞的"尸体"不会新陈代谢，所以对比治疗前后 PET-CT 的代谢值，可以提前观察到治疗效果。不过要严格甄别由淋巴细胞聚集而导致的代谢值一过性增高，毕竟淋巴细胞也很活跃，也会摄取葡萄糖，自然也会推高代谢值。

以上讲的是强肿瘤免疫。那么当患者接近免疫耐受，如卵巢癌铂耐药阶段，在全身治疗已经失败的情况下去做这种局部治疗，会出现什么样的结果？

在放疗、射频这种放射性或消融技术的作用下，肿瘤细胞肯定会大量死亡，这一点谁都不能反驳，但如果没有肿瘤免疫的助力，机体会误认为肿瘤细胞的死亡是正常细胞在死亡，虽然也会招募先天免疫细胞聚集，但这种缺乏特异性识别的"围观"毫无意义，且会释放多种炎症介质并分泌各种创伤修复和组织生长因子，反而会促进肿瘤进展。因此，尽管局部治疗区域会受到高能损伤的压制，但其他部位的转移灶或微小病灶可能借机反弹，就好像我们胳膊上挨了一刀后伤口会重新愈合一样，但肿瘤会长得更大、更快。

于是，随着放疗的进行，受治疗的肿瘤在缩小（或者不缩小）的同时，其他部位的转移灶却开始逐渐变大，或者陆续长出了新的病灶，从而导致治疗失败，甚至缩短生存期。这种情况在临床上毫不鲜见。

所以，铂耐药卵巢癌患者做局部治疗，多数不会有临床获益。不仅仅是卵巢癌，大多数实体瘤做局部治疗的前提和底线是全身治疗有效。无论你采用的是 X 刀等传统放疗设备，还是伽马刀、TOMO 刀、质子重离子等高端放疗技术，都无法逃脱肿瘤免疫的"自然法则"。

六、总结

德国哲学家莱布尼茨说过："世上没有两片完全相同的树叶。"

癌症同样也是如此，这个世界上每个患者都是独一无二的。之所以看似同样的病情会存在截然不同的预后、同样的治疗手段却出现五彩缤纷的治疗应答，在很大程度上取决于肿瘤与免疫之间的内在关系。

但需要提醒读者的是，如果以"学术难度"来评价，传统的内科是 5 分，肿瘤学就是 8 分，狭义肿瘤免疫差不多就是 10 分了，那么广义肿瘤免疫究竟难度有多大也就可想而知。本章提出的很多观点目前仍缺乏充分的研究验证，是通过提出问题再小心求解的方式来阐述的，需要我们在阅读的同时保持自己独立的思考，否则很容易导致偏激和盲从，而肿瘤的治疗恰恰需要冷静的思考和理性的声音。尽管我们都想在抗癌的长跑中做到每一步都毫厘不差，但坦诚地讲，这很难，或许根本无法实现。

最后，让我们用一张表格来概括本章（表4-4），供读者参考。

表4-4　知识总结

特征	强肿瘤免疫	弱肿瘤免疫
淋巴细胞浸润	肿瘤代谢不活跃，存在大量的T细胞浸润肿瘤内部，形成了明显的占位拮抗，将肿瘤细胞分割并蚕食	由于各种形式的免疫抑制，淋巴细胞不能有效识别和杀伤肿瘤，甚至把肿瘤抗原当作自身抗原保护起来，淋巴细胞无法实现对肿瘤组织的浸润； 少数情况下，肿瘤细胞周围甚至不存在淋巴细胞，免疫未特异性识别肿瘤
基因变异	TMB-H（肿瘤突变负荷高）、MSI-H/dMMR（微卫星高度不稳定）、HRD阳性等可产生新抗原的基因变异	可携带驱动基因突变（驱动突变很少产生新抗原）
影像学和病理染色	可表现为原发灶大但不存在远端转移，少数可表现为远端孤立转移； 伴有KI67和SUV双低，或SUV高（淋巴细胞活跃导致一过性升高）但KI67低	原发灶小但远端转移大或远端转移"满天星"； 伴有KI67和SUV双高
化疗	肿瘤细胞在批量死亡的同时，会释放大量的蛋白质片段——抗原。抗原的交叉递呈率将显著增强，效应T细胞会在大量抗原的刺激下被充分激活，在识别肿瘤特异性抗原的同时会启动一个快速复制程序，攻击所有具备这种抗原的肿瘤细胞，并分泌包括γ干扰素在内的各种因子抑制肿瘤代谢和增殖	化疗在杀伤肿瘤细胞的同时产生局部炎症，先天免疫被激活，但由于后续缺乏特异性的肿瘤免疫识别，机体会释放多种炎症介质并分泌大量促进创伤修复和组织生长因子，肿瘤细胞会先死亡、后反弹，导致难以观察到治疗应答，往往会出现一边化疗、敏感肿瘤标志物一边反弹的情况
	化疗会导致出现一过性淋巴减少症，但在短期内恢复并重建，呈现向病毒感染（特异性免疫激活）状态倾斜的特征； 应适当推迟术后辅助化疗	化疗导致的淋巴细胞减少迟迟无法恢复，部分患者伴有中性粒细胞比例增高
手术	手术R0：形成免疫记忆并长期不复发 手术不彻底：遏制残留病灶进展速度，并实现恢复铂敏感	铂耐药后强行手术治疗，多数情况下会缩短生存期； 卵巢癌减瘤术的前提和底线是：铂敏感

特征	强肿瘤免疫	弱肿瘤免疫
放疗、射频等局部治疗	出现非治疗病灶缩小的"远端效应"	受治疗病灶在缩小（或者不缩小）的同时，其他部位的转移灶却开始逐渐变大，或者陆续长出了新的病灶，从而导致治疗失败，甚至生存期的缩短； 局部治疗的前提和底线是：全身治疗有效

令人困惑的"生"与"死"

可能在普通人看来，癌症患者的生与死没什么可困惑的——治好了就是"生"，没治好自然就是"死"呗。

但今天我们要谈的"生"是令每个病患都激动不已、疯狂追求的晚期癌症"自愈奇迹"；谈的"死"是令每个病患都刻骨铭心、万念俱灰的"恶病质"。

在肿瘤治疗的混沌与曙光中，"自愈奇迹"和"恶病质"背后的真相长期困扰着科学家和临床医生。那么现在，白兔就试图通过肿瘤免疫的角度给大家讲一讲其中的奥妙。

一、自愈的"奇迹"

必须承认的是，尽管发生概率极低，但"自愈"广泛存在于各个癌种——没有采取任何治疗或者只接受简单治疗，但肿瘤却不可思议地在短期内完全消失，而且基本不会复发。

当然，有些是假自愈。比如白兔就曾遇到过一位大姐，她坚称中药"治愈"了自己的晚期肺癌，但当大家要求查看病理报告时，这位大姐拿出来的"诊断依据"却是几份影像学检查报告，上面写着"考虑肺癌""肿瘤性病变待排"——她从未做过病理诊断。

虽然白兔并不了解肺癌，但也知道有些肺部炎症或自身免疫病的肺部影像与肺癌的类似，虽然影像报告说"考虑肺癌"，但绝不代表就一定是肺癌。比如有些肺结节病的影像学表现就跟这位大姐的情况很相似，这种病不治疗也可以，想治疗吃点激素就行。

但这位大姐却始终坚信自己罹患"肺癌"，持之以恒地吃了 8 年苦不堪言的中药，然后化身为中药治愈癌症的"真实案例"，到处宣扬自己的"神奇"经历。

现实世界里这种情况很多，未经正规治疗的抗癌"奇迹"大多都经不起推敲，甚至压根就是人为杜撰的。

不过临床上也确实存在一些真自愈的情况，但在谈及这个话题之前，白兔要先泼盆冷水，因为自愈的奇迹基本上只发生在没有治疗或者只经历很少治疗次数的患者身上，而且很多都伴有近乎致命的高烧，但几乎不会在多线耐药的病例上出现（至少白兔从未耳闻过）。

在白兔看来，关于晚期癌症患者的自愈有两种答案。

一是肿瘤免疫应答迟迟未能建立。

可能有人会问："肿瘤免疫应答不是在肿瘤形成血供的时候就建立起来了吗？"

当然不是。

这是由于肿瘤免疫在更大程度上属于后天免疫（特异性免疫）。如果你翻过免疫学基础教材《医学免疫学》的第一章，你会发现教科书上清楚无误地注明："先天免疫是后天免疫的先决条件和启动因素"。这意味着如果先天免疫（非特异性免疫）尚未启动，肿瘤免疫就不能凭空冒出来。

那么先天免疫的启动因素又是什么呢？

——外源入侵或细胞死亡。

外源入侵就很好理解了，当细菌、病毒等病原体入侵时，自然会第一时间激活先天免疫。

而细胞死亡所释放的化学因子同样也能激活先天免疫并产生炎症反应，这一点正是刺激后天免疫应答的关键信号。

无论是肿瘤侵犯周围组织器官引发的局部炎症，还是肿瘤由于生长过快或血供紊乱引发的缺血坏死，都会导致正常细胞或癌细胞的死亡，在这样的前提下，机体才会启动先天免疫，形成炎症反应，随后才能给肿瘤免疫出场的机会。

所以，如果有这么一名癌症患者，他体内的肿瘤生长态势良好，既没有因血供导致肿瘤缺血坏死，也没有严重侵犯周围组织器官而引发局部炎症，肿瘤免疫应答自然就迟迟无法建立。于是，肿瘤越长越大，在没有免疫系统监管的情况下，甚至可出现远端转移，在影像学表现上自然就是一个典型的晚期病例。

当然，这是一件概率很小的事情，而且随着时间的推移，肿瘤不断进展，迟早会因血供导致肿瘤部分区域缺血坏死，肿瘤也迟早会侵犯周围组织器官并引发局部炎症，特异性免疫应答迟早能够建立。如果在此期间患者入院接受治疗，哪怕只接受一次放化疗，也会有大量的肿瘤细胞死亡并释放特异性抗原，倘若患者具有潜在的强肿瘤免疫，接下来就会像爆雷一样，肿瘤免疫一下子从"沉默不语"转变为"凶狠残暴"，而且因晚期患者肿瘤负荷大，免疫系统在被充分、强效激活的同时，自然会导致患者出现高烧、乏力，甚至濒死状态，直至肿瘤彻底消失。

自愈的"奇迹"就是这么诞生的。

另外，这种"奇迹"还可能产生一种"副作用"。如果患者在此期间吃了某种野药、信仰了某位神仙、服用了某种符水……那么他自然就会把"奇迹"归功于野药、神仙和符水身上，并斩钉截铁地告诉其他患者："这个绝对管用，我就是这么治好的！"

哪怕换了好几个患者都不再灵验，但深信的人依然深信不疑，而且终此一生都会不遗余力地主动宣传。

谣言也是这么诞生的。

二是由于某种细菌、真菌或病毒感染。

早在19世纪末，"癌症免疫治疗之父"威廉·科利（William Coley）就通过人为制造细菌感染治疗癌症患者。

他在翻阅病例时发现，一些癌症患者因意外被细菌感染引发严重高烧后，癌细胞居然能自动消失。在此启发下，这位美国的外科医生开始通过人为制造链球菌感染治疗癌症患者。在首次尝试大获成功后，有2名患者因链球菌感染而死亡，痛定思痛之下，威廉将链球菌、黏质沙雷菌两种灭活后的死细菌混在一起，制造出了医学史上著名的"威廉毒素"，号称治愈了上百人。

但由于威廉本人缺乏科学素养，仅靠直觉选择患者，而且治疗非常随意，难以通过科学的方式证明"威廉毒素"的疗效，其他医生也无法复制他的成功，再加上当时放疗开始逐渐流行且更加有效，于是"威廉毒素"就慢慢被人遗忘了。直到1975年肿瘤免疫机制被发现后，人们为了纪念这位先驱，特别以他的名字命名了"威廉·科利"奖。

2014年，首次揭示PD-L1在肿瘤微环境免疫逃逸中的作用并发明PD-1/PD-L1抑制剂的华人科学家陈列平教授就曾荣获这一国际免疫领域顶级大奖——"威廉·科利"奖。

至于为什么感染可能会激活抗肿瘤免疫，在白兔看来：①细菌、真菌或病毒作为一种"外源入侵"，能诱导抗原递呈细胞（APC）分泌危险信号因子，有助于修饰并激活肿瘤免疫；②细菌、真菌或病毒同样也会侵犯并杀伤肿瘤细胞并释放特异性抗原，经 APC 收集、加工和递呈后，自然也能对肿瘤免疫产生正面作用。

当然，通过细菌感染激活机体的抗肿瘤反应是一种可遇而不可求的小概率事件，白兔绝不建议病友复制威廉·科利的方法，因为这不仅有效率很低，而且对晚期患者特别是经历多次治疗的患者而言，能释放的肿瘤特异性抗原早就通过放化疗、靶向等治疗手段释放过了，单靠细菌对肿瘤细胞的杀伤——感染得轻了，人体免疫自己就会消灭这些外源入侵；感染得重了，对患者是一件非常危险的事情，威廉·科利不就曾通过人为制造感染导致 2 名患者死亡吗？

由于风险和获益完全不成比例，白兔不推荐这种治疗方法。

小结：

实事求是地说，自愈奇迹是非常少见的，比彩票中大奖的难度还要大，毕竟大奖期期有，而自愈不常有，而且自愈的先决条件是患者本身就具有潜在的强肿瘤免疫，所以经历多线治疗的患者难以通过人为复制来创造这种自愈的奇迹。

白兔知道，一些病友在偶然间得知一些"自愈"的案例后，妄想通过人为制造高烧来杀死肿瘤细胞。需要特别说明的是，发热只是外在的表现，免疫才是内在的根源，一个是"表"，一个是"里"，想由表及里，那完全是走反了方向，就像刻舟求剑一样，只会徒劳无功。

二、恶病质——免疫之殇

恶病质是什么意思？其实就是形容患者在终末期的恶劣情况，以肉眼来看就是一个字——瘦！而且不仅仅是瘦，还有骨骼肌量减少、营养支持无法逆转以及因异常高代谢导致的负氮平衡和负能量平衡。

能瘦到什么程度——皮包骨；怎么治——没法治；怎么办——临终关怀。

因为瘦是最直观的临床表现，所以科学家对恶病质的研究大都集中在"瘦"上面。随着医学的发展，现在人们已经认识到了恶病质是一种多因素综合征。如 2016 年，安德鲁·R. 布鲁格曼（Andrew R. Bruggeman）等在《肿瘤学临床实践杂志》（*Journal of Oncology Practice*）对肿瘤恶病质进行了综述，指出恶病质最主要的 3 个因素是代谢失调、脂肪和蛋白质分解增加、神经内分泌失调。

这三大因素理解起来也不难，简单来说：代谢失调导致体内营养被大量浪费性消耗；脂肪和蛋白质分解增加就是字面意思，很容易理解；神经内分泌失调导致患者厌食吃不下饭。在这些因素的共同作用下，患者就只能"自己吃自己"，自然会越来越瘦。

围绕这三大因素，几十年来，科学家们曾先后提出过糖皮质激素针对促炎因子，甲地孕酮针对增进食欲，以及胃饥饿素受体激动剂、ActRll 受体拮抗剂、抗IL-1α 抗体……各种各样的基础理论和临床研究，虽然临床研究最后都失败了，但依然给予我们大量的宝贵提示，最起码从根本上扭转了"恶病质是由于肿瘤在抢营养"的低级和错误观点。

事实上，哪怕是转移非常广泛的晚期患者，其体内肿瘤的能量消耗也处于相对正常的范围，而且在各种临床研究中，通过食欲刺激、代谢调节剂、营养支持等方式虽然可以暂时维持住脂肪储备，但也不能延长患者的生存期，甚至欧洲癌症恶病质指南还指出："对于晚期恶病质患者，营养支持所带来的风险和负担可能超出潜在的益处。"

由于没有什么好办法，因此各种版本的恶病质临床指南都基本上推荐提前识别和预防恶病质，鼓励适量运动、减轻进食压力，并采用类孕酮和孕激素来改善食欲，提高生活质量。

其实，跟咱们老百姓的传统说法"回家好好养着，想吃啥吃啥"的意思没什么本质区别。

目前，关于恶病质的发病机制尚不明确，但通常认为细胞产生的某些代谢介质在恶病质过程中扮演了非常重要的角色，如白介素 1、白介素 6、肿瘤坏死因子α、干扰素 α、干扰素 γ 等诸多致炎细胞因子，蛋白分解诱导因子（proteolysis-inducing factor, PIF），脂肪动员因子（lipid-mobilizing factor, LMF），色氨酸水平改变导致脑内 5- 羟色胺合成增强……

以上这些基础研究都很正确，白兔没有任何异议，也不展开详细阐述了，因为就个人浅见而言，这些理论就如同散落在地上的珍珠一样，缺乏一根精致的链线把它们完美地串联起来。

那么，这根链线是什么？

——依然是肿瘤免疫。

可能会有人认为，作者在毫无理智地宣扬肿瘤免疫。但是当我们回归本源，认真地思考，生命的基本特征是什么？

无外乎两点——代谢和免疫。

代谢是什么？代谢是为了维持机体运转，去获取外界的营养物质。免疫是什么？免疫是通过清除异己，维持机体正常的生理功能。

代谢的本质是吸收，免疫的本质是消灭，两者就像天平的两端，共同维持了机体的平衡。

恶病质是机体的严重失调，是这一平衡被破坏。现阶段的医学认为，恶病质是肿瘤通过各种途径使机体代谢发生了改变。那么，当我们把目光聚焦在代谢的时候，有没有考虑过免疫在背后的作用？

很多临床现象都在时刻提醒我们这一点，如恶病质患者通常都伴有炎性血象——不仅 C 反应蛋白高，白细胞也高，而且粒细胞比例往往高于 80%，淋巴细胞比例则往往低于 10%……而这一切恰恰是先天免疫亢奋的象征。

前文我们谈过，先天免疫是后天免疫的先决条件和启动因素，当先天免疫无法清除病源时，后天免疫将发挥作用。

那么倘若后天免疫无法识别肿瘤（肿瘤免疫耐受），先天免疫又将何去何从？

——自然是继续亢奋下去，乃至出现全身炎症反应。

肿瘤引发的恶病质的全身炎症反应，与感染、创伤、烧伤、手术以及缺氧再灌注等感染性或非感染性因素的严重损伤所造成的"全身炎症反应综合征"高度相似，基本上都涉及白介素 1、白介素 6、肿瘤坏死因子 α、干扰素 α 等诸多致炎细胞因子，都涉及糖利用受限、蛋白分解增加和代谢紊乱，而且与恶病质一样，都可能会引起栓塞性疾病和多器官功能障碍综合征。

"全身炎症反应综合征"的定义是什么？简单来说，就是当机体受到严重刺激伤害时，机体立即产生复杂的防卫对抗，可引起免疫系统过度的应激反应，随着体内抗炎反应不断扩大，将超出机体代偿能力并造成广泛组织细胞损伤。这种由机体多个系统共同参与的防卫机制就称为全身炎症反应综合征。

炎症在多数情况下是可控的，而且炎症反应通常对我们是有益的，可以在第一时间排斥和清除异己物质，同时防止组织损伤过大，还会分泌凝血因子促进组织修复。但是在过度强烈的刺激下，当炎症无法从抗感染、组织损伤的模式转变为回平衡稳定的状态时，就会导致炎症反应的持续高强度进行，表现为一种非可控的全身炎症反应。

感染、创伤、烧伤、手术以及缺氧－再灌注等引起全身炎症反应综合征都涉及大量细胞死亡，机体会即刻启动针对创伤的防御性免疫应答，非特异性免疫细胞会首先聚集创伤或感染部位查看情况，就如同手擦伤后会迅速肿胀一样。正常情况下，机体存在抑制细胞因子过度分泌的负反馈调节机制，避免过度反应对自身组织和细胞的损伤。

但一旦创伤过重，就有可能引发非特异性免疫的过度应激反应，而中性粒细胞增多作为一种全身炎症的表现形式，会严重抑制和压缩淋巴细胞数量，再加上炎症介质的大量释放，抑制淋巴细胞的活化与增殖，造成特异性免疫难以被激活，在以上因素的互相影响和共同促进下，不仅抗炎症机制会受到抑制，还会像滚雪球一样越滚越大，在人体形成"瀑布效应"的连锁反应，造成组织、器官的损伤甚至导致宿主死亡。

肿瘤恶病质的病理过程与之高度相似。在一些早期病例中，由于肿瘤免疫强，在特异性免疫的作用下，哪怕瘤体直径超过 20cm，也无法导致恶病质；而在一些多线耐药的晚期病例中，哪怕只有 3~5cm 的远端转移灶，只要肿瘤免疫无法特异性识别肿瘤细胞，无论是肿瘤细胞死亡还是肿瘤对周围组织器官侵犯导致正常细胞死亡，都会让人体免疫误认为机体受到创伤，从而推高非特异性免疫的应激反应，并逐渐发展成全身炎症反应综合征。

当然，癌症引发的恶病质与重大创伤等引发的全身炎症反应综合征在某些方面存在不同。

一是时间因素的不同。创伤等因素导致大量细胞死亡是在短期内急速发生的，而无论是肿瘤细胞死亡还是肿瘤对组织器官的侵犯导致正常细胞的死亡，通常是持续性进行，逐渐从局部炎症发展成全身炎症。因此，全身炎症反应综合征可在短期内致死，而恶病质则往往让患者陷入长期消耗。

二是预后不同。创伤等因素导致的全身炎症反应综合征尽管可产生过度应激反应，但如果在对症支持和抗感染的同时，使用丙种球蛋白和糖皮质激素等被动免疫、免疫抑制药物，非甾体抗炎药、炎症介质单克隆抗体等清除和抑制炎症介质及相关细胞因子的药物，就有可能打断"瀑布效应"的连锁反应。由于后续没有持续创伤导致细胞死亡，免疫失控状态就有可能恢复平衡。

但我们几乎无法打断肿瘤恶病质引发的全身性炎症的"连锁反应"。由于免疫无法特异性识别肿瘤细胞，因此，后天免疫再强大，当把肿瘤抗原误认为是"自身"时，还是要耐受，无论我们如何抑制免疫、清除和抑制炎症介质与相关细胞因子，肿瘤作为"无法愈合的伤口"，会持续刺激机体产生炎症反应，机体的抗炎症机制始终无法得到真正意义上的启动，过度的全身炎症反应也始终得不到控制和纠正。

这会导致什么样的结果？失控的先天免疫会越来越疯狂，在快速消耗能量的同时，大量分泌的炎症介质和细胞因子还可造成厌食、组织细胞损伤和器官衰竭，而促进组织修复因子可导致晚期患者高凝状态，更容易引起各种栓塞性疾病。

在临床上，患者就会呈现出"自己吃自己"的表现——不仅无法有效吸收外界营养，且能量被浪费性消耗，先烧葡萄糖，然后是脂肪，之后是肌肉……在此期间，如果没有由器官栓塞或衰竭导致死亡，患者也会最终死于恶病质的长期消耗。

在这一过程中，如果我们想当然地开展一些挽救性治疗，比如给晚期恶病质患者进行化疗，化疗效果越好，肿瘤细胞死亡越多，免疫误认为机体受到创伤打击的程度也就越大，非特异性免疫的应激反应也就越强，患者死得会更快。

如今，随着医疗行为的愈发规范，给恶病质晚期患者采用化疗的情况几乎绝迹了，所以，很多年轻医生不清楚给恶病质晚期患者强行化疗会出现什么情况——患者会在短期内陷入休克状态，并迅速死亡。

我们对这一现象传统的解释是，患者身体太差了，无法耐受化疗，所以被化疗给"化死"了。但在白兔看来，其深层次的内在机制是，人体无法再承受更高程度的全身炎症应激反应了——不是化疗杀死了患者，而是失控的免疫杀死了患者。

近年来，白兔只观察到两种逆转恶病质的情况：一是 PD-1 抑制剂。在患者还没有进入最终阶段之前，使用 PD-1 抑制剂，解除免疫刹车，让特异性免疫获得一个识别肿瘤细胞的机会，就有可能下调非特异性免疫，纠正这一全身炎症反应。如果 PD-1 抑制剂能起效，确实有机会逆转恶病质，这样的病例已经不是一个两个了。二是广泛应用于各种自身免疫性疾病的"怪药"——沙利度胺。但沙利度胺似乎只是暂时抑制住非特异性免疫，给机体的抗炎症机制一个启动的机会，类似这样的病例，白兔妄自揣测，或许使用糖皮质激素可能同样也能奏效，这样的患者，恐怕并非真正意义上的恶病质。

小结

在白兔看来，尽管恶性肿瘤起源于基因突变，但终究还是个"免疫病"，无论病情以任何形式发展变化，肿瘤免疫都深度参与其中，并充分左右了每个病例从初治到死亡的全过程。

无论我们欢笑、沮丧、还是愤怒、绝望，肿瘤免疫都始终不以人的意志为转移，它自顾自地踏着自己的节拍，不疾不徐、云淡风轻。而我们能做的，就是摸清肿瘤免疫的脉搏，精准应用好各种"武器"，将各种治疗的效果最大化，以此不断拓展生命的长度和广度。

但当我们穷尽一切治疗手段，肿瘤免疫彻底逃逸之后，也请不要再徒增治疗的痛苦了，患者不应该在生命的最后阶段仍然接受化疗——这是一件很残忍的事情。

秋天来了，既然树叶已经枯黄，又何必强留在枝头？

最后，请让白兔引用病友家属"老杜"的一段话来作为终章的结束语——

我常常不由自主地回想妈妈的最后几个月。现在才发现，某一天她下定决心要走了，后面留下的肉体都是为了安慰我们，为了等待某个日子。而真正的她，早就离开了。

参考文献

沈铿，崔恒，常见妇科恶性肿瘤诊治指南 [M]. 4 版. 北京：人民卫生出版社，2014.

张爽爽，夏庆民，郑荣寿，等，2016. 中国 2010 年卵巢癌发病与死亡分析 [J]. 中国肿瘤，3:169-173.

AGHAJANIAN C, BLANK S V, GOFF B A, et al., 2012.Oceans: a randomized, double-blind, placebo-controlled phase Ⅲ trial of chemotherapy with or without bevacizumab in patients with platinum-sensitive recurrent epithelial ovarian, primary peritoneal, or fallopian tube cancer[J]. Journal of Clinical Oncology, 30(17):2039-2045.

ARORA S, BALASUBRAMANIAM S, ZHANG H, et al., 2020 .FDA Approval Summary: Olaparib Monotherapy or in Combination with Bevacizumab for the Maintenance Treatment of Patients with Advanced Ovarian Cancer[J]. Oncologist, 10:5.

BACKES F J, WEI L, COHN D E, et al., 2019. Phase I evaluation of lenvatinib and weekly paclitaxel in patients with recurrent endometrial, ovarian, fallopian tube, or primary peritoneal cancer[J]. Gynecologic Oncology, 154:23.

BOOKMAN M A, 2002.Developmental chemotherapy in advanced ovarian cancer: Incorporation of newer cytotoxic agents in a phase Ⅲ randomized trial of the Gynecologic Oncology Group (GOG-0182)[J]. Semin Oncol., 29(1 Suppl 1):20-31.

BRUGGEMAN A R, KAMAL A H, LEBLANC T W, et al., 2016. Cancer Cachexia: Beyond Weight Loss[J]. Journal of Oncology Practice, 12(11):1163-1171.

CHEN D S, MELLMAN I, et al., 2017.Elements of cancer immunity and the cancer-immune set point[J]. Nature., 541(7637):321-330.

CLAIR M E, ROBERT M W, et al., 2016.Profile of bevacizumab in the treatment of platinum-resistant ovarian cancer: current perspectives[J]. Int J Womens Health. 8:59-75.

COLEMAN M P, QUARESMA M, BERRINO F, et al., 2008. Cancer survival in five continents: a worldwide population-based study (CONCORD)[J]. Lancet Oncol., 9(8):730-756.

COLEMAN R L, BRADY M F, HERZOG T J, et al., 2017.Bevacizumab and paclitaxel-carboplatin chemotherapy and secondary cytoreduction in recurrent, platinum-sensitive ovarian cancer (NRG Oncology /Gynecologic Oncology Group study GOG-0213)[J]. The Lancet Oncology, 18 (6):779-791.

COLEMAN R L, OZA A M, LORUSSO D, et al., 2017. Rucaparib maintenance treatment for recurrent ovarian carcinoma after response to platinum therapy (ARIEL3): a randomised, double-blind, placebo-controlled, phase 3 trial[J]. Lancet, 390(10106):1949-1961.

COLOMBO N, NICOLETTTO M, PARICI P B, et al., 2019. Italian Multicenter Randomized Phase Study of Weekly Paclitaxel vs Cediranib-olaparib With Continuous Shedule vs Cediranib-olaparib With Intermittent Schedule In Patients With Platinum Resistant High Grade Epithelial Ovarian, Fallopian tube, or Primary Peritoneal Cancer[C]. ESMO.

DE FELICE F, MARCHETTI G, PALAIA I, et al. , 2015.Immunotherapy of Ovarian Cancer: The Role of Checkpoint Inhibitors[J]. J Immunol Res., 191832.

DEBORAH K A, RONALD D A, JAMIE N B G, et al. , 2019.NCCN Guidelines Insights: Ovarian Cancer, Version 1.2019 [J]. J Natl Compr Canc Netw., 17(8):896-909.

DEL CAMPO J M, MATULONIS U A, MALANDER S, et al., 2019. Niraparib Maintenance Therapy in Patients With Recurrent Ovarian Cancer After a Partial Response to the Last Platinum-Based Chemotherapy in the ENGOT-OV16/NOVA Trial[J]. J Clin Oncol., 37(32):2968-2973.

ELLEN L G, MATTHEW S B, KIMBERLY R K, et al. , 2017.Dose-Response Association of CD8+ Tumor-Infiltrating Lymphocytes and Survival Time in High-Grade Serous Ovarian Cancer[J]. JAMA Oncol. , 3(12):e173290.

ESCUDERO J M, AUGE J M, FILELLA X, et al. , 2011. Comparison of Serum Human Epididymis Protein 4 with Cancer Antigen 125 as a Tumor Marker in Patients with Malignant and Nonmalignant Diseases[J]. Clinical Chemistry, 57(11):1534-1544.

FRANCK P, BERNHARD M, FLORENCE M, et al., 2018.International validation of the consensus Immunoscore for the classification of colon cancer: a prognostic and accuracy study[J]. Lancet. , 391(10135):2128-2139.

GARSED D W, ALSOP K, FEREDAY S, et al., 2018.Homologous Recombination DNA Repair Pathway Disruption and Retinoblastoma Protein Loss are Associated with Exceptional Survival in High-Grade Serous Ovarian Cancer[J]. Clin Cancer Res. , 24(3):569-580.

GONZÁLEZ-MARTÍN A, POTHURI B, VERGOTE I, et al., 2019.Niraparib in Patients with Newly Diagnosed Advanced Ovarian Cancer[J]. N Engl J Med. , 381(25):2391-2402.

HENDERSON J T, WEBBER E M, SAWAYA G F, et al. 2018, .Screening for Ovarian Cancer: Updated Evidence Report and Systematic Review for the US Preventive Services Task Force[J]. JAMA., 319(6):595-606.

HU Z, DING J, MA Z CH, et al. , 2019.Quantitative evidence for early metastatic seeding in colorectal cancer[J]. Nat Genet., 51(7):1113-1122.

KATHLEEN M, NICOLETTA C, GIOVANNI S, et al. , 2018.Maintenance Olaparib in Patients with Newly Diagnosed Advanced Ovarian Cancer[J]. N Engl J Med., 379(26):2495-2505.

KATHLEEN N M, ALVAREZ S A, MELISSA A G, et al. , 2019.Niraparib monotherapy for late-line treatment of ovarian cancer (QUADRA): a multicentre, open-label, single-arm, phase 2 trial[J]. Lancet Oncol. , 20(5):636-648.

KAUFMAN B, SHAPIRA-FROMMER R, SCHMUTZLER R K, et al., 2015 . Olaparib monotherapy in patients with advanced cancer and agermline BRCA1/2 mutation[J]. J Clin Oncol., 33(3):244-250.

KESSOUS R, LASKOV I, ABITBOL J, et al. , 2017.Clinical outcome of neoadjuvant chemotherapy for advanced ovarian cancer[J]. Gynecol Oncol., 144(3):474-479.

KURMAN R J, SHIH I M, et al. , 2008. Pathogenesis of ovarian cancer: lessons from morphology and molecular biology and their clinical implications[J]. Int J Gynecol Pathol , 27(2):151-160.

LEDERMANN J A, EMBLETON A C, RAJA F, et al. , 2016 .Cediranib in patients with relapsed platinum-sensitive ovarian cancer (ICON6): a randomised, double-blind, placebo-controlled phase 3 trial[J]. Lancet., 387(10023):1066-1074.

LIU J F, BARRY W T, BIRRER M, et al. , 2019 .Overall survival and updated progression-free survival outcomes in a randomized phase 2 study of combination cediranib and olaparib versus olaparib in relapsed platinum-sensitive ovarian cancer[J]. Ann Oncol. , 30(4):551-557.

LIU J F, BARRY W T, BIRRER M, et al., 2019. Overall survival and updated progression-free survival outcomes in a randomized phase II study of combination cediranib and olaparib versus olaparib in relapsed platinum-sensitive ovarian cancer[J]. Ann Oncol. , 30(4):551-557.

MARCHETTI C, DE FELICE F, PERNIOLA G, et al., 2019. Role of intraperitoneal chemotherapy in ovarian cancer in the platinum-taxane-based era: A meta-analysis[J]. Crit Rev Oncol Hematol. , 136:64-69.

MARKMAN M, BOOKMAN M A, et al. , 2000.Second-line treatment of ovarian cancer[J]. Oncologist, 5(1):26-35.

MASATOSHI K, RICHARD S F, QIN S K , et al. , 2018.Lenvatinib versus sorafenib in first-line treatment of patients with unresectable hepatocellular carcinoma: a randomised phase 3 non-inferiority trial[J]. Lancet (London, England), 391(10126):1163-1173.

MATULONIS U A, FROMMER R S, SANTIN A D, et al. , 2019.Antitumor activity and safety of pembrolizumab in patients with advanced recurrent ovarian cancer: results from the phase II KEYNOTE-100 study[J]. Ann Oncol, 30:1080-1087.

MIRZA M R, LUNDQVIST E A, BIRRER M J, et al. , 2019.Niraparib plus bevacizumab versus niraparib alone for platinum-sensitive recurrent ovarian cancer (NSGO-AVANOVA2/ENGOT-ov24): a randomised, phase 2, superiority trial[J]. The Lancet Oncology, 20(10): 1409-1419.

MONA A K, CLAUS H, LOTTE N, et al.,2016.HE4 as a predictor of adjuvant chemotherapy resistance and survival in patients with epithelial ovarian cancer[J]. APMIS, 124(12):1038-1045.

MOTZER R J, HUTSON T E, GLEN H, et al. , 2015. Lenvatinib, everolimus, and the combination in patients with metastatic renal cell carcinoma: a randomised, phase 2, open-label, multicentre trial[J]. Lancet Oncol, 16:1473-1482.

PANAGIOTIS A K, STEVEN W, GREGORY A V, et al. , 2019.Single-Arm Phases 1 and 2 Trial of Niraparib in Combination With Pembrolizumab in Patients With Recurrent Platinum-Resistant Ovarian Carcinoma[J]. JAMA Oncol., 5(8):1141-1149.

PARMAR M K, LEDERMANN J A, COLOMBO N, et al. , 2003.Paclitaxel plus platinum-based chemotherapy versus conventional platinum-based chemotherapy in women with relapsed ovarian cancer: the ICON4/AGO- OVAR- 2.2 trial[J]. Lancet, 361(9375): 2099-2106.

PAUL A V, GORDON C J, ALAN G, et al. , 2004.Phase Ⅲ randomized trial of docetaxel-carboplatin versus paclitaxel-carboplatin as first-line chemotherapy for ovarian carcinoma[J]. J Natl Cancer Inst. , 96(22):1682-1691.

PHILIPP H, JALID S, DOMENICA L, et al. , 2019.A Randomized Trial of Lymphadenectomy in Patients with Advanced Ovarian Neoplasms [J]. N Engl J Med., 380(9):822-832.

PIGNATA S, SCAMBIA G, BOLOGNA A, et al., 2017.Randomized Controlled Trial Testing the Efficacy of Platinum-Free Interval Prolongation in Advanced Ovarian Cancer: The MITO-8, MaNGO, BGOG-Ov1, AGO-Ovar2.16, ENGOT-Ov1, GCIG Study [J]. J Clin Oncol. , 35(29):3347-3353.

PIGNATA S, SCAMBIA G, FERRANDINA G, et al., 2011. Carboplatin Plus Paclitaxel Versus Carboplatin Plus Pegylated Liposomal Doxorubicin As First-Line Treatment for Patients With Ovarian Cancer[J]. J Clin Oncol., 29(27):3628-35.

PIGNATA S，LORUSSO D，SCAMBIA G, et al. , 2015.Pazopanib plus weekly paclitaxel versus weekly paclitaxel alone for platinum-resistant or platinum-refractory advanced ovarian cancer (MITO 11): a randomised, open-label, phase 2 trial[J]. Lancet Oncol., 16(5):561-568.

PUJADE-LAURAINE E, HILPERT F, WEBER B, et al. , 2014.Bevacizumab combined with chemotherapy for platinum-resistant recurrent ovarian cancer: The AURELIA open-label randomized phase Ⅲ trial[J]. J Clin Oncol., 32(13):1302-1308.

PUJADE-LAURAINE E, LEDERMANN J A, SELLE F, et al. , 2017.Olaparib tablets as maintenance therapy in patients with platinum-sensitive, relapsed ovarian cancer and a BRCA1/2 mutation (SOLO2/ENGOT-Ov21): a double-blind, randomised, placebo controlled, phase 3 trial[J]. Lancet Oncol., 18(9):1274-1284.

RADOSLAV C, FELIX H, SVEN M, et al., 2018.Sorafenib plus topotecan versus placebo plus topotecan for platinum-resistant ovarian cancer (TRIAS): a multicentre, randomised, double-blind, placebo-controlled, phase 2 trial[J]. Lancet Oncol. , 19(9):1247-1258.

RAZA M M, ELISABETH A L, MICHAEL J B, et al. , 2019.Niraparib plus bevacizumab versus niraparib alone for platinum-sensitive recurrent ovarian cancer (NSGO-AVANOVA2/ENGOT-ov24): a randomised, phase 2, superiority trial[J]. The Lancet. Oncology, 20(10) :1409-1419.

ROBERT C, RIBAS A, HAMID O, et al. , 2018.Durable Complete Response After Discontinuation of Pembrolizumab in Patients With Metastatic Melanoma[J]. J Clin Oncol., 36(17):1668-1674.

ROBERT F O, BRIAN N B, BENJAMIN E G, et al. , 2003.Phase Ⅲ trial of carboplatin and paclitaxel compared with cisplatin and paclitaxel in patients with optimally resected stage Ⅲ ovarian cancer: a Gynecologic Oncology Group study[J]. J Clin Oncol., 21(17):3194-3200.

ROBERT L C, NICK M S, DANIELLE E, et al. , 2019 .Secondary Surgical Cytoreduction for Recurrent Ovarian Cancer[J]. N Engl J Med. , 381(20):1929-1939.

RUSTIN G J S, BURGME L V D, GRIFFIN C L, et al. , 2010. Early versus delayed treatment of relapsed ovarian cancer (MRC OV05/EORTC 55955): A randomised trial[J]. The Lancet, 376(9747):1155-1163.

SAFRAN H, CHARPENTIER K P, KAUBISCH A, et al., 2015 .Lenalidomide for second-line treatment of advanced hepatocellular cancer: a Brown University oncology group phase Ⅱ study[J]. Am J Clin Oncol., 38(1):1-4.

SCHEPER W, KELDERMAN S, et al. , 2019.Low and variable tumor reactivity of the intratumoral TCR repertoire in human cancers[J]. Nat Med., 25(1):89-94.

SEAGLE B L, BUTLER S K, STROHL A E, et al., 2017. Chemotherapy delay after primary debulking surgery for ovarian cancer[J]. Gynecol Oncol., 144(2):260-265.

SIEGEL R L, MILLER K D, JEMAL A, et al. , 2018. Cancer statistics, 2018[J]. CA: a cancer journal for clinicians , 68(1):7-30.

SIMONS M, MASSUGER L, BRULS J, et al., 2017. Relatively Poor Survival of Mucinous Ovarian Carcinoma in Advanced Stage: A Systematic Review and Meta-analysis[J]. Int J Gynecol Cancer, 27(4):651-658.

SIOULAS V D, SCHIAVONE M B, KADOURI D, et al. , 2017.Optimal primary management of bulky stage Ⅲ C ovarian, fallopiantube and peritoneal carcinoma: Are the only options complete gross resection atprimary debulking surgery or neoadjuvant chemotherapy? [J]. Gynecol Oncol., 145(1):15-20.

STRONACH E A, PAUL J, TIMMS K M, et al., 2018. Biomarker Assessment of HR Deficiency, Tumor BRCA1/2 Mutations, and CCNE1 Copy Number in Ovarian Cancer: Associations with Clinical Outcome Following Platinum Monotherapy[J]. Mol Cancer Res., 16(7):1103-1111.

TIAN Y P, WANG C X, CHENG L M, et al. , 2015.Determination of reference intervals of serum levels of human epididymis protein 4 (HE4) in Chinese women[J]. J Ovarian Res., 8:72.

TOMCZAK K, CZERWIŃSKA P, WIZNEROWICZ M, et al. , 2015.The Cancer Genome Atlas (TCGA): an immeasurable source of knowledge[J]. Contemp Oncol (Pozn)., 19(1A):A68-77.

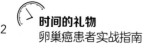
URSULA A M, MICHAEL W S, VICKY M, et al. 2019.A randomized phase Ⅱ study of cabozantinib versus weekly paclitaxel in the treatment of persistent or recurrent epithelial ovarian, fallopian tube or primary peritoneal cancer: An NRG Oncology/Gynecologic Oncology Group study[J]. Gynecol Oncol. , 152(3):548-553.

VAN DRIEL W J, KOOLE S N, SIKORSKA K, et al. , 2018.Hyperthermic Intraperitoneal Chemotherapy in Ovarian Cancer[J]. N Engl J Med., 378(3):230-240.

VERGOTE I, DU BOIS A, FLOQUET A, et al. , 2019.Overall survival results of AGO-OVAR16: A phase 3 study of maintenance pazopanib versus placebo in women who have not progressed after first-line chemotherapy for advanced ovarian cancer[J]. Gynecol Oncol. , 155(2):186-191.

WAGNER U, MARTH C, LARGILLIER R, et al. , 2012.Final overall survival results of phase Ⅲ GCIG CALYPSO trial of pegylated liposomal doxorubicin and carboplatin vs paclitaxel and carboplatin in platinum- sensitive ovarian cancer patients[J]. Br J Cancer, 107(4): 588-591.

WRIGHT A A, BOHLKE K, ARMSTRONG D K, et al. , 2016.Neoadjuvant Chemotherapy for Newly Diagnosed, Advanced Ovarian Cancer: Society of Gynecologic Oncology and American Society of Clinical Oncology Clinical Practice Guideline[J]. J Clin Oncol., 34(28):3460-3473.

ZHANG L Y, QU X J, TENG Y E, et al., 2017. Efficacy of Thalidomide in Preventing Delayed Nausea and Vomiting Induced by Highly Emetogenic Chemotherapy: A Randomized, Multicenter, Double-Blind, Placebo-Controlled Phase Ⅲ Trial (CLOG1302 study)[J]. J Clin Oncol, 35:3558-3565.